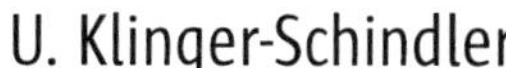
U. Klinger-Schindler

Die Krankenhaus-GOÄ

Kommentar für die Privatliquidation ambulanter und wahlärztlicher Leistungen

2. Auflage

Medizinisch Wissenschaftliche Verlagsgesellschaft

Ursula Klinger-Schindler
Fachdozentin ärztliches Abrechnungswesen
für Klinik, Praxis und MVZ
Konstanzer Straße 6
10707 Berlin
www.abrechnungsseminare.de

MWV Medizinisch Wissenschaftliche Verlagsgesellschaft mbH & Co. KG
Zimmerstr. 11
10969 Berlin
www.mwv-berlin.de

ISBN 978-3-95466-100-8

Bibliografische Information der Deutschen Nationalbibliothek
Die Deutsche Nationalbibliothek verzeichnet diese Publikation in der Deutschen Nationalbibliografie; detaillierte bibliografische Informationen sind im Internet über http://dnb.d-nb.de abrufbar.

Produkt-/Projektmanagement: Giulia Fumagalli, Anna-Lena Spies, Berlin
Lektorat: Monika Laut-Zimmermann, Berlin
Layout & Satz: eScriptum GmbH & Co. KG – Publishing Services, Berlin
Druck: druckhaus köthen GmbH & Co. KG, Köthen

Zuschriften und Kritik an:
MWV Medizinisch Wissenschaftliche Verlagsgesellschaft mbH & Co. KG, Zimmerstr. 11, 10969 Berlin, lektorat@mwv-berlin.de

U. Klinger-Schindler

Die Krankenhaus-GOÄ

2. Auflage

Medizinisch Wissenschaftliche Verlagsgesellschaft

Gebrauchsanweisung für dieses Buch

! **Wichtige Aussagen und Hinweise, die Sie nicht überlesen sollten.**

»» *Tipps für die Umsetzung in die Praxis*

§ Gesetzestexte, Urteile, Richtlinien, GOÄ-Bestimmungen

Beispiele, Definitionen oder Hintergrundinformationen

Vorwort zur 2. Auflage

Bereits 2004 wurde darüber diskutiert, ob die „neue" GOÄ wohl im Jahr 2005 „kommt". Wir schreiben inzwischen Anfang 2014. Der aktuelle Stand geht aus einer gemeinsamen Pressemitteilung vom 13.11.2013 der Bundesärztekammer (BÄK) hervor, in der die BÄK und der Verband der Privaten Krankenversicherung (PKV-Verband) eine Rahmenvereinbarung zu einer baldigen und umfassenden Novellierung der Gebührenordnung für Ärzte (GOÄ) unterzeichnet haben. Der gemeinsame Vorschlag soll dem federführenden Bundesgesundheitsministerium vorgelegt werden. Der lange Weg durch den Bundesrat bleibt jedoch bestehen. Nun ist es Aufgabe von Union und SPD, die Novellierung der GOÄ möglichst schnell auf ihre Agenda zu setzen.

Als Fachdozentin stelle ich mir primär nicht die Frage, *wann* die neue GOÄ im Bundesrat abgesegnet wird. Ich befasse mich auch nicht bereits *jetzt* schon damit, *ob* eine Vielzahl von Leistungen pauschaliert sein wird oder *ob* es eine Einschränkung beim Ansatz des Steigerungsfaktors geben wird. Ich befasse mich *mit* der Anwendung der GOÄ und deren laufenden Entwicklungen.

Leider ist das ursprünglich aus dem Jahr 1982 stammende – und in der Reform von 1996 in vielen Bereichen nicht reformierte – Gebührenordnungswerk sehr umfangreich. Ein weiteres Problem sind die vielen obsoleten Leistungen einerseits, aber auch die Möglichkeit nichtgenutzter Bildung von Analogleistungen andererseits, die in der GOÄ nicht vorhanden sind.

Dank gilt der Bundesärztekammer an dieser Stelle, die mit unermüdlichem Einsatz laufend aktuelle Hinweise zur GOÄ gibt. Interessant sind die inzwischen unzähligen regelmäßigen Urteile zur GOÄ-Anwendung als unvermeidbare Folge gerichtlicher Auseinandersetzungen zwischen Chefärzten und Versicherungen auf der Grundlage einer etwas veralteten GOÄ.

Viele positive Rückmeldungen aus meinen GOÄ-Seminaren bestätigen, dass die GOÄ längst kein langweiliges Thema mehr ist, sondern Spaß machen kann.

Dazu sind anwenderfreundliche aktuelle Kommentarwerke sinnvoll, aber auch notwendig.

Wichtige Urteile, in denen Chefärzte die Liquidation ihrer Leistungserbringung erfolgreich durchsetzten, die Auffassung des BGH zur persönlichen Leistungserbringung und die regelmäßigen Veröffentlichungen im GOÄ-Ratgeber zu Auslegungsfragen der GOÄ haben die Überarbeitung der „Krankenhaus-GOÄ" notwendig gemacht. In der 2. Auflage ist es gelungen, ein aktuelles Kommentarwerk mit vielen Hinweisen zur korrekten, aber leistungsgerechten Abrechnung sowie dem richtigen Umgang mit der Versicherungsreklamation nach der GOÄ zu publizieren.

Berlin, Februar 2014
Ursula Klinger-Schindler

Inhalt

I Grundsätzliches zur GOÄ 1

1 Die Entwicklung der GOÄ seit 1996 3
1.1 Konzept der Bundesärztekammer 4
1.2 Ablaufbezogene Leistungskomplexe 5

2 Informationsquellen zur GOÄ 7

3 Dokumentation und Abrechnung 13
3.1 Verschenktes Honorar durch schlechte Dokumentation 14
3.2 Versicherungsreklamationen durch gute Dokumentation vermeiden 22

4 Ambulanter Behandlungsvertrag 23

5 Besonderheiten bei Beihilfe-Berechtigten 25
5.1 Erhöhung des Gebührenfaktors bei Beihilfepatienten 26

6 Aufbau und Struktur der GOÄ 29

II Anwendungsbestimmungen der GOÄ 31

1 Die Paragrafen der GOÄ 33
1.1 § 1 Anwendungsbereich 34
1.2 § 2 Abweichende Vereinbarung 35
1.3 § 4 Gebühren 36
1.4 § 4 (2a) Zielleistungsprinzip 44
1.5 § 5 Gebührenrahmen und Steigerungssätze 51
1.6 § 6 Analoge Leistungen 56
1.7 § 6a Gebühren bei stationärer Behandlung 61
1.8 § 10 Sachkostenberechnung 62
1.9 § 12 Rechnungsstellung 64

2 Allgemeine Bestimmung 67
2.1 Behandlungsfall heißt nicht Quartal 68
2.2 Kombination Grundleistungen und Sonderleistungen 71
2.3 Mehrfachansatz von Gebührenordnungspositionen 71

III Abrechnung ambulanter Leistungen im Krankenhaus 77

1 Gebührenordnungspositionen zu allgemeinen Beratungen und Untersuchungen 79
1.1 Zuschläge zu Beratungen und Untersuchungen nach den Gebührenordnungspositionen 1, 3, 4, 5, 6, 7 oder 8 84
1.2 Spezielle Beratungen und Untersuchungen 85
1.3 Ausgewählte Sonderleistungen in der Ambulanz 91
1.4 Anästhesieleistungen 117

IV Abrechnung von Untersuchung und Operationen ausgewählter Fachgebiete 127

1 **Innere Medizin** **129**
1.1 Gastroenterologie 130
1.2 Pneumonologie 132
1.3 Kardiologie 132

2 **Neurologie und Psychiatrie** **137**
2.1 Neurologische und psychiatrische Untersuchungs- und Behandlungsleistungen 137
2.2 Psychosomatik 142

3 **Gynäkologie** **147**
3.1 Inkontinenzoperationen 150
3.2 Weitere operative Eingriffe der Gynäkologie 151

4 **Urologie** **155**
4.1 Operative Leistungen der Urologie 156
4.2 Analogpositionen in der Urologie der BÄK vom 13.10.2006 158

5 **Chirurgie, Orthopädie** **161**
5.1 Gelenkchirurgie 163
5.2 Gefäßchirurgie 170
5.3 Herzchirurgie 171
5.4 Viszeralchirurgie 174
5.5 Hernienchirurgie 185

6 **Diagnostische Leistungen in der Schlafmedizin** **187**

7 **Strahlendiagnostik** **191**
7.1 Kontrastmitteleinbringungen 191
7.2 Serienangiografien im Brust- und Bauchraum 192
7.3 Herzkathetereinbringungen 194

8 **Onkologie und Palliativmedizin** **197**
8.1 Untersuchungen, Beratung und Anamnesen 198
8.2 Aufnahmeuntersuchung in der Onkologie und Palliativmedizin 200
8.3 Punktionsarten 204
8.4 Infusionen/Chemotherapie und Transfusionen 204

V Anhang 209

Originaltext der Paragrafen der GOÄ (Gebührenordnung für Ärzte) **211**

Sachwortverzeichnis 220

Die Autorin 224

Abkürzungsverzeichnis

AC-Gelenkstabilisierung
: Acromion (Schulterblatt) Clavicula (Schlüsselbein)

AEP — Akustisch evozierte Potenziale
AOP — Ambulante Operation
BGH — Bundesgerichtshof
BhV — Beihilfevorschriften des Bundes
COLD — Chronic Obstructive Lung Disease/ Chronische obstruktive Lungenerkrankung
CW-Doppler — Continuous-wave Doppler
DKG-NT — Deutscher Krankenhaus-Nebentarif
EAV — Elektroakupunktur nach Voll
EBM — Einheitlicher Bewertungsmaßstab
EEG — Elektroenzephalografie
EKG — Elektrokardiografie, Elektrokardiogramm
EKZ — Extrakorporale Zirkulation
EMG — Elektromyografie
EOG — Elektrookulografie
EPU — Elektrophysiologische Untersuchung
ERCP — Endoskopisch retrograde Cholangio-Pankreatikografie
ERG — Elektroretinografie
GKV — Gesetzliche Krankenversicherung
GOÄ — Gebührenordnung für Ärzte
GOP — Gebührenordnungsposition
IABP — Intraaortale Ballonpumpe
ICD — Implantierbarer Cardioverter
IGeL — Individuelle Gesundheitsleistungen
IPD — Intermittierende Peritonealdialyse
LVAD — Left Ventricular Assist Device
MEG — Magnetenzephalografie
nCPAP — Continuous positive airway pressure/ kontinuierlicher Atemwegsüberdruck mittels Nasenmaske
ÖGD — Oesophago-Gastro-Duodenoskopie
PBeaKK — Postbeamtenkrankenkasse
PCA — Patienten-kontrollierte Analgesie
PCNL/PNL — Perkutane Nephrolitholapaxie
PCO — Polyzystische Ovarien
PEG — Perkutane endoskopische Gastrostomie
PTCA — Perkutane Transluminale Coronare Angioplastie
RVAD — Right Ventricular Assist Device
SGB — Sozialgesetzbuch
SSP — somatosensorisch evozierte Potenziale
TAPP — Transabdominelle praeperitoneale Hernioplastik
TEE — Transösophageale Echokardiografie
TEP — Total Endo Prothese/ Kompletter Gelenkersatz
TNM-Klassifikation — Tumor, Nodes (dt. Lymphknoten), Metastasen
TTE — Transthorakale Echokardiografie
TUR — Transuretrale Resektion
TVT — Tension-free Vaginal Tape
VEP — Visuell evozierte Potenziale
ZVK — Zentraler Venenkatheter
ZKdBÄK — Zentraler Konsultationsausschuss für Gebührenordnungsfragen bei der Bundesärztekammer

I

Grundsätzliches zur GOÄ

1 Die Entwicklung der GOÄ seit 1996

Die GOÄ (Gebührenordnung für Ärzte) stellt die gesetzliche Grundlage für die Abrechnung ärztlich erbrachter Leistungen dar. Sie findet Anwendung für ärztlich erbrachte Leistungen im Krankenhaus als auch in den Praxen niedergelassener Ärzte aller Fachrichtung. Sie stellt die Abrechnungsgrundlage für die ärztliche Versorgung von rund 9 Millionen Privatversicherten und Beihilfeberechtigten dar, und ist damit der Orientierungsmaßstab für die Honorierung ärztlicher Leistungen. Sie gilt auch als Abrechnungsgrundlage sogenannter „IGeL-Leistungen" (individueller Gesundheitsleistungen), da Pauschalen hier unzulässig sind. Ihre Grundlage für die ärztliche Abrechnung ist umstritten, da ihre letzte Reform (Neuordnung der Gebührenordnungspositionen und Bestimmungen) aus dem Jahr 1996 stammt. Die letzte Reform von 1996 wird heute immer noch als Teilreform angesehen, da hier in erster Linie das Grundleistungskapitel und wenige Einzelleistungen berücksichtigt wurden. Der wichtigste Bereich, der des operativen stationären Bereiches, blieb damals jedoch unberücksichtigt. Damit fehlen nach wie vor Leistungsbeschreibungen für Innovationen und zielleistungsgerechte Abrechnungspositionen von komplexeren Operationen. Ebenfalls fehlen in der GOÄ96 leistungsgerechte Positionen der innovativen interventionellen Maßnahmen. Diese müssen häufig analog mit Gegenwind der Kassen durchgesetzt werden. Damit ist in den letzten Jahren eine allgemeine Unzufriedenheit im Bereich der Abrechnung der modernen Behandlungs- und Operationsmethoden entstanden. Das GOÄ Leistungsverzeichnis ist damit in bestimmten Abrechnungskapiteln nach wie vor auf dem Stand von 1982.

Die Novellierung der GOÄ wird bereits seit 2004 erwartet. Sie wurde jedoch Jahr für Jahr hinausgeschoben. Umso erfreulicher ist die Pressemitteilung der Bundesärztekammer vom 12.11.2013, waren doch die Verhandlungsgespräche zwischen BÄK und PKV-Verband im August 2012 ausgesetzt worden. Allerdings soll erst Ende 2014 eine gremienreife Entwurfsfassung der neuen GOÄ vorliegen. Erinnert werden sollte an die ebenfalls längst überfällige Reform der GOZ (Gebührenordnung für Zahnärzte), die im Gestrüpp widerstreitender Interessen im Frühjahr 2009 im Bundesrat scheiterte, und damit erst zum 01.01.2012 endgültig verabschiedet werden konnte. Für Ärzte heißt das, dass sie bis auf Weiteres im Bereich der Privatliquidation auf der Grundlage 16 Jahre alter oder noch älterer Bewertungen abrechnen müssen. Der fehlenden Novellierung folgten in den letzten Jahren zahlreiche Urteile, die heute für die Anwendung der Abrechnung im operativen stationären Bereich nicht mehr wegzudenken sind. Auch die Bildung „analoger“ Leistungen gemäß § 6 der GOÄ ist dadurch zum Standard in der derzeitigen GOÄ geworden. Analoge Leistungen sind Leistungen, die im Ursprung der GOÄ von 1996 nicht enthalten sind. Somit entsteht ein andauernder Änderungsprozess der Anwendung vieler Leistungen der GOÄ von 1996. Es ist daher notwendig, dass der Anwender gerade in den Bereichen der neuen Urteile zur GOÄ und der Empfehlungen der Bundesärztekammer im GOÄ-Ratgeber stets auf dem Laufenden bleibt. In diesem Buch finden Sie daher viele Hinweise zur Abrechnung in der GOÄ, damit nicht unnötig erbrachte Leistungen verschenkt werden. Schon deshalb empfiehlt sich ein regelmäßiger Check-up der GOÄ, auch im Rahmen von Seminarveranstaltungen, um über Entwicklungen in der GOÄ auf dem Laufenden zu bleiben. Klar ist, dass eine neue Gebührenordnung dem medizinischen Fortschritt in jedem Falle Rechnung tragen muss.

1.1 Konzept der Bundesärztekammer

Bevor auf die GOÄ für die Anwendung im Krankenhaus eingegangen wird, soll noch kurz auf das Konzept der Bundesärztekammer (BÄK) zur Weiterentwicklung der GOÄ verwiesen werden. (Quelle: Deutsches Ärzteblatt 110, Heft 35-36 [02.09.2013], S. A 1596-1597). Hier war Folgendes zu lesen:

> *„Die von der BÄK mit Unterstützung der Fachverbände und Fachexperten mehrfach überarbeitete und verbesserte Fassung der GOÄ ist als umfassende Darstellung der ärztlichen Leistungen in Deutschland zurzeit einmalig. So bildet das vorgeschlagene Leistungsverzeichnis der neuen GOÄ eine komplette Neubeschreibung des gesamten ärztlichen Leistungsspektrums in Krankenhaus und Praxis auf der Grundlage des aktuellen Standes der medizinischen Wissenschaft ab. Neue Behandlungsmethoden, neue Operationsmethoden, aber auch technologische Innovationen sind jetzt im Leistungsverzeichnis enthalten und erleichtern damit die ärztliche Abrechnung. Das neue*

Konzept berücksichtigt aber auch den gewandelten Versorgungsbedarf, zum Beispiel mit einer besseren Abbildung und Höherbewertung von persönlich erbrachten zuwendungsorientierten ärztlichen Leistungen, unter anderem der Gesprächsleistungen und Hausbesuche. Den Besonderheiten der Betreuung chronisch Kranker wurde durch neue bedarfsgerechte Vergütungskomplexe Rechnung getragen. Neu sind auch Gebührenpositionen für interdisziplinäre und multiprofessionelle Konferenzen und Konsile, die die innerärztliche und interprofessionelle Kommunikation und Kooperation in besonderen Fällen fördern. Des Weiteren sind Leistungen zur Planung und Koordination, Behandlungspläne, Sichtung und Bewertung von Vorbefunden als wichtige, die ärztliche Tätigkeit unterstützende und begleitende Maßnahmen aufgenommen worden. Neue Abschnitte wurden unter anderem für Leistungen der Palliativmedizin und Rehabilitationsmedizin geschaffen." (www.baek.de)

1.2 Ablaufbezogene Leistungskomplexe

Die Bedeutung und das Ausmaß ablaufbezogener Leistungskomplexe waren bereits im Jahr 2006 an der Festlegung der Bundesärztekammer im Bereich der Urologie absehbar: Etwa 12 Leistungskomplexe aus verschiedenen Indikationsbereichen wurden dort formuliert und „analog" gekennzeichnet (veröffentlicht im Deutschen Ärzteblatt Nr. 48 vom 1.12.2006). Als exemplarisches Beispiel für das Untergehen bislang abrechenbarer Einzelleistungen sei hier die GOÄ Analoggebührenordnungsposition 1870 (Radikale Prostataektomie mit Rekonstruktion des Blasenhalses sowie der Schließmuskelfunktion mit Entfernung der Lymphknoten ohne Neurolyse) aufgeführt. Es wird zwischen dem sogenannten „obligaten Leistungsanteil", sprich dem Pflichtanteil der Leistung, und einem „fakultativen Anteil" unterschieden. In Letzterem finden sich die bislang zusätzlich abrechenbaren möglichen Einzelleistungen wie beispielsweise das Legen von Drainagen (GOP 2015) sowie das Legen eines suprapubischen oder transurethralen Blasenkatheters. Das Absetzen und Unterbinden der notwendigen Strukturen, wie beispielsweise der Samenleiter und die notwendige Entnahme von Schnellschnitten sowie das Spülen werden ebenfalls im fakultativen Anteil aufgeführt.

Vergleichbar hierzu ist ein weiterer analoger Leistungskomplex mit der GOP 1871, der ebenfalls die radikale Prostataektomie mit Rekonstruktion des Blasenhalses und der Schließmuskelfunktion sowie die Entfernung der Lymphknoten mit Neurolyse erfasst. Die beiden Leistungskomplexe unterscheiden sich lediglich in dem Bereich „ohne Neurolyse" und „mit Neurolyse". Dazu mehr im Kapitel Abrechnung Untersuchung und Operationen ausgewählter Fachgebiete, Urologie (s. Kap. IV.4).

Von der nächsten GOÄ-Novellierung wird demnach eine im Grunde völlig neue Gebührenordnung mit vielen ablaufbezogenen Leistungskomplexen ähnlich der Neuordnung des EBM 2000plus von 2005 zu erwarten sein.

2 Informationsquellen zur GOÄ

In der Auseinandersetzung mit Versicherungen empfiehlt es sich stets, die Informationsquellen der GOÄ genau zu kennen. Nachfolgend sind die Wichtigsten dargestellt. Oft wird in der Privatliquidation als Abrechnungswerk nur die herkömmliche unkommentierte GOÄ (Gebührenordnung für Ärzte) verwendet. Dies ist für den Bereich der wahlärztlichen stationären Leistungen, aber auch im Bereich der ambulanten Leistungen nicht immer ausreichend. Um die Privatliquidation optimal zu gestalten, stehen daher zusätzliche unterschiedliche Informationsquellen der GOÄ zur Verfügung.

Zentraler Konsultationsausschuss für Gebührenordnungsfragen ZKdBÄK

Grundsätzliche Auslegungsfragen zur GOÄ werden durch den ZKdBÄK (Zentraler Konsultationsausschuss für Gebührenordnungsfragen) veröffentlicht:

Der Zentrale Konsultationsausschuss für Gebührenordnungsfragen bei der BÄK besteht aus vom BÄK-Vorstand bestellten Vertretern der Ärzteschaft, aus Vertretern des Bundesgesundheitsministeriums, des Bundesinnenministeriums, des Verbandes der privaten Krankenversicherung und – nicht stimmberechtigt – des Verbandes der privatärztlichen Verrechnungsstellen. Er gibt laut Auskunft der BÄK sachverständige Stellungnahmen oder Gutachten zu grundsätzlichen Auslegungsfragen

der GOÄ gegenüber den Ärztekammern und Mitgliedern ab. Der Zentrale Konsultationsausschuss wurde mit dem Ziel ins Leben gerufen, die GOÄ weiterzuentwickeln. Seine Beschlüsse werden im Deutschen Ärzteblatt (Blaue Seiten) veröffentlicht.

Neue Analogpositionen

Beschließt der Ausschuss neue Analogpositionen, werden diese in die Liste der offiziellen Analogpositionen aufgenommen.

Die Liste der offiziellen Analogpositionen, welche stets rechtsverbindlich sind, ist in aktuellen Neuauflagen der GOÄ 96 bereits aufgeführt. Die Liste der offiziellen Analogpositionen ist auch auf der Internetseite der Bundesärztekammer hinterlegt und kann dort kostenfrei abgerufen werden (www.BAEK.de).

Kommentare

Kommentare zur GOÄ beschreiben die einzelnen Gebührenordnungspositionen ausführlich. Krankenversicherungen und Beihilfestellen stützen ihre Reklamationen häufig auf GOÄ-Kommentare. Vor allem der Kommentar Brück zur GOÄ findet sowohl bei den Krankenversicherungen und Beihilfestellen als auch im Bereich der Krankenhäuser breite Anwendung. Kommentare sind jedoch nie rechtsverbindlich. Kommentare der Berufsverbände bieten ebenfalls gute Orientierung zur Anwendung der GOÄ, sind jedoch ebenfalls nicht rechtsverbindlich. Sie sind unter anderem für die Bereiche Anästhesie, Gynäkologie und Viszeralchirurgie durch die jeweiligen Berufsverbände verfügbar.

Kommentare zur GOÄ stellen sehr gute Orientierungshilfen in der Privatliquidation dar, haben jedoch keine Rechtsverbindlichkeit.

Krankenversicherungen und Beihilfestellen berufen sich häufig auf den Kommentar Brück. Seitens der Berufsverbände existieren für die Bereiche Anästhesie, Viszeralchirurgie und Gynäkologie Kommentarwerke zur GOÄ.

Sinnvoll ist es, den Empfehlungen der Berufsverbände zu folgen. Diese sind Rundschreiben/Newslettern oder verbandsinternen Mitteilungen aber auch deren Internetseiten zu entnehmen.

Urteile

Aufgrund der immer noch ausstehenden Novellierung der GOÄ von 1996 kam es in den letzten Jahren vermehrt zu juristischen Auseinandersetzungen zwischen Versicherungen und Chefärzten.

Urteile geben weitere wichtige Hinweise in Auslegungsfragen zur GOÄ. Fachanwälte für Medizinrecht kommentieren diese häufig auf ihren Internetseiten oder in der medizinischen Fachpresse. Aber auch auf den Internetseiten des Bundesgerichtshofes (www.bundesgerichtshof.de) und der Landes- und Amtsgerichte werden Urteile veröffentlicht.

Nur BGH-Urteile (Bundesgerichtshof) sind rechtsverbindliche Urteile. Urteile der Amts- und Landesgerichte bieten Hinweise zur Auslegung, sind jedoch weniger verbindlich. Urteile der Amts- und Landesgerichte liefern teils auch gegensätzliche Hinweise in GOÄ-Auslegungsfragen.

Aktuell hat sich der Bundesgerichtshof (BGH) in den letzten Jahren mit der persönlichen Leistungserbringung des Chefarztes auseinandergesetzt. Neben dem Verstoß gegen den Grundsatz der persönlichen Leistungserbringung bei wahlärztlichen Leistungen war der Chefarzt auch wegen Bestechlichkeit und Nötigung verurteilt. Der BGH hatte mit Beschluss vom 13. Juni 2011 die Revision (Az.: 1 StR 692/10) gegen ein Urteil des Landgerichts (LG) Essen vom 13. März 2011 (Az.: 58 KLS 20/08) als offensichtlich unbegründet zurückgewiesen. Eine Verurteilung wegen Betrugs erfolgte u.a., weil der Chefarzt im Rahmen der Operation gegen die Verpflichtung zur persönlichen Leistungserbringung verstoßen hatte.

In einem 47-seitigen Beschluss hat sich zudem das BGH *grundlegend* mit dem Gebot der persönlichen Leistungserbringungspflicht und der Delegationsfähigkeit von Leistungen 25. Januar 2012 (1 StR 45/11) befasst. Die grundsätzlichen Ausführungen des BGH zum Abrechnungsbetrug setzen auch Maßstäbe für die Abrechenbarkeit von ärztlichen Leistungen durch Chefärzte.

In einem weiteren Fall urteilte das das Oberlandesgericht (OLG) Oldenburg am 14. Dezember 2011 (Az.: 5 U 183/11) in Bezug auf die hohe Anforderungen an die persönliche Leistungserbringung durch den Chefarzt. Hier wurde in einer psychiatrischen Klinik erbracht und abgerechnet. Abgelehnt wurden die Leistungen nach den Gebührenordnungsnummern 34A, 861, 860, 45, 862, 871, 250 und 507 mit dem Argument, dass diese Leistungen delegiert wurden.

Erfreulich dagegen ist das Urteil vom 13.10.2011, Az.: III ZR 231/10, in dem der Richter eine „zumindest fahrlässige Amtspflichtverletzung der Mitarbeiter der Beihilfestelle" erkannte. Der Mitarbeiter der Beihilfestelle hatte den durch den Arzt abgerechneten 3,5-fachen Satz auf das 2,3-fache gekürzt. Arzt und Patient erhielten vor dem BGH recht.

Bekanntgaben der Bundesärztekammer im Deutschen Ärzteblatt

Eine zusätzliche Informationsquelle bieten die Bekanntgaben zu Abrechnungsempfehlungen im Deutschen Ärzteblatt. Regelmäßig beschließt der Vorstand der Bundesärztekammer Abrechnungsempfehlungen. Diese werden im Deutschen Ärzteblatt unter „Bekanntgaben", den sogenannten blauen Seiten, veröffentlicht. So wurde dort in der 10. Sitzung (Amtsperiode 2011/2015) am 20. April 2012 nachfolgende – vom Ausschuss Gebührenordnung der Bundesärztekammer in seiner 4. Sitzung (Amtsperiode 2011/2015) folgende Abrechnungsempfehlung beschlossen:

- **„Keine Abrechnung der Nr. 784 GOÄ analog für die Nutzung einer Medikamentenpumpe (Verabreichung von Narkose-unabhängigen Medikamenten, z.B. Arterenol®) während einer Anästhesie.**
  Die Verabreichung von Narkose-unabhängigen Medikamenten, z.B. Arterenol®, während einer Anästhesie mittels einer Medikamentenpumpe ist nicht nach Nr. 784 GOÄ analog („Erstanlegen einer externen Medikamentenpumpe – einschließlich Einstellung sowie Beratung und Schulung des Patienten – gegebenenfalls in mehreren Sitzungen", 275 Punkte) berechnungsfähig, insbesondere weil wesentliche Leistungsinhalte (Beratung und Schulung des Patienten) dieser Gebührenposition bei einem narkotisierten Patienten naturgemäß nicht erbracht werden können. Dieser Mangel kann auch durch den Ansatz eines niedrigen Gebührensatzes nicht geheilt werden.
  Die Abrechnung hat über die Nr. 261 GOÄ („Einbringung von Arzneimitteln in einen parenteralen Katheter") zu erfolgen. Beachte auch Satz 2 der Abrechnungsbestimmung zu Nr. 261 GOÄ: „Wird die Leistung nach Nummer 261 im Zusammenhang mit einer Anästhesie/Narkose berechnet, ist das Medikament in der Rechnung anzugeben."
- **Zystourethroskopie (bei Anwendung eines flexiblen Instruments)**
  Die Zystourethroskopie ist nach Nr. 1787 GOÄ abzurechnen, unabhängig davon, ob ein starres oder ein flexibles Instrument verwendet wird. Die durch die Anwendung eines flexiblen Instruments verbundenen höheren Kosten (im Vergleich zur Verwendung eines starren Instruments) können durch die Wahl eines höheren Gebührensatzes entsprochen werden.
- **Abrechnung der Einbringung einer Bandscheiben-Prothese**
  Die Einbringung einer, zumeist zervikalen oder lumbalen, Bandscheibenprothese ist nach Nr. 2287 GOÄ neben der zugrundeliegenden Hauptleistung (z.B. der Nr. 2577 GOÄ) abzurechnen".

Quelle: Abrechnungsempfehlungen der Bundesärztekammer. Deutsches Ärzteblatt 2012; 109(19): A-987/B-851/C-843.

Ratgeber GOÄ der Bundesärztekammer

Über das Internet besteht eine Informationsquelle auf der Internetseite der Bundesärztekammer www.baek.de. Hier werden regelmäßig Themen der GOÄ zu strittigen Auslegungsfragen aufgenommen und Abrechnungsempfehlungen abgegeben.

3 Dokumentation und Abrechnung

Die Bedeutung der Dokumentationspflichten im Krankenhaus rücken seit Jahren zunehmend in den Vordergrund. Jeder Behandlungsverlauf sollte daher umfassend und korrekt dokumentiert werden. Dazu gehören auch Operationsberichte. Nur bei sorgfältiger Dokumentation liegt eine Dokumentation vor, die nicht nur archiviert werden kann, sondern auch bei Versicherungsreklamationen einsichtstauglich und vor Gericht beweistauglich ist. Dies alles muss aus juristischer Sicht erfüllt sein.

Die umfassende Dokumentation wird oft als sehr lästige Pflicht angesehen. Sie ist aber der Beweis für erbrachte ärztliche Leistungen zur Durchsetzung des Honoraranspruchs und damit unerlässlich.

Nur durch umfassende Dokumentation kann der Arzt beweisen, nach den Regeln der Kunst behandelt zu haben. Bei Herausgabe von Behandlungsunterlagen sollte im Krankenhaus vorab einheitlich geklärt sein, welche Dokumente und in welchem Umfang Unterlagen zur Einsicht an Versicherungen herausgegeben werden. Hier sollte auch darüber nachgedacht werden, ob die in der Patientenakte dokumentierten Leistungen immer vom jeweiligen Oberarzt oder dem Chefarzt und dessen Stellvertreter abgezeichnet werden.

Nicht zuletzt zieht eine mangelhafte Dokumentation der Leistungen auch direkte wirtschaftliche Einbußen nach sich, wenn dadurch in Krankenhäusern große Summen nicht in Rechnung gestellt werden können.

3.1 Verschenktes Honorar durch schlechte Dokumentation

Nicht dokumentierte Leistungen werden auch nicht abgerechnet. Dadurch geht vielen Chefärzten Honorar in nicht unerheblichem Umfang verloren. Häufig in der Dokumentation und Abrechnung vergessene Leistungen sind beispielsweise sogenannte „Nebenleistungen". Als Nebenleistungen werden Leistungen bezeichnet, die im Rahmen eines operativen Eingriffes neben dem eigentlichen Haupteingriff erbracht werden. Um eine Nebenleistung neben dem operativen Haupteingriff berechnen zu können, ist eine eigenständige Indikation erforderlich. Die Indikation muss in Form besonderer Umstände, in der Regel aber als zusätzliche Diagnose dokumentiert sein.

Dies lässt sich besonders gut anhand von Operationsberichten nachvollziehen. Hier sind gut abgrenzbare und zeitlich aufwendige Neurolysen oder Adhäsiolysen als Nebenleistung oft nicht ausführlich genug beschrieben und fehlen daher mit einer eigenen GOP in der Abrechnung.

Die eigenständige Indikation als Voraussetzung für die Abrechnung von Nebenleistungen ist oft unbekannt. Häufig fehlen in der Rechnung die für die Abrechnung wesentlichen Angaben aus dem Operationsbericht als Rechnungsbegründung.

Mehr zu diesem Thema finden Sie in Kapitel II.1.4 „Zielleistungsprinzip" in diesem Buch.

Aus vielen Entlassungsberichten geht mehr hervor, als auf der Rechnung steht. So sollten beispielsweise Operationsberichte der Herzchirurgie bei Bypassoperationen daraufhin kontrolliert werden, ob nicht auch weitere Nebenleistungen wie beispielsweise ein Klappenersatz erfolgt sind. Obligatorisch erbrachte Leistungen im Rahmen von urologischen Eingriffen wie die Uretrocystoskopie sollten ebenfalls bei fehlender Dokumentation geprüft und beim Chefarzt hinterfragt werden. Andererseits muss beachtet werden, dass die Abrechnung einer Wertheim-OP obligatorisch die Entfernung der Lymphknoten voraussetzt. Ausschlüsse wie die Gebührenordnungsposition 1732, die bei urologischen Operationen grundsätzlich ausgeschlossen sind, werden wiederum im Rahmen von viszeralchirurgischen Eingriffen nicht nur erbracht, sondern können auch abgerechnet werden.

Das Lesen von Operationsberichten zur Abrechnung erfordert sehr gute Kenntnisse in der Anatomie. Nur wer über sehr gute anatomische Kenntnisse verfügt, hat auch die Möglichkeit, beim Chefarzt nachzufragen, ob die Dokumentation obligater Leistungen eventuell noch nicht vollständig erfolgt ist.

Das Dokumentieren auftretender Schwierigkeiten in Operationsberichten ist vor allen Dingen in den Bereichen operative Urologie, Gynäkologie und Viszeralchirurgie auch im Hinblick auf die Indikation für selbstständige Leistungen wichtig:

Bei der Dokumentation von selbstständigen Leistungen sollte man sich stets auf die GOÄ-Kommentare und Empfehlungen der Berufsverbände stützen, die beispielsweise in den Bereichen Gynäkologie, Anästhesiologie und der Viszeralchirurgie vorliegen.

Empfehlungen von Berufsverbänden zu Auslegungsfragen der GOÄ werden von nahezu allen Berufsverbänden ausgesprochen. Eine Recherche ist stets sinnvoll.

So wird am Beispiel der Adhäsiolyse diese in vielen Fällen unter der eigenen Indikation „starker Verwachsungsbauch nach mehrfacher Voroperation" erbracht und kann dann unter dieser Voraussetzung der eigenen Indikation auch separat als selbstständige Leistung abgerechnet werden (GOP 3172). Ein ähnlich zu nennendes Beispiel wäre die Ureterolyse nach GOP 1829 analog. Diese wird in der Regel unter der Indikationsstellung „Zum Erhalten der Blasen- und Sexualfunktion empfohlen" durchgeführt.

Als ein weiteres Beispiel erbrachter Nebenleistungen wäre im Rahmen von Schilddrüsenoperationen die Entfernung von außergewöhnlich starken Verwachsungen zu nennen. Als nicht ausreichende Begründung wird hier oft nur „Adipositas" angegeben. Es sollte hier bei der Dokumentation die Empfehlung des Berufsverbandes für Viszeralchirurgie „Entfernung von Verwachsungen, die gelöst werden mussten, um spätere Beschwerden und erneute Operationen zu vermeiden" übernommen werden.

Die sorgfältige Dokumentation im Operationsbericht zieht also die Rechnungsbegründung bereits nach sich.

Häufig lohnt sich der Aufwand, diese Begründungen aus dem Operationsbericht bei der Rechnungsstellung direkt mit zu übernehmen. Damit können Reklamationen vermieden werden.

In die Rubrik oft verschenkter Leistungen mangels Dokumentation fallen einige Leistungen des kleinchirurgischen Bereiches. Diese finden häufig auch Anwendung bei der Abrechnung in der Notfallambulanz.

So ist der Verband nach GOP 200 neben den Wundversorgungen nach GOP 2000 bis 2005 ausgeschlossen. Neben der Fadenentfernung nach GOP 2007 oder der sekundären Wundbehandlung nach GOP 2006 kann sie jedoch in Kombination abgerechnet werden. Kombinations- und Ausschlussmöglichkeiten soll das folgende Beispiel verdeutlichen. Die betreffenden Gebührenordnungspositionen werden mit GOP abgekürzt.

Beispiel Abrechnungsmöglichkeit der GOP 200 Verband

GOP 200 Verband ist möglich neben:

GOP 2006 Behandlung einer sekundären Wunde

GOP 2007 Entfernung von Fäden oder Klammern

GOP 200 Verband ist nicht möglich neben:

GOP 2000 Erstversorgung einer kleinen Wunde

GOP 2001 Erstversorgung einer kleinen Wunde mit Naht

GOP 2002 Versorgung einer kleinen Wunde einschließlich Umschneidung und Naht

GOP 2003 Erstversorgung einer großen und/oder stark verunreinigten Wunde

GOP 2004 Versorgung einer großen Wunde einschließlich Naht

GOP 2005 Versorgung einer großen und/oder stark verunreinigten Wunde einschließlich Umschneidung

Bei genauer Betrachtung erschließt sich aus diesem Beispiel auch, dass kleine stark verunreinigte Wunden nicht nach GOP 2000 oder 2001 sondern nach der höher bewerteten GOP 2003 zu berechnen sind.

Zur Klarstellung Verband nach der Gebührenordnungsposition 200 siehe auch Deutsches Ärzteblatt 108, Heft 10 (11.03.2011) Verband nach Nr. 200 – was ist wichtig? Dr. med. Anja Prietz. Müssen zwei verschiedene Verbandssysteme an einem Körperteil angewendet werden, sind diese auch berechnungsfähig.

Zudem hat der Verband der Deutschen Chirurgen im Bereich der Kleinchirurgie bereits 1985 einen viel zu wenig beachteten Musterprozess gewonnen. Seither dürfen Chirurgen Wunden, Wundversorgungen und Nachversorgungen *je* Wunde abrechnen. Und wenn bei einer Bypass-Venen-Entnahme beidseits die GOP 2808 korrekt zweimal abgerechnet wird, sollte der Fadenzug nach GOP 2007 später ebenfalls zweimal auf der Rechnung stehen.

Weitere wichtige Ergänzungen zum Thema Wunde sind, dass die sekundäre Wundbehandlung nach GOP 2006 abgerechnet wird. Handelt es sich jedoch um eine Nekrosenabtragung an Hand oder Fuß ist dies nach GOP 2065 anzu-

Tab. 1 Abrechnung Wundversorgung

Versorgung einer kleinen stark verunreinigten Wunde		
GOP	Dokumentation der Patientenakte	€/2,3-facher Satz
2000	„Erstversorgung einer *kleinen* Wunde"	9,38 €
Besser 2003	„Erstversorgung einer oder stark verunreinigte Wunde"	17,43 €
Fadenentfernung nach Varizenoperation Ober- und Unterschenkelregion		
2007	*„Fäden ex"*	5,36 €
Besser 2007 (2x)	*„Fäden ex 2 Regionen Ober- und Unterschenkelregion"*	10,72 €
Sekundäre Wundversorgung Hand		
2006	*„Nekrosenabtragung"*	8,41 €
Besser 2065	*„Abtragung ausgedehnter Nekrosen im Hand- oder Fußbereich"*	33,51 €
Ausgeprägte Nekrosenabtragung an der Hüfte		
Besser 2065	*„Zeitaufwendige ausgedehnte großflächige Abtragung von Nekrosen im Hüftbereich"*	54,49 €/3,5-facher Satz

setzen. Der erhebliche Zeitaufwand einer ausgeprägten Nekrosenabtragung der Hüfte kann wiederum analog gemäß § 6 mit dem 3,5-fachen Satz angesetzt werden.

Tabelle 1 soll die unterschiedlichen Erlöse bei korrekter Dokumentation nochmals darstellen.

Zum Thema Wundversorgung gehören natürlich auch die Materialkosten in der Ambulanz. Sie können gemäß § 10 der GOÄ berechnet werden und beinhalten neben Medikamenten und Verbandmaterial auch Narkosegase und Sauerstoff.

Tabelle 2 soll aufzeigen, dass vor allen Dingen in der Notfallaufnahme durch sorgfältige Dokumentation unterschiedliche Erlössituationen entstehen können.

Der eine Teil des Beispiels beschreibt die häufig auf Notfalldokumentationen zu findende Angabe „multiple Wunden nach Sturz", der andere Teil zeigt auf, welche Auswirkungen sehr gute Dokumentationen bei demselben Patienten im Bereich Wundversorgung auf die Abrechnung haben.

Auf in der Dokumentation vergessene Leistungen weisen oft die tatsächlich dokumentierten Leistungen hin: Wird beispielsweise im Operationsbericht die Entfernung einer Blutleere erwähnt, kann man immer davon ausgehen, dass die Blutleere nach GOP 2029 zuvor auch gelegt wurde, selbst wenn im

Tab. 2 Abrechnung mehrerer Wunden bei demselben Patienten

Dokumentation 1: 28-jähriger Patient, multiple Wunden nach Sturz		
GOP	Leistungslegende	€/2,3-facher Satz
2000 (2x)	Erstversorgung einer Wunde	18,76 €
Dokumentation 2: 28-jähriger Patient, Fahrradsturz, zwei kleine Platzwunden Hinterkopf, eine kleine stark verunreinigte Wunde am Ellenbogen, zwei kleine Schürfwunden beide Knie und eine große Schürfwunde Unterschenkel		
2001 (2x)	Versorgung einer kleinen Wunde einschließlich Naht	34,86 €
2003 (2x)	Erstversorgung einer großen und/oder stark verunreinigten Wunde	34,86 €
2000 (2x)	Erstversorgung einer kleinen Wunde	18,76 €

Operationsbericht *nur* die Entfernung dokumentiert war. Fehlt die nicht dokumentierte Leistung in der Abrechnung, führt dies zu vermeidbarem Honorarverlust.

Wenig bis keine Empfehlungen gibt es nach wie vor für die Abrechnung der Vakuumsysteme in Verbindung mit Beinulzerationen im Rahmen der Gefäßchirurgie (V.A.C.®). Dieser Bereich ist für die Abrechnung auch etwas anspruchsvoll, da überwiegend mit Analogpositionen gearbeitet werden muss. Diese müssen in der hausinternen EDV hinterlegt werden. Hier ist es hilfreich, mit dem verantwortlichen Gefäßchirurgen je nach Anforderung der Wundgrößen und des Aufwandes ein individuelles Schema zur Abrechnung zu erstellen. Voraussetzung hierfür ist die Integration in ein Dokumentationssystem, das von ärztlicher bzw. pflegerischer Seite geführt wird.

Dabei sollte diese Dokumentation beispielsweise neben der Größe und Anzahl der Schwämme, die Möglichkeit, ob es sich um ein nicht ausgedehntes, ausgedehntes oder sehr ausgedehntes Debridement handelt und ob Spülungen von bis zu 1 Liter oder 3 Liter durchgeführt werden, enthalten. Tabelle 3 zeigt beispielhaft auf, was bei leistungsgerechter Vergütung in der Dokumentation erfasst werden muss.

Viele Gebührenordnungspositionen werden auch bei der Ultraschall-Diagnostik vergessen. So werden Zuschläge für Duplex weggelassen, weil die entsprechende Dokumentation fehlt. Falls Venen und Arterien mittels Dopplersonografie untersucht werden, sollten die Gebührenordnungspositionen 643 (Periphere Arterien- bzw. Venendruck- und/oder Strömungsmessung) oder 644 (Untersuchung der Strömungsverhältnisse in den Extremitätenarterien bzw. -venen mit direktionaler Ultraschall-Doppler-Technik) auch zweimal abgerechnet werden. Auch dieser Bereich soll an zwei Beispielen verdeutlicht werden (s. Tab. 4).

Tab. 3 Beispiel Dokumentationsschema für Abrechnung Vakuumsysteme (V.A.C.®)

GOÄ	Legende	X	Faktor	X bds.	Größe ca.
2442a	Implantation 1 Schwamm < 7,5 x 7,5 cm		2,3		
2442b	Implantation 2 Schwämme oder bis zu 10 x 10 cm		2,8		
2442c	Implantation mind. 3 Schwämme/ > 10 x 10 cm		3,5		
2065a	Debridement nicht ausgedehnt		2,3		
2065b	Debridement ausgedehnt		2,8		
2065c	Debridement sehr ausgedehnt		3,5		
3120a	Spülung bis 1 Liter		2,3		
3120b	Spülung bis 3 Liter		3,5		
551A	Anlage Verbindung/Pumpe		1,8		
204	Kompressionsverband		2,3		

Tab. 4 Ultraschall/Doppler

Ultraschalluntersuchung *mit* Duplex Schilddrüse und Leber		
GOP	Leistungslegende	€/2,3-facher Satz*
417	Ultraschalluntersuchung der Schilddrüse	28,15 €*
420	Ultraschalluntersuchung von bis zu drei weiteren Organen im Anschluss an eine der Leistungen nach den Nummern 410 bis 418, je Organ	10,78 €*
401	Zuschlag zu den sonografischen Leistungen nach den Nummern 410 bis 418 bei zusätzlicher Anwendung des Duplex-Verfahrens	23,13 €/1,0-facher Satz
Ultraschalluntersuchung *ohne* Duplex Schilddrüse und Leber		
GOP	Leistungslegende	€/2,3-facher Satz*
417	Ultraschalluntersuchung der Schilddrüse	28,15 €*
420	Ultraschalluntersuchung von bis zu drei weiteren Organen im Anschluss an eine der Leistungen nach den Nummern 410 bis 418, je Organ	10,78 €*

* Die angegebenen Eurobeträge entsprechen dem 2,3-fachen Gebührensatz.

Eine weitere Quelle häufiger Dokumentations- und Abrechnungsfehler sind Lokalanästhesien. So ist beispielsweise die Hand dem kleinen Bezirk nach GOP 490 (Infiltrationsanästhesie kleiner Bezirke) zuzuordnen, die Leiste dem großen Bezirk nach GOP 491 (Infiltrationsanästhesie großer Bezirke). Eine Anästhesie mit mehr als 5 ml ist ebenfalls nach GOP 491 abzurechnen. Ist die Lippe einerseits schon als großer Bezirk zu nennen, ist die Hautoberfläche an der Thoraxwand bei der Schrittmacherimplantation ebenfalls als großer Bezirk definiert.

Die Lokalanästhesie nach Oberst mit der GOP 493 am Finger oder an der Zehe darf zweimal angesetzt werden, da auf jeder Seite zwei Depots in unmittelbarer Nähe für die beiden Nerven einer Seite appliziert werden. Abstriche nach den Gebührenordnungspositionen 297 und 298 werden – wie Lokalanästhesien – je Region angesetzt.

Mit der optimalen Berechnung von Regionalanästhesien hat sich aktuell auch der GOÄ-Ratgeber im Deutsches Ärzteblatt 110, Heft 15 (12.04.2013), S. A-742 befasst. Weitere Ausführungen hierzu im Kapitel III.1.4. „Anästhesieleistungen".

Honorar kann auch optimiert werden, wenn stets an die Beratung nach GOP 1 gedacht wird. Es kommt nicht selten vor, dass ein bereits entlassener Patient anruft und durchgestellt wird. Diese telefonische Beratung wird erfahrungsgemäß sehr häufig weder dokumentiert noch berechnet. Ein Schattendasein in Dokumentation und Abrechnung führen auch die eingehenden Beratungsgespräche nach GOP 3. Diese können beispielsweise berechnet werden, wenn bei der Beratung die Gesprächszeit dokumentiert und das Gespräch mindestens 10 Minuten dauert, auch telefonisch.

Allgemein besteht hinsichtlich der Abrechnung aller Beratungs- und Gesprächsleistungen große Unsicherheit, was dazu führt, dass diese Leistungen oft verschenkt werden. So ist es möglich, die Beratungen nach den Gebührenordnungspositionen 1 oder 3 neben Untersuchungsleistungen nach den Gebührenordnungspositionen 5 und 7 zu berechnen und dies mehrfach im Behandlungsfall anzusetzen. Wenn dies aber doch einmal geschieht, fehlt meist die entsprechende Begründung. Beim mehrfachen Ansatz der Gebührenordnungspositionen 3 und 7 käme beispielsweise „Therapieresistenz" oder „akute Komplikation" als Begründung infrage. Viel zu selten wird die Möglichkeit genutzt, die GOP 3 mit den Leistungen nach den Gebührenordnungspositionen 5, 6, 7, 8, 800 oder 801 zu berechnen und nicht nur als alleinige Leistung.

Eine andere Leistung, die in 40 Prozent der stationären Fälle erbracht werden kann, taucht so gut wie nie in Dokumentation und Abrechnung auf: Es ist die Erörterung psychosomatischer Krankheitsursachen nach GOP 849. Als solche können klärende Gespräche, die 20 Minuten dauern und die nicht selten sind, abgerechnet werden. Häufig vergessen wird auch die GOP 60, die telefonisch erbracht wird. Ganz oft telefoniert der Chefarzt bereits vor Aufnahme oder auch nach dem Aufenthalt mit dem entsprechenden Hausarzt. Dokumentation und Berechnung werden vergessen. Die Fremdanamnese nach GOP 4 – sei sie mit dem Hausarzt (sofern keine Angehörigen vorhanden sind) oder mit Angehörigen erfolgt – gehört ebenfalls in diese Rubrik oft vergessener Gebührenordnungspositionen. Tabelle 5 fasst die Erlöse im 2,3-fachen Satz sowie wichtige Hinweise zu Leistungslegenden und Abrechnungsmöglichkeiten nochmals zusammen.

Tab. 5 Wichtige Hinweise zu Beratungs- und Gesprächsleistungen

GOP	Leistungslegende			€/2,3-facher Satz
1	Beratung – auch mittels Fernsprecher			10,72 €
3	Eingehende, das gewöhnliche Maß übersteigende Beratung – auch mittels Fernsprecher			20,10 €
Wichtig	GOP 3 nur neben 5, 6, 7, 8, 800, 801 (z.B. 3 + 5 + 800)			
	Mit Begründung ist die 3 mehrfach im Behandlungsfall berechnungsfähig:			
	Datum	*GOP*	*Leistungslegende*	
	24.02.	3	eingehende Beratung	
	27.02.	3	eingehende Beratung, Begründung: erneut notwendig wegen Therapieumstellung	
4	Erhebung der Fremdanamnese über einen Kranken und/oder Unterweisung und Führung der Bezugsperson(en) – im Zusammenhang mit der Behandlung eines Kranken			29,48 € *1x im Behandlungsfall
60	Konsiliarische Erörterung zwischen zwei oder mehr liquidationsberechtigten Ärzten, für jeden Arzt			16,07 €
849	Psychotherapeutische Behandlung bei psychoreaktiven, psychosomatischen oder neurotischen Störungen, Dauer mindestens 20 Minuten			30,84 €

* Bei Gebührenordnungsposition 4 ist zu beachten, dass diese nur 1x im Behandlungsfall berechnungsfähig ist.

Setzt man die routinemäßig täglich erbrachte Visite für 9,38 € in den Vergleich zu den Beratungspositionen 3, 34 und 849, entstehen zusätzliche nicht unbeträchtliche Honorarmöglichkeiten. Gerade im Rahmen von Aufnahme und Abschlussgesprächen sowie bei Gesprächen mit Angehörigen ist sorgfältige Dokumentation lohnend.

Als Grundregel in der Dokumentation gilt: Was nicht dokumentiert ist, gilt als nicht erbracht und als nicht beweisbar. Schlechte Dokumentation bedeutet schlechte Abrechnung, und fehlende Dokumentation heißt, die Leistung wurde nicht erbracht. Der Bereich Dokumentation von Gesprächsleistungen, Nebenleistungen aber auch Zeitaufwand und Schwierigkeit fällt in den Bereich des Chefarztes. Aber auch in der Ambulanz ist es notwendig, dass behandelnde Ärzte sorgfältig dokumentieren, um möglichst wenig Honorar zu verschenken.

Gespräche und Diskussionen dazu im Rahmen von Inhouse-Seminaren an Kliniken haben in den letzten Jahren zwar zu heftigen Auseinandersetzungen geführt, die Dokumentationsstrategie in den Krankenhäusern aber teilweise stark verändert.

3.2 Versicherungsreklamationen durch gute Dokumentation vermeiden

Wie oben ausgeführt, basieren Versicherungsreklamationen häufig auf unzureichender Dokumentation. Keine Reklamationen heißt aber nicht zwangsläufig, dass korrekt dokumentiert und abgerechnet wurde. Vielmehr haben die Versicherungen in der Vergangenheit wenig geprüft. In den letzten Jahren nehmen Prüfungen der Krankenhausabrechnungen aber zu – speziell bei Liquidationen, mit häufiger Anwendung des 3,5-fachen Gebührensatzes oder vielen Nebenleistungen neben der eigentlichen Zielleistung. Hier wurde inzwischen erkannt, dass durch erfolgreiche Reklamationen der Krankenhaus-Abrechnungen wie auch im Bereich der Niedergelassenen gezielt Geld einbehalten werden kann.

Aber Vorsicht: Nicht alle Reklamationen sind berechtigt! Basieren die Reklamationen auf pauschalen Begründungen und kennt man aktuelle Urteile und Abrechnungsempfehlungen der BÄK, können Rechnungskürzungen meist abgewehrt werden. Die Übernahme und Abwicklung der Versicherungsreklamation sollten zum guten Service eines Krankenhauses gehören. Am besten ist es natürlich, man gibt den Versicherungen erst gar keinen Grund zum Reklamieren. Befolgt man die Spielregeln der GOÄ, kommt es erfahrungsgemäß kaum zu Problemen mit der Rechnungsstellung und zu Reklamationen durch die Versicherung.

4 Ambulanter Behandlungsvertrag

Die Gebührenordnung für Ärzte ist eine Rechtsverordnung der Bundesregierung. Die Bundesregierung wird ermächtigt, durch rechtsverordnende Zustimmung des Bundesrates die Entgelte für ärztliche Tätigkeit in einer Gebührenordnung zu regeln. Dabei ist den berechtigten Interessen der Ärzte und der zur Zahlung der Entgelte Verpflichteten Rechnung zu tragen. Der Chefarzt hat daher keine Verpflichtung, Versicherungsbedingungen oder Beihilfeschriften zu kennen beziehungsweise diese zu beachten.

Sollen über die allgemeinen Krankenhausleistungen hinaus weitere Leistungen im Zusammenhang mit der stationären Behandlung erbracht werden, so sind diese Wahlleistungen gemäß § 17 Abs. 2 und 3 Krankenhausentgeltgesetz (früher § 22 Abs. 2 Bundespflegesatzverordnung) *vor* Behandlungsbeginn schriftlich zu vereinbaren. Im Gegensatz zum niedergelassenen fachärztlichen Bereich existiert im Krankenhaus während der Behandlung im Rahmen der Ambulanz kaum ein entsprechender Behandlungsvertrag. Daher wird aufgrund der unterschiedlichen Versicherungstarife und des seit 2009 neu eingeführten Basistarifs der Abschluss eines Behandlungsvertrages empfohlen (s. Abb. 1). Er ist zwar nicht unbedingt erforderlich und auch nicht gesetzlich vorgeschrieben, vermeidet aber anschließende Diskussionen nach der Rechnungsstellung in den unterschiedlichen Versicherungstarifen. „Privat" ist in der heutigen Zeit eben nicht mehr gleich „Privat".

Der Vergütungsanspruch von Frau/Herrn ____

und Dr. med. _________________ wird nach der endgültigen Gebührenordnung Ärzte GOÄ 96 berechnet und erstellt. Er richtet sich gegen den Zahlungspflichtigen unmittelbar und ist unabhängig von einer vollständigen Erstattungsleistung ohne Abzug laut § 12 GOÄ und ist sofort zahlbar.

Ich bin folgendermaßen versichert:

- KVB I-III
- Basistarif
- Post B
- sonstiger Tarif
- Vollversicherung

Datum und Unterschrift

Abb. 1 Mustervordruck ambulanter Behandlungsvertrag

5 Besonderheiten bei Beihilfe-Berechtigten

Die Beihilfe ist nicht bundeseinheitlich geregelt. Dennoch orientieren sich viele Länder an den Beihilfevorschriften des Bundes (BhV). Laut diesen gilt die Regelung, wonach die Aufwendungen für Wahlleistungen bei stationärer Behandlung im Krankenhaus (wahlärztliche Leistungen und Zuschläge für Zweibett- oder Einzelzimmer) nicht beihilfefähig sind, seit 1. Januar 2005 auch für Personen, die vor dem 1. Januar 2002 das 65. Lebensjahr vollendet haben oder am 31. Dezember 2001 mit einem anerkannten Grad der Behinderung von mindestens 50 v.H. schwerbehindert sind und deren Behinderung andauert.

Der Beamte hat die Möglichkeit, eine private Zusatzversicherung für Wahlleistungen im Krankenhaus abzuschließen. In diesem Fall geht er als Selbstzahler (nicht als Privatpatient) in die Klinik, bekommt eine Rechnung über die allgemeine Krankenhausbehandlung und schließt einen weiteren Vertrag über gewünschte Wahlleistungen mit der Klinik ab. Er bekommt dann mehrere Rechnungen: zum einen die beihilfefähige Rechnung über die allgemeine Krankenhausbehandlung, zum anderen die zusätzlichen Rechnungen über die erbrachten Wahlleistungen. Zu bedenken ist dabei, dass der Abschluss eines Vertrages über Wahlleistungen mit einem liquidationsberechtigten Arzt wie dem Chefarzt beinhaltet, dass alle anfallenden Tätigkeiten, also zum Beispiel auch Labor, Röntgen und Leistungen anderer Ärzte, ebenfalls als Wahlleistungen abgerechnet werden. Die Rechnungen über Wahlleistungen sind nicht beihilfefähig. Sie werden nur von der privaten Zusatzversicherung über-

Sehr verehrte Patienten,

bei der Aufnahme haben Sie gegenüber der Verwaltung der Kliniken „Chefarztbehandlung" (Privatärztliche Behandlung) angegeben. Was es für Sie bedeutet, wenn Sie auf Erstattung von Beihilfestellen – dazu zählen auch die Postbeamtenkrankenkasse – angewiesen sind, möchten ich Ihnen aus gegebenem Anlass kurz erklären.

Beihilfestellen sind keine Krankenkassen – sie gewähren nur eine Beihilfe zur Liquidation, aber keine hundertprozentige Erstattung. Auf Anweisung des zuständigen Ministers können diese Behörden gewisse GOÄ-Positionen für nicht beihilfefähig erklären beziehungsweise Behandlungsabläufe in der nach GOÄ festgelegten Abrechnungsfolge nicht oder nur teilweise bezuschussen oder von der Erfüllung gewisser Kriterien abhängig machen. Wir von unserer Seite unterstützen Sie insofern, als dass wir alle Auflagen zur Liquidationserstellung erfüllen, wie sie in der aktuellen GOÄ festgelegt sind. Sollte Ihnen trotzdem ein höherer Selbsterhalt als erwartet verbleiben, haben Sie bitte Verständnis dafür, dass Sie diesen Differenzbetrag selbst tragen müssen.

Mit freundlichen Grüßen

Abb. 2 Muster Informationsschreiben für Beihilfepatienten

nommen. Beim Aufnahmegespräch sollte der Beihilfepatient über seine Möglichkeit, als Privatpatient im Krankenhaus zu sein, umfangreich informiert werden. Nachdem die Beihilfeverordnung je nach Bundesland unterschiedlich geregelt ist, ist eine mögliche ergänzende Information zur Wahlleistungsvereinbarung sinnvoll. Sie könnte wie folgt aussehen (s. Abb. 2).

Obwohl § 17 (1) der Beihilfeverordnung den Spielraum des Gebührenrahmens gemäß § 5 der GOÄ klar definiert und Möglichkeiten des Einfachsatzes bis zu einem 3,5-fachen Steigerungssatzes zulässt, war eine zusätzliche juristische Klärung notwendig. Allerdings muss in Bezug auf das Urteil weiterhin an die ausführliche Begründung in der Rechnung geachtet werden. Informieren Sie Beihilfepatienten im Aufklärungsgespräch im Rahmen einer Wahlleistungsvereinbarung über dieses Urteil bereits vorab.

Das BGH-Urteil vom 13.10.2011, Az: III ZR 231/10 schafft hier Klarheit. So ist es nicht „einfach" möglich, dass der Mitarbeiter der Beihilfestelle die Entscheidung erhöhter Steigerungsfaktoren trifft und die Rechnung kürzt, sobald die Regelsätze 1,8-fach bei technischen Leistungen und 2,3-fach bei ärztlichen Leistungen in der Rechnung zum Ansatz kommen. Das BGH sah hier eine „zumindest fahrlässige Amtspflichtverletzung der Mitarbeiter der Beihilfestelle".

Ein Antwortschreiben auf ungerechtfertigte Kürzungen durch Beihilfe und Versicherungen könnte wie der Wortlaut in Abbildung 3 aussehen.

5.1 Erhöhung des Gebührenfaktors bei Beihilfepatienten

Häufig wird berichtet, dass die Anwendung des § 5 GOÄ bei Beihilfepatienten nur schwer möglich ist und Steigerungssätze oberhalb des Schwellenwertes standardmäßig von den Beihilfestellen reklamiert werden. Dabei sind Steige-

Sehr geehrte/r Frau/Herr ...,

das Schreiben Ihrer Versicherung/Beihilfe liegt mir vor. Hierzu teile ich Ihnen Folgendes mit:

Da ich auf Grundlage der Rechtsverordnung der Bundesregierung arbeite, wurde meine Rechnung nach der gültigen GOÄ 96 erstellt. Es obliegt mir als behandelnder Arzt nicht, Versicherungsbedingungen oder Beihilfevorschriften zu kennen beziehungsweise diese zu berücksichtigen. Bitte haben Sie also Verständnis dafür, dass ich auf dem vollen Honorar meiner Rechnung bestehen muss.

Mit freundlichen Grüßen

Abb. 3 Beispiel eines Antwortschreibens auf ungerechtfertigte Kürzungen durch Beihilfe und Versicherungen

rungssätze oberhalb des Schwellenwertes mit entsprechender Begründung durchaus zulässig. Folgendes ist hierzu in § 17 Absatz 1 Nr. 6 der Beihilfeverordnung nachzulesen:

§ 17 (1) der Beihilfeverordnung beschreibt: „Angemessenheit der Aufwendungen für ärztliche Leistungen beurteilt sich ausschließlich nach dem Gebührenrahmen der Gebührenordnung für Ärzte (GOÄ). Danach dürfen persönliche ärztliche Leistungen, medizinisch-technische Leistungen und Laboruntersuchungen nur bis zum jeweiligen Schwellenwert (2,3/1,8/1,15-facher Gebührensatz) abgerechnet werden. Überschreitungen des Schwellenwertes bis zum 3,5/2,5/1,3-fachen Gebührensatz sind möglich und beihilferechtlich zu berücksichtigen, wenn der Arzt dieses schriftlich begründet. Die nach der GOÄ notwendige Begründung muss die individuellen Besonderheiten des Krankheitsfalles enthalten, die für die Erhöhung des Steigerungsfaktors maßgebend waren."

Für die erbrachten wahlärztlichen Leistung dürfen Gebührensätze im begrenzten Umfang (persönliche Leistungen bis 3,5-fach, technische Leistungen bis 2,5-fach) gesteigert werden. Ein Überschreiten der Regelsätze (2,3-fach, 1,8-fach und 1,15-fach) muss auf der Rechnung verständlich und nachvollziehbar begründet sein. Eine Liquidation über die Höchstsätze der GOÄ hinaus (3,5-fach und 2,5-fach bzw. 1,3-fach) darf nur mit besonderer schriftlicher Vereinbarung nach § 2 GOÄ erfolgen (Abdingung).

Eine Abdingung nach § 2 der GOÄ ist nicht zulässig in Notfällen und akuten Schmerzfällen. Bei Beihilfe-Patienten sind Abdingungen nach § 2 GOÄ für medizinisch technische Leistungen grundsätzlich ausgeschlossen.

Routinemäßige Beanstandungen der Beihilfestellen bei Liquidationen oberhalb des Schwellenwertes sind rechtswidrig. Dies hat das Oberverwaltungsgericht Bremen in seinem Urteil vom 18.02.1986 klargestellt (Az.: 2 BA 40/85). Danach dürfen die Beihilfestellen nicht standardmäßig eine weitere Erläuterung zu der bereits in der Rechnung abgegebenen Begründung fordern. Der Bundesinnenminister hatte bereits in einem Grundsatzerlass vom 16.08.1983 (Az.: D III 5-213 103-2/1) auf diesen Sachverhalt hingewiesen und ausgeführt: „Nur bei erheblichen Zweifeln am Rechnungsinhalt sollen zusätzliche Erläuterungen gefordert werden."

6 Aufbau und Struktur der GOÄ

Die GOÄ ist klar in einzelne Facharztkapitel unterteilt. Ihnen vorangestellt ist der umfangreiche Teil der 12 Paragrafen der GOÄ, welcher die rechtlichen Seiten der GOÄ festlegt.

Im Folgenden soll ein Kurzüberblick über die unterschiedlichen Kapitel der GOÄ gegeben werden:

- Kapitel A Abrechnung der ärztlichen Leistungen
- Kapitel B Grundleistungen und allgemeine Leistungen
- Kapitel C Nichtgebietsbezogene Sonderleistungen
- Kapitel D Anästhesieleistungen
- Kapitel E Physikalisch-medizinische Leistungen
- Kapitel F Leistungen der Inneren Medizin, Kinderheilkunde, Dermatologie
- Kapitel G Leistungen der Neurologie, Psychiatrie, Psychotherapie
- Kapitel H Geburtshilfe und Gynäkologie
- Kapitel I Augenheilkunde
- Kapitel J Hals-, Nasen-, Ohrenheilkunde
- Kapitel K Urologie
- Kapitel L Chirurgie, Orthopädie

Erst in Kapitel L findet sich das für Krankenhäuser so wichtige und umfangreiche Kapitel der Chirurgischen Leistungen. Es ist unterteilt in 16 Unterkapitel.

Die letzten vier verbleibenden Abschnitte der GOÄ bilden folgende Bereiche ab:

- Kapitel M Laboratoriumsuntersuchungen
- Kapitel N Histologie, Zytologie und Zytogenetik
- Kapitel O Strahlendiagnostik, Nuklearmedizin, Magnetresonanztomographie, Strahlentherapie
- Kapitel P Sektionsleistungen

Eine strikte Vorschrift wie im derzeit gültigen Euro-EBM, wonach die jeweilige Fachrichtung nur aus „ihrem" Facharztkapitel abrechnen darf, existiert in der GOÄ 96 nicht. Dennoch wird unterschieden zwischen „nichtgebietsbezogenen Sonderleistungen" des Kapitels C mit Abrechenbarkeit für alle Arztgruppen und den einzelnen Facharztkapiteln D bis L in denen fachgruppenspezifische Leistungen aufgeführt sind.

Gerade im Krankenhaus muss der Anwender der GOÄ oft aus mehreren Kapiteln Gebührenordnungspositionen heraussuchen, um die erbrachten Leistungen der gesamten Patientenakte sowohl aus dem ambulanten als auch aus dem stationären Behandlungsbereich optimal abrechnen zu können. Die Schwierigkeiten, die allein bei der Abrechnung im Bereich der Grundleistungen auftauchen können, werden in diesem Buch in Kapitel I.3.1 „Verschenktes Honorar durch schlechte Dokumentation" und in Kapitel II.2.1 „Behandlungsfall heißt nicht Quartal" verdeutlicht.

II

Anwendungsbestimmungen der GOÄ

Die GOÄ ist in ihrer Anwendung unterschiedlichen Regeln unterlegen. Man unterscheidet zum einen die Anwendungsbestimmungen der GOÄ. Unter diesen Anwendungsbestimmungen versteht man die 12 Paragrafen der GOÄ, die die rechtliche Seite der GOÄ festlegen. Um darüber hinaus bessere Kenntnisse über die einzelnen Gebührenordnungspositionen zu haben, sind neben den Anwendungsbestimmungen der GOÄ auch die Allgemeinen Bestimmungen zu den einzelnen Abrechnungskapiteln zu beachten. Allgemeine Bestimmungen sind dem jeweiligen Leistungskapitel vorangestellt. Sie regeln immer grundsätzliche Ausschlüsse gegen andere Leistungskapitel oder einzelne Gebührenordnungspositionen. Darüber hinaus regeln die Allgemeinen Bestimmungen auch die Häufigkeiten der Ansätze der Gebührenordnungspositionen im Behandlungsfall. Auch die Erfordernisse von Begründungen bei Mehrfachansätzen oder die Regelung, welche Gebührenordnungspositionen mit dem einfachen Gebührensatz (Faktor) abgerechnet werden, ist diesem Regelwerk zu entnehmen.

Häufig gestellte Fragen zur Leistungsabrechnung finden ihre Antwort in der Interpretation der Allgemeinen Bestimmungen. Weitere Bestimmungstexte sind zusätzlich an den Gebührenordnungspositionen selbst formuliert. Sie werden als „Anmerkungen zur Gebührenordnungsposition“ bezeichnet. Dabei handelt es sich um ein nochmals auf die *einzelne* Leistung bezogenes Regelwerk.

Zusammengefasst stehen also drei Regelwerke für die Anwendung der GOÄ zur Verfügung. Die zwölf Paragrafen der GOÄ als Rahmenbedingungen, die Allgemeinen Bestimmungen vor den entsprechenden Abrechnungskapiteln, welche die Grundsätze für den Ansatz der Leistungen des Ziffernkapitels regeln und die Anmerkungen. Die Anmerkung an den einzelnen Leistungen gehört immer zur jeweiligen Gebührenordnungsposition. Sie sind die umfangreichsten Bestimmungen der GOÄ, jedoch auch diejenigen, die immer wieder zu Problemen innerhalb der Privatliquidation führen. Anmerkungen zur Leistungen stehen immer unterhalb des Leistungstextes und sind in Kursivtext gehalten. Sie müssen stets eingehalten werden, um Auseinandersetzungen zu vermeiden. „Abrechnungstipps", die häufig auf Seminaren diskutiert werden, sollten daher immer in Bezug auf die *Anmerkung* der Einzelleistung stehen. Auch Veröffentlichungen der BÄK im GOÄ-Ratgeber zu Auslegungsfragen bei Unklarheiten nehmen immer wieder Bezug auf die Definition der Anmerkungen an Gebührenordnungspositionen.

Verfügt eine Einzelleistung jedoch über keine Anmerkung, ist der Umgang mit der Gebührenordnungsposition kaum eingeschränkt. Trotzdem gelten dann die Allgemeinen Bestimmungen des jeweiligen Abrechnungskapitels.

»

Gesetzliche Anwendungsbestimmungen der GOÄ regeln die Paragrafen 1–12.

Erläuterungen zu den einzelnen Leistungskapiteln A bis P regeln die jeweils zugeordneten Allgemeinen Bestimmungen.

Ausschlüsse und Ansatzmöglichkeiten der einzelnen Gebührenordnungspositionen sind in der Anmerkung zur Leistung geregelt.

1 Die Paragrafen der GOÄ

Vor den wichtigen Allgemeinen Bestimmungen werden in folgendem Abschnitt die wichtigsten Anwendungsbestimmungen der einzelnen Paragrafen für die GOÄ-Anwendung im Krankenhaus dargestellt. Dabei finden im Bereich der stationär wahlärztlichen Abrechnung in erster Linie die Paragrafen § 1, § 2, § 4, § 5, § 6, und § 6a Anwendung. Im Bereich der ambulanten Abrechnung hingegen sind primär die Paragrafen § 5, § 5a, § 6, und § 10 zu beachten. Im Folgenden sind die Titel der 12 Paragrafen der GOÄ aufgeführt:

- § 1 Anwendungsbereich
- § 2 Abweichende Vereinbarung
- § 3 Vergütungen
- § 4 Gebühren
- § 5 Bemessung der Gebühren für Leistungen des Gebührenverzeichnisses
- § 5a Bemessung der Gebühren in besonderen Fällen
- § 5b Bemessung der Gebühren bei Versicherten des Standardtarifes der privaten Krankenversicherung
- § 6 Gebühren für andere Leistungen
- § 6a Gebühren bei stationärer Behandlung
- § 7 Entschädigungen
- § 8 Wegegeld
- § 9 Reiseentschädigung
- § 10 Ersatz von Auslagen

- § 11 Zahlung durch öffentliche Leistungsträger
- § 12 Fälligkeit und Abrechnung der Vergütung; Rechnung

1.1 § 1 Anwendungsbereich

Grundsätzliches zur ärztlichen Vergütung ist in Paragraf 1 der GOÄ geregelt. „Die Vergütungen für die berufsrechtlichen Leistungen der Ärzte bestimmen sich nach dieser Verordnung soweit nicht durch Bundesgesetz etwas anderes bestimmt ist", heißt es dort. Und weiter: „Vergütungen darf der Arzt nur für Leistungen berechnen, die nach den Regeln der ärztlichen Kunst für eine medizinisch notwendige ärztliche Versorgung erforderlich sind. Leistungen, die über das Maß einer medizinisch notwendigen ärztlichen Versorgung hinausgehen, darf er nur berechnen, wenn sie auf Verlangen des Zahlungspflichtigen erbracht worden sind." Damit ist die GOÄ auf den ärztlichen Berufsstand beschränkt. Nichtärztliche Berufsgruppen wie Masseure und Ergotherapeuten haben eine eigene Gebührenordnung. Die Vergütung ärztlicher Wahlleistungen durch Krankenhausärzte muss nach der GOÄ berechnet werden. Die GOÄ ist eine von der Bundesregierung mit Zustimmung des Bundesrates erlassene Rechtsverordnung. Rechtsgrundlage ist § 11 der Bundesärzteordnung, in der es heißt:

> *„Die Bundesregierung wird ermächtigt, durch Rechtsverordnung mit Zustimmung des Bundesrates die Entgelte für ärztliche Tätigkeit in einer Gebührenordnung zu regeln. In dieser Gebührenordnung sind Mindest- und Höchstsätze für ärztliche Leistungen festzusetzen. Dabei ist den berechtigten Interessen der Ärzte und der zur Zahlung der Entgelte Verpflichteten Rechnung zu tragen."*

Die GOÄ findet Anwendung bei Privatpatienten. Etwa 10 Prozent der deutschen Bevölkerung ist privat versichert.

Das Wirtschaftlichkeitsgebot beschränkt sich zwar auf die Leistungsbereiche der GKV, dennoch muss auch im GOÄ-Bereich die Leistung medizinisch notwendig sein bzw. erforderlich nach den Regeln der ärztlichen Kunst. Im Allgemeinen besteht die Auffassung, dass das Prinzip der Notwendigkeit und Wirtschaftlichkeit nach § 106 SGB V nur im Bereich der gesetzlichen Krankenkassen zu beachten ist. Aber auch im Bereich der GOÄ gelten diese Grundsätze, sie sind verankert im § 1 der GOÄ.

Bedenken Sie also stets, dass Krankenkassen oder Beihilfestellen bei der Überprüfung Ihrer Liquidation die Leistungsübernahme ablehnen, wenn Sie Leistungen erbringen, deren medizinische Notwendigkeit angezweifelt werden kann.

Einen Wildwuchs sieht man häufig im Bereich der Ultraschallzuschläge Duplex und Frequenzspektrumanalyse. Nur weil das Gerät über die Möglichkeit erweiterter Prüfungen verfügt, bedeutet dies nicht, dass diese bei jedem einzelnen Patienten notwendig oder medizinisch sinnvoll wären. Andererseits sollte man keineswegs auf sein Honorar verzichten, wenn die Versicherung eine Leistung streicht, die unter den erörterten Gesichtspunkten geprüft und erbracht wurde. Sollte dies geschehen, ist von der Versicherung zu fordern, dass sie den an der Entscheidung beteiligten Prüfarzt benennt. Grundsatz ist: Allein der behandelnde Arzt kann entscheiden, ob eine Untersuchung medizinisch notwendig ist. Hilfreich ist auch die Beachtung des § 12 zur Rechnungsstellung. Hier ist in Absatz 3 zu finden: „Leistungen, die auf Verlangen erbracht worden sind (§ 1 Abs. 2 Satz 2), sind als solche zu bezeichnen." Der medizinischen Notwendigkeit von Leistungen wird somit Rechnung getragen.

1.2 § 2 Abweichende Vereinbarung

Die abweichende Vereinbarung findet nur noch ganz selten Anwendung. In der Neufassung der GOÄ von 1982 wurde der Gebührenrahmen bereits auf das maximal 3,5-fache für ärztliche Leistungen und maximal 2,5-fache für technische Leistungen des Gebührensatzes beschränkt. Die abweichende Vereinbarung ist demnach auf die einzelne Leistung bezogen und in den Abschnitten A, E, M und O nicht zulässig. Die Leistungen müssen vom Wahlarzt persönlich erbracht werden und können nicht delegiert werden. Der für die Leistung geltende Steigerungsfaktor muss in jedem Falle angegeben werden, sich auf die einzelne Leistung beziehen und das sich ergebende Honorar muss in der Vereinbarung aufgeführt sein. Die abweichende Vereinbarung darf nicht für Notfälle oder akute Schmerzbehandlungen abgeschlossen werden. Sie muss die Formulierung enthalten, dass eine Erstattung der anfallenden Kosten durch den Kostenträger möglicherweise nicht in vollem Umfang gewährleistet werden kann. Siehe auch Deutsches Ärzteblatt 99, Heft 45 (08.11.2002), Seite A-3043) abweichende Honorarvereinbarung.

Vor Abschluss einer abweichenden Vereinbarung sollten folgende Punkte berücksichtigt werden. Klären Sie den Patienten über eine abweichende Vereinbarung und deren Bedeutung am besten persönlich auf.

- Schriftliche Vereinbarung der abweichenden Vereinbarung mit Kopie für den Patienten
- Vertrag bitte immer vor Leistungserbringung unterschreiben
- Gespräch persönlich mit dem Chefarzt
- Steigerungsfaktor der einzelnen Leistung bitte angeben
- Vereinbarten Betrag, der durch den abweichenden Steigerungsfaktor entsteht, angeben
- Feststellung, dass eine Erstattung möglicherweise nicht in vollem Umfang gewährleistet ist

Die Abdingung ist dabei nicht Bestandteil eines anderen Schriftstücks. Es dürfen keine „Pauschalhonorare“ vereinbart werden.

1.3 § 4 Gebühren

Der Schwerpunkt der privatärztlichen Leistungen im Krankenhaus liegt in der Abrechnung der wahlärztlichen Leistungen des Chefarztes. In § 4 GOÄ sind die wichtigsten Punkte der wahlärztlichen Behandlung im Krankenhaus sowie des Zielleistungsprinzips geregelt. Die verschiedenen Inhalte des § 4 bereiten jedoch auch die größten Probleme und die meisten Unsicherheiten in der korrekten Abrechnung der wahlärztlichen Leistungen.

Neben der Festlegung des wahlärztlichen Leistungsumfangs sind in § 4 delegierbare und nicht delegierbare Leistungen (§ 4 Abs. 2), das Zielleistungsprinzip (§ 4 Abs. 2a) sowie die Definition des „ständigen ärztlichen Vertreters“ (§ 4 Abs. 2, Nr. 1–3) geregelt.

Insbesondere das Zielleistungsprinzip bietet seit Jahren Anlass zur Diskussion, die unzählige Urteile nach sich zieht. Es handelt sich hierbei um das am detailliertesten beschriebene Kapitel in allen GOÄ-Kommentaren.

Die Wahlleistungsvereinbarung

Das Hauptmerkmal der wahlärztlichen Leistung ist, dass sich der Wahlarzt zu Beginn, während und zum Abschluss der Behandlung *besonders* um den Patienten bemüht und sich persönlich mit ihm befasst. Ein weiteres Merkmal ist neben der persönlichen Leistungserbringung, dass der Chefarzt innerhalb der Behandlung seine besondere Qualifikation und seine umfangreichen Behandlungserfahrungen einbringt.

Man geht davon aus, dass 60 Prozent aller Wahlleistungsvereinbarungen immer noch fehlerhaft sind. Nicht selten werden aus diesem Grund heute Wahlleistungsvereinbarungen im Zusammenhang mit Operationsberichten oder Befunddokumentationen seitens der Krankenversicherung angefordert. Schwierigkeiten mit dem Abschluss einer Wahlleistungsvereinbarung gibt es immer wieder im Rahmen der Aufnahme am Wochenende. Der Patient gibt an, dass er eine Wahlleistungsbehandlung in Anspruch nehmen möchte, wird bereits am Wochenende vom Chefarzt medizinisch versorgt oder auch operiert, die Wahlleistungsvereinbarung wird aber erst am darauffolgenden Montag durch das entsprechende Sekretariat vorgelegt und vom Patienten unterzeichnet. In diesem Fall sind die vorher als Wahlleistung erbrachten Leistungen *nicht* berechnungsfähig, da eine Wahlleistungsvereinbarung vor Behandlungsbeginn schriftlich fixiert werden muss.

Diese Leistungen am Wochenende sind dann bis Montag als allgemeine Krankenhausleistungen und nicht als Wahlarztleistungen zu berechnen. Der Ärger ist noch größer, wenn der Chefarzt sich bereits am Wochenende umfangreich um den Patienten bemüht hat, und der Patient am darauffolgenden Montag von der Wahlleistungsvereinbarung plötzlich Abstand nehmen möchte. Viele Kliniken haben diese Regelungslücke im Krankenhaus erkannt und sind inzwischen dazu übergegangen, die Patientenaufnahme am Wochenende 24 Stunden durchgehend zu besetzen. So kann hier der Patient mit dem Wunsch zur Wahlleistungsbehandlung beraten und der entsprechende Vertrag sofort, also „vorab" unterzeichnet werden. Ein Umdenken in diese Richtung ist auch erforderlich, um zu verhindern, dass dem Krankenhaus Geld verlorengeht. Wird der Patient am Wochenende aufgenommen und findet der operative Eingriff vor Abschluss einer Wahlleistungsvereinbarung statt, bleiben als Wahlarztleistung ab dem darauffolgenden Montag nur noch die postoperativen Leistungen sowie die Visiten des Chefarztes.

Wie schon unter Kapitel I.2. im Abschnitt „Kommentare" in diesem Buch beschrieben, bleibt die Leistungserbringungen im Focus juristischer Auseinandersetzungen. So wird aktuell die Diskussion um die BGH Entscheidung vom 25. Januar 2012 (1 StR 45/11) zur Gebot der persönlichen Leistungserbringungspflicht und der Delegationsfähigkeit von Leistungen geführt. Der Angeklagte wurde wegen Betruges in 128 Fällen zu drei Jahren und drei Monaten Gesamtfreiheitsstrafe verurteilt und es wurde ihm verboten, für die Dauer von drei Jahren als liquidationsberechtigter Arzt oder als angestellter Arzt mit eigenem Abrechnungsrecht tätig zu werden.

Im Vorfeld war zudem ein Essener Chefarzt aufgefallen, der Wahlleistungen im Rahmen von Operationen berechnet, diese aber selbst nicht erbracht hatte.

Zur Leistungserbringung im Rahmen der Vertreterregelung siehe II.1.3 („Die Individualvereinbarung") in diesem Buch.

Auf das mit einer Wahlarztvereinbarung verbundene Beratungsgespräch mit dem Patienten sollte ganz besonderen Wert gelegt werden. Die Vorzüge einer wahlärztlichen Behandlung durch den Chefarzt sollten in Ruhe dargelegt und ganz persönlich mit dem Patienten besprochen werden. Wer hier Zeit investiert und eine ordnungsgemäße Wahlleistungsvereinbarung schriftlich abschließt, vermeidet anschließend unnötige Auseinandersetzungen mit der Krankenversicherung des Patienten. Die wahlärztliche Behandlung muss also vorab in einer Wahlleistungsvereinbarung schriftlich fixiert sein, da sie sonst unwirksam ist. Ein Kostenvoranschlag ist nicht erforderlich.

Vor dem Abschluss einer Wahlleistungsvereinbarung ist einiges zu beachten. Überprüfen Sie Ihre Wahlleistungsvereinbarung auf Richtigkeit, um der Krankenversicherung keine Angriffspunkte zu geben.

Wichtige Inhaltspunkte einer Wahlleistungsvereinbarung

- Vereinbarung stets vor Beginn der Behandlung schließen
- Hinweis auf die Wahlarztkette laut Krankenhausentgeltgesetz (KHEntgG), § 17, Abs. 3
- Unterrichtung über die Entgelte
- Hinweis auf erhebliche finanzielle Mehrbelastung für den Patienten
- Keine Gewähr für Übernahme der Kosten durch seinen Versicherungsträger
- Darstellung der Preisermittlung in dem berühmten und bekannten Beispiel der GOP 1 Beratung
- Hinweis auf die Gebührenminderung nach § 6a der GOÄ (–25%)
- Hinweis auf medizinisch notwendige Versorgung auch ohne Abschluss einer wahlärztlichen Vereinbarung
- Hinweis, dass die Wahlleistungsvereinbarung keine Pflicht ist. Die persönliche Behandlung durch Liquidationsberechtigte oder hinreichend qualifizierte Ärzte ist – ungeachtet der Schwere der Erkrankung – gesichert.
- Benennung des ständigen ärztlichen Vertreters vor Abschluss der Wahlleistungsvereinbarung
- Kurze Charakterisierung der Besonderheit der wahlärztlichen Leistung
- Hinweis, dass die GOÄ vom Patienten auf Wunsch eingesehen werden kann

Auch die Preise für die angebotenen nicht-ärztlichen Wahlleistungen (Einbett- und Zweibettzimmer) sind in die Vereinbarung mit aufzunehmen. Die wahlärztliche Leistung mit persönlicher Leistungserbringung sollte in Abgrenzung zu den allgemeinen Krankenhausleistungen auch kurz charakterisiert werden (höchstpersönliche Leistungserbringung bzw. die des ständigen Stellvertreters, besondere Qualifikationen, Erfahrungen des Chefarztes).

Formfehler in der Wahlleistungsvereinbarung können zur Nichtigkeit führen: Der Chefarzt verliert dann seinen Honoraranspruch.

Abrechnungsfalle „nicht delegierbare Leistungen"

Eigene Leistungen sind sowohl die Leistungen, die der abrechnende Arzt selbstständig erbringt, als auch diejenigen, die unter seiner fachlichen Aufsicht erbracht werden. Die eigenen Leistungen sind zugleich auch die „delegierbaren" Leistungen. Diese Formulierung in § 4 Abs. 2 GOÄ sollte nicht zu

Missverständnissen führen. Die Unterpunkte 1 bis 3 regeln jene Leistungen, die nicht als eigene Leistungen gelten und daher auch nicht delegiert werden dürfen. Diese Unterscheidung ist oft unklar. Die letzten Monate haben gezeigt, dass Krankenversicherer hier einen neuen Ansatzpunkt gefunden haben, um die Leistung der Chefarztliquidation durch gezieltes Nachfragen, *wer* die Leistung erbracht hat, zu reduzieren.

Die nicht delegierbaren Leistungen sind in § 4 Abs. 2 in den Unterpunkten 1 bis 3 geregelt. Bei der Patientenaufnahme sind die eigentlichen Kernleistungen der wahlärztlichen Behandlung wie die Beratung und Untersuchungsleistungen nach den Gebührenordnungspositionen 1 bis 62 innerhalb von 24 Stunden nicht delegierbar; Gleiches gilt innerhalb von 24 Stunden vor der Entlassung. Auch dürfen die Visiten nach den Gebührenordnungspositionen 45 und 46 während der gesamten Dauer der stationären Behandlung nicht delegiert werden, ebenso wie die Gebührenordnungsposition 56 (Verweilen beim Patienten), der Verband nach GOP 200, die Blutentnahme nach GOP 250, die Kapillarblutentnahme nach GOP 250 A, die GOP 252 (Injektion i.m.) und kleine Infusionen nach den Gebührenordnungspositionen 271 und 272. Zu beachten ist hier allerdings, dass die Leistungen nach § 4 Abs. 2 nur auf den ständigen ärztlichen Vertreter delegierbar sind. Diese dürfen also nicht berechnet werden, wenn sie, wie so oft der Fall, an das Krankenhauspersonal delegiert und von diesem erbracht werden. Nur persönlich durch den Chefarzt oder seinen ständigen ärztlichen Stellvertreter erbracht, können die oben genannten Leistungen auch als Wahlarztleistungen abgerechnet werden. Dies bedeutet aber nicht, dass sich Chefarzt und ständiger ärztlicher Stellvertreter die Behandlung des Patienten quasi aufteilen.

Auch wird häufig übersehen, dass die Anwendung des Steigerungsfaktors gemäß § 5, also die Bemessung der Gebühr nach Schwierigkeit, Zeitaufwand und besonderen Umständen bei Ausführung der Leistung nicht nur dem Chefarzt, sondern auch seinem ständigen ärztlichen Stellvertreter vorbehalten ist. Dies wiederum regelt § 4 Abs. 2.

§ 4 Abs. 2 GOÄ regelt in den Unterpunkten 1 bis 3 andererseits, dass Beratungen und Untersuchungen nach 24 Stunden von *jedem* Arzt erbracht und dann als Wahlleistung abgerechnet werden dürfen. In der Diskussion zu dieser Thematik ergibt sich im Seminar aber oftmals das Resultat, dass gerade die Aufnahmeuntersuchung häufig an einen Oberarzt „delegiert" wird, der nicht liquidationsberechtigt ist. Damit steht aber leider fest, dass die Aufnahmeuntersuchung mit der eingehenden Beratung nach GOP 3 und der Ganzkörperstatus nach GOP 8 dann *nicht* als wahlärztliche Leistung, sondern gar nicht berechnet werden dürfen.

Eine Ausnahmesituation und eine Abrechenbarkeit erbrachter Leistungen durch den Stellvertreter liegen nur dann vor, wenn der Chefarzt *unvorhersehbar* verhindert ist. Nur dann ist eine Berechnung möglich. Eine entsprechende Dokumentation mit Kürzeln, wer diese Leistung erbracht hat, wird empfohlen.

Eine Delegation an Ärzte anstelle des Chefarzt und Stellvertreter dieser Leistungen innerhalb der ersten und letzten 24 Stunden des Aufenthaltes ist auch bei besonders guter Dokumentation nicht möglich. Siehe hierzu auch Urteil des Oberlandesgericht (OLG) Oldenburg am 14. Dezember 2011 (Az: 5 U 183/11).

Allerdings ist zu beachten, dass die Gebührenordnungspositionen 1, 3, 4, 5, 6, 7 und 8 nach den ersten 24 Stunden *auch* an nachgeordnete Ärzte delegiert werden können. Nicht delegiert werden können Untersuchungsleistungen und Beratungsleistungen nach 1 bis 8 an das Pflegepersonal. So ist das Messen eines Blutdruckes oder gar eine Beratung niemals als Leistungserbringung durch das Pflegepersonal abrechnungsfähig, da es sich hierbei stets um *ärztliche* Leistungen handelt.

Im weiteren Verlauf des Behandlungsfalles ist die Hauptleistung, im operativen Bereich die Operation, grundsätzlich gar nicht delegierbar. Alle anderen Leistungen – wie zum Beispiel postoperative therapeutische und diagnostische Leistungen – dürfen demnach delegiert werden. Auch wenn delegierbare Leistungen etwas missverständlich als „eigene“ Leistungen bezeichnet werden, können diese unter der ärztlichen Aufsicht des Chefarztes und nach fachlicher Weisung erbracht werden.

Die Anwendung eines Steigerungssatzes über den Regelsatz (2,3-fach und 1,8-fach) bei eigenen oder delegierbaren Leistungen außerhalb § 4 Abs. 2 GOÄ Unterpunkte 1 bis 3 ist gemäß § 5 hier ausgeschlossen.

Es ist nicht davon auszugehen, dass der Chefarzt jeden Handschlag selbst erbringen muss, die gesamte Behandlung muss aber von ihm persönlich geprägt sein und sie muss unter seiner fachlichen Aufsicht erfolgen.

Im operativen Bereich ist also eine persönliche Leistungserbringung in jedem Falle erforderlich. Die Leitung der Geburt fällt ebenfalls in die persönliche Leistungserbringung. Bei konservativen Behandlungsfällen beispielsweise in der Neurologie oder der Inneren Medizin müssen die

Leistungen des sogenannten „Gesamtfalles" persönlich erbracht werden. Nur dann können sie auch entsprechend als wahlärztliche Leistungen abgerechnet werden.

Interventionen am Herzen wie Herzkatheter oder endoskopische Untersuchungen wie Kolo- und Gastroskopie sind wie Operationen zu bewerten, also ebenfalls höchstpersönlich zu erbringen. Nur dann ist je nach Einzelfall auch die Anwendung des Steigerungsfaktors nach § 5 möglich.

Vom Chefarzt persönlich oder seinem ständigen Stellvertreter zu erbringen und damit nicht delegierbar sind folgende Leistungen im Überblick:

- Alle Leistungen innerhalb 24 Stunden nach Aufnahme und 24 Stunden vor der Entlassung
- Operationen
- Endoskopien
- Anästhesie
- Angiografien
- Konservative Behandlungsfälle in der Neurologie und Inneren Medizin
- Visiten nach den Gebührenordnungspositionen 45 und 46
- Verweilen beim Patienten nach GOP 56
- Verband nach GOP 200
- Blutentnahme nach GOP 250
- Kapillarblutentnahme nach GOP 250 A
- Injektion i.m. nach GOP 252
- Kleine Infusionen nach den Gebührenordnungspositionen 271 und 272

Delegierbar sind alle Leistungen ab 24 Stunden nach der Aufnahme bis 24 Stunden vor Entlassung des Patienten *außer diejenigen* gemäß § 4 Abs. 2 in den Unterpunkten 1 bis 3 (s. Auflistung). Somit gehören ab 24 Stunden nach Aufnahme bis 24 Stunden vor Entlassung beispielsweise auch postoperativ durchgeführte diagnostische und therapeutische Leistungen, Beratungs- und Untersuchungsleistungen sowie Gesprächsleistungen, Wundversorgungen und Wiedervorstellungen zur Befundkontrolle zu den delegierbaren Leistungen. Der Chefarzt genügt hier seiner vertraglichen Pflicht zur persönlichen Behandlung bereits dann, wenn er die grundlegende Entscheidung über Eingriffe und Therapie selbst trifft und die Behandlung eigenverantwortlich überwacht.

Wie problematisch die Unterscheidung zwischen delegierbaren und nicht delegierbaren Leistungen ist, veranschaulicht der folgende Auszug aus dem Artikel „Wahlleistungen – Update" von Biermann et al.:

Welche Maßnahmen der Wahlarzt indes auf ärztliche Mitarbeiter übertragen darf, bzw. welche „Kernleistungen“ er selbst erbringen muss, ist immer nur kontextbezogen im individuellen Behandlungsfall z.B. unter Berücksichtigung des geplanten operativen Eingriffs und des dazu erforderlichen Anästhesieverfahrens, des Zustands des Patienten und seiner spezifischen Besonderheiten zu bestimmen. Während in einem Fall die Prämedikation und die Festlegung der Anästhesie regimes die „Kernleistung“ sein können, mag es in einem anderen Fall die Anästhesietechnik, Durchführung und Überwachung des Anästhesieverfahrens sein. Im Falle eines Rechtsstreites wird es der anästhesiologische Sachverständige sein, der anhand des konkreten Falles dem Richter zu vermitteln hat, welches die delegierbaren Maßnahmen und welches die nicht-delegierbaren Kernleistungen waren. (Der ganze Artikel ist nachzulesen in Biermann E, Bock R-W, Ulsenheimer K [2008] Wahlleistungen – Update. Anästh Intensivmed 49:654–662)

Benennung des ständigen ärztlichen Vertreters

Oft werden in der Wahlleistungsvereinbarung *mehrere* ständige ärztliche Stellvertreter benannt. Paragraf 4, Abs. 2 spricht aber von „*dem* Stellvertreter“. Eine Liste von „Stellvertretern“ kann die Vereinbarung daher schnell ungültig machen.

§ Eine Mehrfachnennung von Stellvertretern ist nur bei sogenannten Subdisziplinen – wie in der Gastroenterologie, Pulmologie oder Kardiologie – also im Fachbereich Innere Medizin möglich. Das ist in § 4 Abs. 2 so festgelegt: „... der ständige Vertreter muss Facharzt desselben Gebietes sein.“

Geklärt ist durch die Definition „... der Stellvertreter muss Facharzt desselben Gebietes sein“, dass der Chefarzt der Inneren nicht den Chefarzt der Neurologie ersetzten kann. Andererseits müssen die Subdisziplinen an der Klinik genau betrachtet werden.

So dürfte im Bereich der operativen Gynäkologie eine Subdisziplin die Geburtshilfe darstellen, im Bereich der operativen Chirurgie die Viszeralchirurgie, Wirbelsäulenchirurgie, die Handchirurgie und die Hüftgelenkschirurgie. Aber auch in der Neurologie ist die Neuropädiatrie als Subdisziplin zu finden. In der Inneren Medizin ist die Subdisziplin Kardiologie, Gastroenterologie, Pulmologie, Hämatologie/Onkologie, Nephrologie, Angiologie und Endokrionologie zu finden. Hier wächst der Spielraum ärztlicher Vertretungsregelunge in der Wahlleistungsvereinbarung aber auch in der Individualvereinbarung.

Die Individualvereinbarung

Zu beachten ist, dass in der Wahlleistungsvereinbarung niemals pauschal vom „Vertretungsfall“ die Rede sein sollte. Denn nur die Vertretung bei „unvorhersehbarer Verhinderung“ ist im Rahmen der Wahlleistungsvereinbarung möglich.

§ Der BGH hat klargestellt, dass der Wahlarzt die seine Disziplin prägende Kernleistung grundsätzlich persönlich und eigenhändig erbringen muss. Allerdings ist dies in Verhinderungsfällen nicht immer möglich. In allgemeinen Geschäftsbedingungen, insbesondere also in einem Vordruck mit der Wahlleistungsvereinbarung, kann eine wirksame Vertretervereinbarung nur für die Fälle einer unvorhersehbaren Verhinderung des Wahlarztes getroffen werden. (Quelle: Urteil 20. Dezember 2007, Az.: III ZR 144/07)

In allen anderen Fällen muss die Wahlleistungsvereinbarung um eine sogenannte Individualvereinbarung (auch Stellvertreter-Zusatzvereinbarung genannt) bei vorhersehbarer Verhinderung ergänzt werden. Fehlt diese Individualvereinbarung, muss der Eingriff oder die Operation verschoben werden, oder sie ist nur im Rahmen der allgemeinen Krankenhausbehandlung berechnungsfähig.

In letzter Zeit häufen sich immer wieder die Fälle, in denen der Patient von vornherein zu dem jüngeren Stellvertreter des Chefarztes möchte. Hier ist es sinnvoll, grundsätzlich eine Individualvereinbarung zur Wahlleistungsvereinbarung zu treffen. Der Stellvertreter muss in dieser namentlich genannt sein. Die vorhersehbare Abwesenheit des Chefarztes sollte im persönlichen Gespräch zwischen Patient und Chefarzt geklärt werden. Das Gespräch kann auch ein anderer Arzt oder der Stellvertreter mit dem Patienten führen. Der Patient sollte darüber informiert werden, dass der Chefarzt für die Zeit seiner Vertretung einen besonders qualifizierten Oberarzt mit der Vertretung beauftragt hat, wobei der Name des Vertreters in der Individualvereinbarung genannt werden sollte. Bei geplanten Operationen sollte mit dem Patienten auch eine mögliche Verschiebung der Operation erörtert werden. Ist der Patient mit der Vertretung einverstanden, sollte die entsprechende Individualvereinbarung unterzeichnet werden. Ein Wechsel der Person des Vertreters während der Behandlung ist anschließend nicht mehr möglich. Der Hinweis, dass der Chefarzt bezüglich der Rechnungsstellung weiterhin Vertragspartner des Patienten bleibt, sollte nicht fehlen. Abbildung 4 bildet eine Musterempfehlung einer Individual- oder Stellvertretervereinbarung ab.

§ Ein wichtiges Urteil zur Stellvertretervereinbarung bei vorhersehbarer Abwesenheit des Chefarztes fällte das Amtsgericht Kassel im Juni 2005 (Az.: 421C2626/04). Das Gericht erklärte die Stellvertretervereinbarung eines Chefarztes trotz vorhersehbarer Abwesenheit für rechtens.

Der Beklagte des Verfahrens hatte am Tag der stationären Aufnahme einen Krankenhausaufnahmevertrag mit dem Krankenhausträger geschlossen. Da-

Am ... wurde mir um ... Uhr von Herrn/Frau Dr. med. ... in Vertretung von Herrn Chefarzt/Frau Chefärztin ... mitgeteilt, dass diese(r) am ... verhindert ist und deshalb die bei mir vorgesehene Operation/Behandlung nicht persönlich durchführen kann.

Herr/Frau Dr. med. ... hat mich darüber aufgeklärt, dass ich
- die Operation/Behandlung bis zur Rückkehr des/der oben genannten Chefarztes/Chefärztin verschieben kann,
- die Operation/Behandlung als allgemeine Krankenhausleistung – ohne Wahlleistungsvereinbarung – durch den jeweiligen diensthabenden Arzt durchführen lassen kann,
- die Operation/Behandlung durch den ständigen Vertreter des/der oben genannten Chefarztes/Chefärztin zu den Konditionen der Wahlleistungsvereinbarung vornehmen lassen kann.

Ich wünsche nicht, dass wegen der Abwesenheit des/der oben genannten Chefarztes/Chefärztin die für den ... vorgesehene Operation/Behandlung verschoben wird.
Ich erkläre mich vielmehr damit einverstanden, dass die Operation/Behandlung durch den Oberarzt/die Oberärztin Herrn/Frau Dr. med. ... als Vertreterin des/der o.g. Chefarztes/Chefärztin zu den Konditionen der Wahlleistungsvereinbarung ... durchgeführt wird.

Patient____________________ Unterschrift____________________

Abb. 4 Musterempfehlung einer Individual- oder Stellvertretervereinbarung

rüber hinaus schloss der Patient mit dem betreffenden Chefarzt eine Wahlleistungsvereinbarung, die diesen zur persönlichen Behandlung des Beklagten verpflichtete und ihn dafür auch zur Liquidation nach den Grundsätzen der GOÄ berechtigte. Der Patient ließ sich von dem in der Stellvertretervereinbarung genannten Oberarzt wegen eines metastasierenden Coloncarcinoms operieren, nachdem er am Vortrag der OP über die vorhersehbare Abwesenheit des Chefarztes und der möglichen Verschiebung der Operation aufgeklärt worden war. Anschließend weigerte sich der Patient, der Zahlung nachzukommen, weil er nach seiner Auffassung keine Chefarztleistung erhalten hätte.

Das Gericht gab dem Chefarzt Recht, weil der Patient im Vorfeld darüber aufgeklärt worden war, dass der Chefarzt am Operationstag die geplante Operation nicht durchführen konnte. Der Chefarzt hatte den Patienten bereits auf die Möglichkeit der Verschiebung der Operation hingewiesen und aufgeklärt. Die Vereinbarung sei am Vortag, also rechtzeitig vor dem Eingriff getroffen worden, befand das Gericht. Mit der Stellvertretervereinbarung wollte der – dem Oberarzt offenbar persönlich zugeneigte – Patient auch die besondere Qualifikation des Stellvertreters in Anspruch nehmen.

1.4 § 4 (2a) Zielleistungsprinzip

Das Prinzip der Zielleistung (Zielleistungsprinzip) ist innerhalb der Durchführung von Operationen und möglichen Zusatzleistungen seit vielen Jahren sehr umstritten. Es ist im § 4 (2) verankert und definiert in der Formulierung „Der Arzt kann Gebühren nur für selbständige ärztliche Leistungen berechnen“. Auf die juristische Interpretation dieser Formulierung, so wie sie in den umfangreichen Kommentaren zu finden ist, möchten wir hier nicht eingehen. Zielleistungsprinzip bedeutet, dass Leistungen mit eigenständiger Indikation neben anderen, der eigentlichen Zielleistung (zum Beispiel der Operation) berechnet werden können. Hierfür ist eine eigene Indikation unabdingbare Voraussetzung.

Der Streit um die Zielleistung bietet seit Jahren eine große Plattform zwischen Gerichten, Versicherungen und Chefärzten und führte zu einer großen Anzahl von Urteilen, bei denen viele Chefärzte erfolgreich geklagt und recht bekommen haben. Der Bezug auf die vielen Einzelurteile der Amts- und Landgerichte ist schwierig, da es hier einerseits oft mehrere Urteile gibt, die die Rechtslage der Abrechnungsmöglichkeit bestätigen, andererseits jedoch auch im selben Zusammenhang (selber Eingriff) die Klage abgewiesen haben. Besser sind hier die BGH-Urteile, welche rechtsverbindlich sind.

So ist es im Bereich der selbstständig berechnungsfähigen Leistungen im Zusammenhang mit der TEP (Totalendoprothesen) bei Knie- und Hüftgelenk häufig schwierig, da es hier kein BGH-Urteil, aber viele Urteile auf der Basis der Amts- und Landgerichte gibt. Auffällig ist dabei, dass gerade im Bereich der Eingriffe am Bewegungsapparat eine Vielzahl von Urteilen existiert, was unterstellt, dass die Chefärzte und Ärzte der Orthopädie am klagefreudigsten einzustufen sind. Der Erfolg gibt ihnen recht. So wurden in den letzten beiden Jahren juristische Auseinandersetzungen im Bereich der Gelenkchirurgie zugunsten der Chefärzte fortgeführt. Nachfolgend sind die wichtigsten Urteile aus den letzten beiden Jahren aus Land- und Amtsgerichten genannt.

§

Landgericht (LG) Freiburg vom 8. Dezember 2011 (Az: 3 S 306/10) zur Schulterchirurgie. Die Gebührenordnungsposition 2137 ist keine Komplexleistung.

Urteil des Amtsgerichts Hamburg-Barmbek (Urteil vom 27. Januar 2011 (Az: 815 C 84/08) Defekte der Rotatorenmanschette und im Bereich des Subacromialraumes sind nicht Bestandteil der Komplexleistung nach 2137.

Landgericht (LG) Tübingen vom 4. Mai 2011 (Az: 8 S 2/10) Bezugnahme auf das BGH Urteil Entscheidung zum Zielleistungsprinzip.

Im Bereich des Urteiles des LG Freiburg kam das Gericht zu der Auffassung, dass die Gebührenordnungspositionen 2103, 2076, 2405, 2064, 2121, 2112 und 2123 GOÄ, die teilweise auch analog zur Abrechnung kamen, *nicht* Leistungsbestandteil der Arthroplastik nach 2137 sind.

Im Bereich des Urteils des AG Hamburg-Barmbek (Urteil vom 27. Januar 2011 [Az: 815 C 84/08]) kam das Gericht zu der Auffassung, dass im Rahmen der Rotatorenmanschettenrekonstruktion die Gebührenordnungspositionen 2112, 684a, 2064, 2405, 2263, 2x 2076 und 3x 2073 GOÄ im zugrunde liegenden Fall als Einzelleistungen *anstelle* der 2137 gerechtfertigt sind.

Unter Bezugnahme auf das BGH-Urteil vom 5. Juni 2008 (Az: III ZR 239/07) erkannte das LG Tübingen die Gebührenordnungspositionen 2257 (für die Notch-Plastik), 2344 (für das Patellatuning), 2580 GOÄ (für Patella-Denervierung), 2405 GOÄ (für die Hoffa-Resektion) *neben* der 2153 GOÄ für die Knie-TEP an. Der Grundsatz zur Durchsetzung derartiger Honoraransprüche liegt wie immer in einer sehr sorgfältigen Dokumentation des Operationsberichtes.

In den Bereichen der viszeralchirugischen Eingriffe gibt es hingegen bisher kaum Urteile, im Bereich der gynäkologischen und urologischen Eingriffe liegt gar kein Urteil vor. Um hier Klarheit zu finden, ist es besser, auf die Empfehlungen des GOÄ-Ratgebers der BÄK (Bundesärztekammer) zu achten. Auch wenn diese nicht rechtsverbindlich sind, bieten sie zumindest eine Orientierung in den unterschiedlichsten Fachgebieten. Häufig akzeptiert die Versicherung auch einen Hinweis der BÄK für die Berechnungsfähigkeit einer Leistung. Die Empfehlungen des GOÄ-Ratgebers der BÄK führten in der Vergangenheit unter der „empfohlenen" sorgfältigen Dokumentation zu beachtlichen Erfolgen. Gerade dann, wenn die sorgfältige Dokumentation teilweise als Rechnungsbegründung übernommen wurde, hat die Erfahrung in den Krankenhäusern dazu geführt, dass sich die Reklamation auf kleinere Nachfragen seitens der Versicherung begrenzen.

Die Möglichkeit der selbstständigen Abrechnung von Leistungen zur eigentlichen Zielleistung führen zu einer deutlichen Erweiterung des Spielraumes innerhalb der sehr restriktiven GOÄ. Der BGH (Bundesgerichtshof) hat bereits vor Jahren bemängelt, dass Regelungslücken im 1996 eingeführten Zielleistungsprinzip bestünden und umfassende Aktualisierungen des Leistungsverzeichnisses ausblieben. Hier muss nochmals auf den Beschluss der Bundesärztekammer zur Bildung von Analogpositionen in der Urologie aus dem Jahr 2006 hingewiesen werden. Durch diesen Beschluss, Einzelleistungen in Leistungskomplexe zusammenzufassen, scheint der Weg gebahnt, das Prinzip der Zielleistung teilweise überflüssig zu machen.

Unzählige Streitfälle und Gutachten zwischen Versicherungen, Gerichten und Ärzten gehen häufig zugunsten der Mediziner aus. Ein Grund ist sicher in den modernen Operationsverfahren zu suchen, die es im Jahr 1982 noch nicht gab. Klagen bringen in der Regel meist neue Rechtsprechung. Nicht immer geht die Rechtsprechung für den Chefarzt aus, was das aktuelle BGH-Urteil zum Zielleistungsprinzip aussagt.

§

Ausnahme BGH-Urteil vom 21.01.2010 (Az.: III ZR 147/08). Der BGH hatte sich erneut mit der Thematik des Zielleistungsprinzips bei stationärer Behandlung befasst. Die Klage eines Chefarztes, der im Rahmen einer TEP des rechten Kniegelenks den eigenständigen Ansatz der computergestützten Navigation nach GOP 2562 analog berechnet hatte, wurde abgewiesen.

Der BGH begründete seine Entscheidung damit, dass die GOÄ zwar keine eigene Leistung für die Navigation enthalte, die Leistung sei auch nicht Bestandteil der GOP 2153. Zudem sei die Navigation vor Inkrafttreten der GOÄ von 1982 und 1996 nicht bekannt gewesen. Damit allein sei jedoch die separate Berechnung nicht begründbar. Das Ziel der Navigation sei allein die Optimierung der Operation und ist daher nicht eigenständig medizinisch indiziert, da die Operation auch ohne Einsatz der Navigationstechnik durchgeführt werden kann. Eine Navigation stellt demnach nur eine Optimierung dar, und durch Fehlen der medizinischen Indikation keine selbständige Leistung.

Im Vorfeld war die Klage bereits vom AG Dieburg und vom LG Darmstadt abgewiesen worden. Auf den Ansatz der GOP 2562 analog muss in Zukunft wohl verzichtet werden.

Die Zielleistung ist eine zusammenhängende methodisch notwendige Einheit zur Erbringung des vollen Leistungsinhaltes der GOÄ-Legende, d.h., die Grundlage der Abrechnung ist gesetzlich definiert. Daher sind z.B. innerhalb der Zielleistung „Operation" folgende methodisch operativen Einzelschritte notwendig und gelten damit nicht als abrechnungsfähig:

- **der Zugang zum OP-Gebiet,**
- **die Blutstillungen,**
- **Wundverschluss,**
- **Spülungen,**
- **normaler Wundverband,**
- **Schonung der Nerven,**
- **Darstellung der Ureter.**

Diese Auflistung verbietet nicht, dass Verbände nach der GOP 204 oder Vakuumverbände nach GOP 2006 analog und die Redondrainage nach GOP 2015 abgerechnet werden dürfen, da nur der „normale Wundverband" (GOP 200) in der Auflistung genannt ist.

Bei der Bearbeitung von Operationsberichten sollte allerdings der Unterschied zwischen der nicht abrechnungsfähigen Schonung der Nerven und Darstellung der Ureter von Neurolyse und Ureterolyse erkannt werden.

Hinweise für die Dokumentation einer eigenständigen Berechenbarkeit

- ***Die zusätzliche Leistung darf nicht in der Leistungslegende einer anderen berechneten Leistung enthalten sein.***
- ***Die eigenständige Indikation muss auch im OP-Bericht erkennbar dargestellt werden (hilfreich sind neben klinischen Befunden bildgebende Verfahren oder Histologie).***

- *Im Operationsbericht muss die zusätzliche Indikation, die zusätzlichen Maßnahmen und ggf. der erhebliche zusätzliche Zeitaufwand dokumentiert sein (auch als Rechnungsbegründung anführen).*
- *Neben der Krankenakte sollte die Dokumentation der Operationsberichte so angelegt sein, dass sie einsichtstauglich sind (z.B.: Sachverständiger).*

So regelt § 4, (2a), dass etwa Spülungen innerhalb umfangreicher Operationen nicht zusätzlich abrechnungsfähig sind. Dagegen entschied das Amtsgericht München am 01.04.2004 (Az.: 123C37419/02) zur Leistungsposition 3120 Diagnostische Peritonealspülung die Berechnungsfähigkeit insofern, dass „intraoperative Spülungen um Tumorzellen abzutöten bei anteriorer Rektumresektion" in dem vorliegenden Fall zusätzlich berechnungsfähig sind.

Hingegen sind andere Spülungen nur postoperativ *abrechnungsfähig wie die GOP 3139 für die Etappenlavage bei Peritonitis je Wiederholungseingriff sowie die Spülungen nach GOP 2093 und 2090 in der Extremitätenchirurgie.*

Im Bereich der Hallux-OP mit dem veralteten Operationsverfahren nach der GOP 2297 Hallux valgus, welches die Rezession der Großzehe beschreibt, ist durch ein BGH-Urteil (Az.: III ZR 217/05) vom 16.3.06 ein Urteil aus dem Jahr 2002 bestätigt worden. So ist die 2135 (komplexer Weichteilangriff des Großzehengrundgelenkes) nicht als ein methodisch notwendiger operativer Einzelschritt nach GOP 2297 anzusehen. Die GOP 2260 ist nicht als methodisch notwendiger operativer Einzelschritt der 2297 beschrieben.

Unter Beachtung der neuen Technik „gelenkerhaltender Eingriff mit Umstellungsosteotomie" hatte auch der Ausschuss Gebührenordnung der BÄK bereits im Jahr 2002 Deutsches Ärzteblatt Heft 45 diese Abrechnungsempfehlung unterstützt.

Im Rahmen der Hernienchirurgie ist laut Auslegung des ZKdBÄK unter der Analogposition A3289 fakultativ das Netz im Rahmen einer großen Leistenbruchoperation als Behandlungsmethode genannt. Dies beinhaltet bereits die ggf. erforderliche Darmresektion (Quelle: Zentraler Konsultationsausschuss für Gebührenordnungsfragen bei der Bundesärztekammer, Stand: 03.09.2004).

Die Bildung der Analogposition A3289 ersetzt die Berechnungsfähigkeit der GOP 3285 neben der GOP 2442 für das Einbringen des alloplastischen Materials (Netz) als selbstständige Leistung.

Laparoskopie als eigenständige Leistung

Auch kann die GOP 700 für die Laparoskopie nur dann als eigenständige Leistung berechnet werden, wenn aus dem Operationsbericht eindeutig hervorgeht, dass der Eingriff ohne eine entsprechende Laparoskopie am OP-Tag gar nicht möglich gewesen wäre. Die Erfahrung hat gezeigt, dass Versicherungen in der Regel den eigenständigen Ansatz der GOP 700 für die vorausgehende diagnostische Laparoskopie dann nicht beanstanden, wenn eine entsprechende Begründung mit eigener medizinischer Indikation vorliegt.

Im Einzelfall empfehlen sich folgende 3 Begründungen beim Ansatz der GOP 700:

- *Die Laparoskopie an den Vortagen war nicht umfassend, weil sie nicht in Narkose stattfinden konnte.*
- *Eine Laparoskopie liegt wegen gravierender entzündlicher Prozesse länger als 2 Monate zurück.*
- *Wegen der Tumorerkrankung war die Laparoskopie am OP-Tag erneut notwendig.*

Innerhalb des Operationsberichts werden die Dokumentation bzw. der Befund der Laparoskopie mit Aussagen über Lokalisation, Ausmaß des Befundes, Beziehungen zu den genannten Nachbarorganen, weiteren auffälligen Befunden, Diagnosen, die Festlegung weiterer therapeutischer Vorgehensweise erwartet und vorausgesetzt. Unter dieser Voraussetzung ist innerhalb der Eingriffe im Bereich der Gallenblase die GOP 700 als vorausgehende diagnostische Leistung mit den soeben genannten entsprechenden Begründungen separat als selbstständige Leistung abrechnungsfähig. Die vorausgehende Laparoskopie wäre unter den oben genannten Voraussetzungen auch vor der Durchführung von Hernieneingriffen oder im Bereich der laparoskopischen Cholecystektomie denkbar, sofern sie eben nicht routinemäßig erfolgt.

Ureterolyse als eigenständige Leistung

Eine eigenständige Berechnung der Ureterolyse nach GOP 1829 zur eigentlichen Zielleistung ist oft schwierig und im Bereich der Gynäkologie und Urologie nur unter Vorliegen folgender Befunde/Diagnose möglich:

Begründung für eigenständige Indikation der Ureterolyse und Adhäsiolyse

- *durch die retroperitoneale Fibrose (Ormond Syndrom), intraperitoneale Verwachsung des Harnleiters*
- *starke Beckenwandverwachsungen insbesondere bei Endometriose*
- *ausgeprägte retroperitoneale Verwachsungen*
- *druckbedingte retroperitoneale Fibrose bei intraligamentärem und lateral zervikalem Myomsitz bzw. Vorbeugung einer Harnstausymptomatik*

Adhäsiolyse als eigenständige Leistung

Ähnlich grenzt sich die eigenständige Berechenbarkeit der Adhäsiolyse nach GOP 3172 bei vielen abdominellen Eingriffen ab. Als selbstständige Leistung sollte eine der folgenden eigenständigen Indikationen vorliegen:

Begründung für eigenständige Indikation der Adhäsiolyse

- *bei starken Verwachsungen oder mehrfacher Vor-OP*
- *bei ausgedehnter Endometriose*
- *Zustand nach Bestrahlung und mehrfacher Vor-OP*
- *oder ein Adhäsions-Ileus*

In allen übrigen Fällen ist die Adhäsiolyse gemäß § 5 über den Steigerungsfaktor der OP-Leistung zu berücksichtigen.

TEP und Zusatzleistungen als eigenständige Leistung

Im Bereich der Hüft-TEP existiert neben einem Urteil des Amtsgerichtes Jülich vom 29.12.2004 (Az.: 9c 20/04), welches sich auf die mögliche Zusatzberechnung von selbstständigen Leistungen im Rahmen der Hüft-TEP bezieht, ein aktuelleres Urteil des Landgericht (LG) Düsseldorf vom 10. August 2007 (Az.: 22 S 69/07), welches sich ebenfalls ausführlich mit dem sogenannten Zielleistungsprinzip bei einer Hüft-OP auseinandergesetzt und dabei die Argumentation des Arztes übernommen hat.

Das LG Düsseldorf stützte sich hier auf die Rechtsprechung des Bundesgerichtshofs (BGH). Demnach liegt eine selbstständige Leistung in jedem Fall dann vor, wenn sie wegen einer eigenständigen medizinischen Indikation erbracht wird und nicht allein deshalb, um bei Erreichen des Operationsziels benachbarte Strukturen zu schonen und nicht zu verletzen.

Der Arzt hatte bei einer endoprothetischen Versorgung des Hüftgelenks neben der GOP 2151 (Endoprothetischer Totalersatz von Hüftpfanne und -kopf) auch die GOP 2103 (Muskelentspannungsoperation am Hüftgelenk), 2113 (Synovektomie in einem Hüftgelenk), 2405 (Entfernung eines Schleimbeutels), 2255 (Freie Verpflanzung eines Knochens), 2258 (Knochenaufmeißelung oder Nekrotomie am Becken) berechnet. Die Berechnung der GOP 2255 wurde zwar abgewiesen, dagegen wurde die Abrechnung der GOP 2258 bestätigt.

Die Richter sahen grundsätzlich auch die GOP 2255 bei Vorliegen einer eigenständigen medizinischen Indikation als berechnungsfähig an, jedoch war diese in dem zu entscheidenden Fall unter der eigenständigen Indikation nicht ausreichend dokumentiert worden.

Der Ausschuss Gebührenordnung der BÄK hat abschließend eine Liste von Empfehlungen herausgegeben, unter der bestimmte Leistungen als selbstständige Leistungen unter Voraussetzung der eigenständigen Indikation neben GOP 2151 berechnungsfähig sind (s. Kap. IV.5.1 „Gelenkchirurgie").

Eines der wichtigsten Urteile des BGH stellt das Urteil (Az.: III ZR 344/03) vom 13.5.2004 in Bezug auf mögliche Analogberechnung dar. Im Streitfall selbst handelte sich um die Radikal-OP der Schilddrüse, abzurechnen nach der 2757. Nach einem langen Streit gab das Gericht dem Arzt recht: Die zusätzlich durchgeführten Kompartimentausräumung mit eigenständiger Indikation wurde mit der Analogabrechnung der 2757 zusätzlich zu 2757 (2757a + 2757) stattgegeben.

1.5 § 5 Gebührenrahmen und Steigerungssätze

Paragraf 5 der GOÄ zur „Bemessung der Gebühren für Leistungen des Gebührenverzeichnisses" gibt den Gebührenrahmen vor und ist damit das wichtigste Instrument einer leistungsgerechten Abrechnung. Demnach bemisst sich die Höhe der einzelnen Gebühr „soweit in den Absätzen 3 bis 5 nichts anderes bestimmt ist, nach dem Einfachen bis Dreieinhalbfachen des Gebührensatzes" (§ 5 Abs. 1). Für technische Leistungen reicht der Gestaltungsspielraum vom einfachen bis 2,5-fachen Satz. Dabei sind die Gebühren innerhalb dieses Rahmens „unter Berücksichtigung der Schwierigkeit und des Zeitaufwandes der einzelnen Leistung sowie der Umstände bei der Ausführung nach billigem Ermessen zu bestimmen" (§ 5 Abs. 2).

Im Regelfall ist allerdings für die Gebührenbemessung ein Spielraum nur bis zum sogenannten Regelsatz oder Schwellenwert vorgesehen. Dieser liegt für ärztliche Leistungen beim 2,3-fachen Gebührensatz und für technische Leistungen beim 1,8-fachen Gebührensatz. Ein Überschreiten des 2,3-fachen Gebührensatzes ist laut § 5 Abs. 2 „nur zulässig, wenn Besonderheiten der in Satz 1 genannten Bemessungskriterien dies recht-

fertigen". Dies trifft zu bei besonderen Schwierigkeiten, besonders hohem Zeitaufwand für die einzelne Leistung oder wenn die Leistung unter besonderen Umständen erbracht wurde.

In vielen Fachgruppen, unter anderem auch im niedergelassenen Sektor, wird anstelle des 2,3-fachen Gebührensatzes nicht selten der 3,5-fache Satz angewendet, wobei die Höhe des Gebührensatzes im Begründungstext der Rechnung nicht immer nachvollziehbar ist. Die Anwendung gemäß § 5 der GOÄ ist so zu verstehen, dass je nach Berücksichtigung der Schwierigkeiten, des Zeitaufwandes und der Umstände einer Leistungserbringung anstelle des 2,3-fachen Gebührensatzes ein höherer Gebührensatz bis hin *zum 3,5-fachen Satz zum Ansatz kommt. Entsprechend muss der besondere Aufwand, der einen Gebührensatz über dem Schwellenwert rechtfertigt, nicht nur aus der Patientendokumentation, sondern auch aus dem Begründungstext auf der Rechnung hervorgehen.*

Der Grundsatz der sorgfältigen Dokumentation von ausführlichen Begründungstexten auf der Rechnung ist insbesondere in Bezug auf das neue BGH-Urteil vom 13.10.2011, Az: III ZR 231/10 „Beihilfe darf Gebühr nicht kürzen", anzuwenden.

Die Anwendung des 3,5-fachen Gebührensatzes wird seitens der Versicherungen besonders dann bemängelt, wenn er ohne ausreichende Begründung erfolgt ist. Andererseits lassen viele Krankenhäuser die Möglichkeiten, die § 5 der GOÄ bezüglich der Gebührenbemessung bietet, völlig ungenutzt und rechnen regulär nach dem 2,3-fachen Gebührensatz für die ärztliche Leistung und nach dem 1,8-fachen Gebührensatz für die technischen Leistungen ab. Die „Krankenhaus-GOÄ" zeigt anhand zahlreicher Beispiele, wie sich durch sachgerechte Anwendung des Paragrafen 5 der GOÄ, bezogen auf die vorliegende Dokumentation, die Abrechnung optimieren lässt.

Private Krankenversicherungen gehen mit ihren Interpretationen zur Anwendung von § 5 der GOÄ nicht immer konform mit der aktuellen Rechtsprechung. Das zeigt ein Artikel im Deutschen Ärzteblatt 104, Heft 50 vom 14.12.2007. Dort war auf Seite A-3504 zu lesen, dass die privaten Krankenversicherungen in ihrer Auslegung der GOÄ-Bestimmung den 2,3-fachen Satz als „Regelhöchstwert" für ärztliche Leistungen betrachten und der Arzt seine Leistungen üblicherweise zwischen dem einfachen und 1,8-fachen Gebührensatz zu berechnen habe. Nur in besonders schwerwiegenden Fällen dürfe der 1,8-fache Satz als Mittelwert überschritten werden, die durchschnittlich schwierige ärztliche Leistung sei zum 1,8-fachen Satz abzurechnen. Von derartigen Einschätzungen sollten sich GOÄ-Anwender nicht irritieren lassen. Die Bundesärztekammer (BÄK) vertritt die Auffassung, dass es bei der letzten Gesamtreform der GOÄ 1982 ausdrücklicher Wille des Gesetzgebers gewesen sei, den Schwellenwert zum Richtwert zu machen, um den durchschnittlichen Schwierigkeitsgrad und Zeitaufwand, kurz den Normalfall, abzugelten. Sie sieht sich durch ein Urteil des Bundesgerichtshofs vom 8. November 2007 bestätigt.

„Es stellt keinen Fehlgebrauch des Ermessens dar, wenn der Arzt persönliche ärztliche und medizinisch technische Leistungen durchschnittlicher Schwierigkeit mit dem jeweiligen Höchstsatz der Regelspanne, also dem 2,3fachen bzw. dem 1,8fachen des Gebührensatzes, abrechnet", entschied der III. Zivilsenat (Az.: III ZR 54/07).

Die Bundesärztekammer weist aber auch darauf hin, dass die Wiederholung der Bemessungskriterien wie etwa Zeitaufwand, schwierige Differenzialdiagnose oder schwierige Technik nicht ausreichend sind, um einen Gebührensatz über dem Schwellenwert zu rechtfertigen (Deutsches Ärzteblatt 101, Heft 44 vom 29.10.2004).

Bei Überschreitungen des Schwellenwertes oder Regelfaktors beachten Sie bitte Folgendes:
- *Zeitaufwand so konkret wie möglich beschreiben und in Minuten angeben*
- *Schwierigkeit bei der Erbringung der Leistung so konkret wie möglich beschreiben und begründen, z.B. mit „außergewöhnlich schwierige" oder „ausgeprägte Verwachsung"*
- *Fachbegriffe möglichst weglassen und Begründungen so formulieren, dass auch der Patient sie versteht*
- *Begründung immer auf die jeweilig individuell zutreffende Leistung beziehen*
- *Für unterschiedlich gesteigerte Leistungen jeweils auch unterschiedliche Begründungen angeben*
- *Die Begründungen sollten für den Patienten nachvollziehbar sein und auch aus der Patientendokumentation oder dem Operationsbericht hervorgehen*

Begründungsbeispiele für überdurchschnittliche Steigerungssätze

Möglichkeiten für den Umgang mit Begründungen bei überdurchschnittlichen Steigerungssätzen werden im Folgenden beispielhaft dargestellt. Die Leistungen werden im folgenden Beispiel mit dem 3,5-fachen Steigerungsfaktor abgerechnet, eine entsprechende Begründung ist damit erforderlich.

Beispiel Begründung Beratung

- GOP 3 Eingehende Beratung mindestens 10 Minuten, die Beratung wird mit einer tatsächlichen Zeitdauer von 20 Minuten durchgeführt

Begründung für die Steigerung der GOP 3: „zeitintensives Gespräch, 20 Minuten, wegen Schweregrad der Erkrankung“ oder „zeitintensives Gespräch, 20 Minuten, wegen Therapieresistenz“

Beispiel Begründung Sonderleistung

- GOP 253 Injektion i.v. wird als notwendig langsame Injektion durchgeführt

Begründung für die notwendige langsame Injektion wäre „notwendige zeitaufwendige Injektion eines venenreizenden Mittels“ z.B. bei Antibiotika oder Kalzium.

Beispiel Begründung Untersuchung

- GOP 7 Untersuchung mindestens eines Organsystems, es werden jedoch 2 Organsysteme untersucht.

Begründung: zeitintensive Untersuchung wegen Mehrorganerkrankung Bronchitis, akutes Abdomen

- GOP 7 Untersuchung mindestens eines Organsystems, die Untersuchung ist zeitaufwendig, da der Patient extrem schmerzempfindlich ist.

Begründung: zeitintensive Untersuchung wegen ausgeprägter schmerzhafter Bewegungseinschränkung

Lassen Sie sich bei der Erstellung der Abrechnung von Versicherungsreklamationen nicht verunsichern. Die Beurteilung, ob eine Leistung schwierig bzw. zeitaufwendig war und/oder die Ausführung unter besonderen Umständen erfolgte, obliegt immer dem behandelnden Arzt, nicht der Versicherung!

Achtung: Hier wird der Regelsatz zum Höchstsatz!

Eine Quelle häufiger Abrechnungsfehler in Bezug auf Steigerungssätze liegt in der Missachtung von § 5 Abs. 5 der GOÄ.

„Bei wahlärztlichen Leistungen, die weder von dem Wahlarzt noch von dessen vor Abschluss des Wahlarztvertrages dem Patienten benannten ständigen ärztlichen Vertreter persönlich erbracht werden tritt an die Stelle des Dreieinhalbfachen des Gebührensatzes nach § 5 Abs. 1 Satz 1 das 2,3fache des Gebührensatzes und an die Stelle des Zweieinhalbfachen des Gebührensatzes nach § 5 Abs. 3 Satz 1 das 1,8fache des Gebührensatzes.“

Fazit: Delegierbare Leistungen, zum Beispiel an den jeweiligen Oberarzt, sind gemäß § 5 (1) und (3) nur mit den Regelhöchstsätzen (2,3-fach/1,8-fach) abzurechnen. Nur Chefarzt und Stellvertreter sind

berechtigt, erbrachte Leistungen vom 2,3-fachen bis 3,5-fachen Satz sowie technische Leistungen vom 1,8-fachen bis 2,5-fachen Satz in Rechnung zu stellen.

So kann beispielsweise im Bereich der operativen Fachgebiete der ggf. postoperativ durchgeführte Ultraschall von mehr als sechs Organen nur dann gemäß Empfehlung der BÄK (Dt. Ärzteblatt 102, Heft 14 vom 08.04.2005) mit höherem Steigerungssatz abgerechnet werden, wenn der Chefarzt die Leistung selbst erbringt.

Die Empfehlung der BÄK gilt also nur, wenn die Leistung durch den Chefarzt erbracht wird.

Ärztliche Leistung – technische Leistung

Warum unterscheidet die GOÄ ärztliche Leistungen von technischen Leistungen und setzt hier unterschiedliche Gebührenfaktoren fest? Unter den ärztlichen Leistungen sind Leistungen zu verstehen, bei denen der ärztliche (persönliche) Anteil sehr hoch ist. Sie fallen unter den Regelfaktor 2,3-fach. Darunter fallen im Grundleistungsbereich alle Untersuchungs- und Beratungsleistungen, ein Großteil der Sonderleistungen im stationären Bereich und die Hauptleistungen des Chefarztes (operative Eingriffe, konservative Leistungen). Darin ist beispielsweise der 1,8-fache Satz im Kapitel der Radiologischen Leistungen begründet. Aber auch Leistungen, deren pflegerischen (nicht-ärztlichen) Anteil überwiegt, werden zu den technischen Leistungen gezählt.

Die technischen Leistungen unterliegen dem Regelfaktor 1,8-fach. Es handelt sich dabei um Leistungen, die einen geringen Arztanteil haben. Ein Großteil der technischen Leistungen sind Leistungen, welche mit medizinisch technischen Geräten erbracht werden.

Basistarif

Im Rahmen des GKV-Wettbewerbsstärkungsgesetzes wurden die Unternehmen der privaten Krankenversicherung (PKV) verpflichtet, seit 1. Januar 2009 einen branchenweit einheitlichen Basistarif anzubieten. Dieser entspricht nach Art, Umfang und Höhe den Leistungen der gesetzlichen Krankenversicherung (GKV). Dieser Tarif sieht für Leistungen aus den GOÄ-Abschnitten A, E und O (technische Leistungen) Steigerungssätze bis zum 1,38-fachen, aus dem Abschnitt M (ebenso für die Leistung nach der Nr. 437, „Laboratoriumsuntersuchungen im Rahmen einer Intensivbehandlung“) bis zum 1,16-fachen und für alle übrigen GOÄ-Leistungen (ärztliche Leistungen) bis zum 1,8-fachen Gebührensatz vor. Die gesetzlich definierte Beitragsobergrenze, die dem durchschnittlichen GKV-Höchstbeitragssatz (für 2009: 569,62 €) entspricht, darf nicht überschritten werden.

Patienten, die nach dem Basistarif versichert sind, können keine Wahlleistungsvereinbarung im Krankenhaus abschließen und sind wie gesetzlich Versicherte nach den Allgemeinen Bedingungen der Krankenhausbehandlung abzurechnen. Klientel für diesen neuen Basistarif sind in erster Linie zuvor nicht Versicherte oder ehemalige Patienten mit Volltarif, die ab 55 Jahren den viel günstigeren Basistarif wählen können. Entscheidet sich der Chefarzt jedoch, Patienten mit dem Basistarif im Rahmen der Chefarztambulanz zu behandeln, so ist er an die Tarifvorgaben gebunden. Der Patient ist dagegen verpflichtet, sich durch eine Bescheinigung seiner Versicherung oder Ähnliches auszuweisen.

1.6 § 6 Analoge Leistungen

Gemäß § 6 Absatz Abs. 2 GOÄ können selbstständige ärztliche Leistungen, die in das Gebührenverzeichnis nicht aufgenommen sind, „entsprechend einer nach Art, Kosten- und Zeitaufwand gleichwertigen Leistung des Gebührenverzeichnisses berechnet werden". Die Bildung einer Analogbewertung liegt daher im Ermessen des ärztlichen Leistungserbringers selbst. Dabei ist er nach § 12 Abs. 1 der Musterberufsordnung Ärzte (MBO) dazu verpflichtet, auf die Angemessenheit seiner Honorarforderung zu achten.

Wie mit der Analogleistung in der Abrechnung zu verfahren ist, regelt § 12 Abs. 4 der GOÄ: „Wird eine Leistung nach § 6 Abs. 2 berechnet, ist die entsprechend bewertete Leistung für den Zahlungspflichtigen verständlich zu beschreiben und mit dem Hinweis ‚entsprechend' sowie der Nummer und der Bezeichnung der als gleichwertig erachteten Leistung zu versehen."

Der Leistungstext wird entsprechend der erbrachten, im GOÄ-Verzeichnis aber fehlenden Leistung *neu* gebildet beziehungsweise verändert.

Das Honorar muss der Leistung angemessen sein. Das hat der BGH mit einem Urteil vom 23.01.2003 (Az.: III ZR 161/02) klargestellt.

Damit steht als Kriterium für die *gleichwertige* Leistung der Kostenumfang noch vor der Gleichartigkeit der Leistung im Vordergrund.

Die Analogposition erbt immer die Rahmenbedingungen der originären Position. Ist sie zum Beispiel originär eine technische Leistung, so ist sie mit einem Steigerungsfaktor von 1,8 bis 2,5 abzurechnen. Auch Ausschlüsse in der originären Leistungsposition gehen auf die Analogposi-

tion über, ebenso OP-Zuschläge wie in den Gebührenordnungspositionen 440 und 449 der GOÄ beschrieben. (Quelle: GOÄ Ratgeber DÄ 108, Heft 39 [30.09.2011] S-A2056 Nach welchen Kriterien eine analoge Bewertung erstellt wird)

Grundsätzlich gilt jedoch: Voraussetzung für die Bildung einer eigenen Analogposition ist immer die sorgfältige Prüfung, ob die Leistung nicht – vielleicht in modifizierter Form – im Gebührenverzeichnis enthalten ist oder ob es dafür nicht bereits eine offizielle Analogposition gibt (z.B. in der Analogliste der BÄK). Für die Bildung einer Analogposition ist nur dort Raum, wo die Gebührenordnung eine Abrechnungslücke gelassen hat.

Die neu gebildete Analogleistung darf also nicht bereits Bestandteil des Gebührenverzeichnisses sein. So wird beispielsweise die gern herangezogene GOP 804 analog für ein sogenanntes „therapeutisches Gespräch" nach einer Empfehlung der Bundesärztekammer (Deutsches Ärzteblatt 105, Heft 47 vom 21.11.2008) als nicht gerechtfertigt angesehen, da Beratungen bereits im Abschnitt B der GOÄ, beispielsweise mit den Gebührenordnungspositionen 1 und 3, abgebildet sind.

Eine neu gebildete Analogposition „erbt" stets die Abrechnungsbestimmungen der originären Positionen (s. hierzu auch Deutsches Ärzteblatt 100, Heft 11 [14.03.2003], S. A-726).

Bei der Anwendung von Analogpositionen sollte deren Herkunft bekannt sein. Eine Analogposition kann zurückgehen auf:

- Empfehlung der Bundesärztekammer
- Empfehlung ZKdBÄK
- Empfehlung des Berufsverbandes
- Empfehlung der PVS
- den Arzt selbst

Wo muss die Kennzeichnung in der Analogposition stehen? Vor der Gebührenordnungsposition – Kennzeichnung mit „A" *groß* oder *klein* „a".

Die Art der Kennzeichnung gibt Aufschluss über die Herkunft der Analogposition.

Neue Analogpositionen der BÄK

Neue Abrechnungsempfehlungen der Bundesärztekammer vom 20. April 2012:

- 5358 analog für das Coiling von Hirnarterien
- 1780 analog für TVT-Operation (Tension-free-Vaginal-Tape-Operation) zur Behandlung der Harninkontinenz

Neue Abrechnungsempfehlungen der Bundesärztekammer vom 20. Mai 2012:

- 4210 analog für Jod im Serum mittels Massenspektrometrie bei fraglicher Jodkontamination
- 3741 analog für freie Leichtketten im Serum und Urin
- 3767 analog für Nachweis Quantiferon TB-Gold-Tests Immunologischer Bluttest zum Nachweis einer Infektion mit Tuberkuloseviren
- 692 analog plus 5348 analog für Vorhofverschluss mittels ACP-Implantat (Amplazer Cardiac Plug)
- 1382 analog für Viskokanaloplastik
- 3300 analog für die endoskopische Untersuchung des Subacrominalraums
- 3091 analog für die renale Sympathikusdenervation
- 5370 analog für die digitale Volumentomografie, für die zzgl. computergesteuerte Analyse mit 3-D-Rekonstruktion mit 5377 analog
- 5371 analog für die Computertomografie des Herzens, ergänzende Serie mit 5376, computergesteuerte Analyse mit 5377
- 3091 analog für Ablation der Pulmonalvenen (je Sitzung 1x)

Innerhalb der Bildung von Analogpositionen gibt es viele Regeln zu beachten. Dennoch ist immer wieder von Abrechnungsreklamationen bei Analogleistungen zu hören. Welcher Spielraum aber auch Abrechnungsregeln beim erstellen der Analogpositionen bestehen, wird umfangreich und laufend im GOÄ-Ratgeber beschrieben. Nicht umsonst nimmt die Bundesärztekammer dieses Thema in ihren Empfehlungen immer wieder auf. Nachfolgende Aufzählung gibt einen Überblick zur eigenen Recherche.

- **Analoge Bewertung(en) vornehmen – wer darf das?** Deutsches Ärzteblatt 105, Heft 18 (02.05.2008), S. A-970
- **Analoge Bewertung – künstliche Gebührennummer?** Deutsches Ärzteblatt 105, Heft 12 (21.03.2008), S. A-652
- **Analoge Analogien nicht unbedingt hilfreich** Deutsches Ärzteblatt 105, Heft 8 (22.02.2008), S. A-424
- **Korrekte Darstellung einer Analogen Bewertung** Deutsches Ärzteblatt 104, Heft 36 (07.09.2007), S. A-2456
- **Analoge Bewertung – Grundsätzliches und Spezielles** Deutsches Ärzteblatt 104, Heft 10 (09.03.2007), S. A-680
- **Digitale Diagnostik: Neue Leistungen auf dem Weg zur Analogbewertung** Deutsches Ärzteblatt 98, Heft 50 (14.12.2001), S. A-3391
- **Gebührenordnung für Ärzte: Zielleistung kontra Analogbewertung** Deutsches Ärzteblatt 99, Heft 6 (08.02.2002), S. A-384
- **Gleichartig oder gleichwertig (II)** Deutsches Ärzteblatt 100, Heft 42 (17.10.2003), S. A-2747
- **Wortlaut beachten – auch bei Abrechnungsempfehlungen** Deutsches Ärzteblatt 100, Heft 50 (12.12.2003), S. A-3332

- **Analoge Bewertung: Gleichartig oder gleichwertig?** Deutsches Ärzteblatt 100, Heft 38 (19.09.2003), S. A-2465
- **„Ausfüllungsbedürftige Regelungslücke“** Deutsches Ärzteblatt 99, 34-35 (26.08.2002), S. A-2271
- **Problematische Analogbewertungen - Rahmenbedingungen** Deutsches Ärzteblatt 100, Heft 11 (14.03.2003), S. A-726
- **Ultraschallleistungen** Deutsches Ärzteblatt 99, Heft 43 (25.10.2002), S. A-2881

„A“ steht vor der Analogposition

Die Analogpostion ist durch den Zentralen Konsultationsausschuss für Gebührenordnungsfragen bei der BÄK (Analogliste der BÄK) festgelegt worden.

Beispiele

GOP A36 Strukturierte Schulung einer Einzelperson, 20 Min. bei Asthma (analog zu GOP 33)

GOP A72 Vorläufiger Entlassungsbericht (analog zu GOP 70)

Zu den offiziellen Analogpositionen des zentralen Konsultationsausschuss für Gebührenordnungsfragen bei der BÄK gehört auch das Analogkapitel der Augenärzte A7000 und folgende.

„A“ steht nach der Analogposition

Die Analogposition ist eine alleinige Abrechnungsempfehlung der BÄK.

Beispiel

GOP 302A Radiale Stoßwellentherapie

Analogposition wird mit einem „a“ hinter der Gebührenordnungsposition gekennzeichnet:

Es handelt sich hierbei um eine Abrechnungsempfehlung der PVS:

Beispiel

GOP 745a Chemische oder kaustische Warzenentfernung

Steht eine Entlassung aus dem Krankenhaus an, empfiehlt sich folgende Abrechnung Beispiel:

Beispiel

Entlassungstag:

GOP A72 vorläufiger Entlassungsbericht

GOP 3 eingehende Beratung

GOP 7 Untersuchung Organsystem

Der Arztbrief nach GOP 75, der wenige Tage später erstellt wird, ist trotzdem berechnungsfähig.

Achtung Ausnahme: Die Kennzeichnung „a" hinter der Leistung einer GOP in der GOÄ (z.B. 605a oder 269a). Dies bedeutet, dass die Leistung durch den Gesetzgeber neu definiert (Leistungstext) und neu bewertet wurde. Hier handelt es sich nicht um die hier besprochenen analogen Leistungen der GOÄ.

Hintergrund ist, dass es bei der letzten GOÄ-Novellierung 1996 zum Teil keinen eigenen Platz für die Neubildung derartiger Gebührenordnungspositionen im jeweiligen GOÄ-Facharztkapitel gab, da die Nachfolgepositionen im Fortlauf, wie beispielsweise GOP 606 und folgende, bereits vergeben waren. Aus Platzgründen wurde die Flussvolumenkurve daher als GOP „605a" in die GOÄ aufgenommen.

Bildet der Arzt selbst eine neue Analogposition so muss er in die Leistungsbeschreibung den Bezug auf § 6 Abs. 2 vornehmen. Die Bildung einer Analogbewertung nach Maßgabe der vorstehenden Grundsätze liegt in der Verantwortung des einzelnen Arztes. Die originäre Leistungsposition in der EDV ist bereits vergeben. Bei der notwendigen Neuanlage der Analogposition in der EDV empfiehlt sich die Kennzeichnung mit einem kleinen „a" und zwar im Anschluß an die neue Leistung.

Beispiel

3231a Vaginale paravaginale Kolpopexie gemäß § 6 (2), entspricht (analog) der Operation des Mastdarmvorfalles bei Zugang vom After aus oder perineal, 1150 Punkte.

Der Leistungsumfang und die Leistungsbewertung muss der originären Gebührenordnungsposition entsprechen.

Weitere Beispiele für analoge Leistungen finden Sie in Kapitel IV.3 bis IV.5 dieses Kommentars zur Abrechnung von Untersuchungen und Operationen ausgewählter Fachgebiete.

1.7 § 6a Gebühren bei stationärer Behandlung

Zur Abgeltung von Sach- und Personalkosten bei der Erbringung wahlärztlicher Leistungen im Pflegesatz schreibt § 6a der GOÄ eine Gebührenminderung vor. Dieser Gebührenminderung unterliegen auch Belegärzte. Mit Urteil vom 13. Juni 2002 (Az.: III ZR 186/01) erweiterte der BGH die Verpflichtung zur Honorarminderung auch auf *alle* externen konsiliarärztlichen Leistungen, die auf Veranlassung eines Krankenhausarztes für einen in stationärer Behandlung befindlichen Patienten, der wahlärztliche Behandlung vereinbart hat, erbracht werden.

Ausgenommen von der Gebührenminderung sind Zuschläge nach dem Buchstaben J (Visitenzuschlag) sowie des Abschnitts B V E-K2 (Besuchszuschläge). Bei Behandlung in der Ambulanz des Chefarztes oder auch in der Notfallambulanz sowie bei ambulanten Operationen ist dagegen keine Gebührenminderung vorzunehmen.

§ 6a definiert die Gebührenminderung bei stationärer Behandlung wie folgt:

(1) Bei vollstationären, teilstationären sowie vor- und nachstationären privatärztlichen Leistungen sind die nach dieser Verordnung berechneten Gebühren einschließlich der darauf entfallenden Zuschläge um 25 vom Hundert zu mindern. Abweichend davon beträgt die Minderung für Leistungen und Zuschläge nach Satz 1 von Belegärzten oder niedergelassenen anderen Ärzten 15 vom Hundert. Ausgenommen von der Minderungspflicht ist der Zuschlag nach Buchstabe J in Abschnitt B V des Gebührenverzeichnisses.

Mit dem Thema „Unterscheidung von voll-, teilstationärer und ambulanter Behandlung im Krankenhaus" hat sich das Bundessozialgericht (BSG) befasst.

Hier gibt das BSG-Urteil vom 4.3.2004 (B 3 KR 4/03 R) Aufschluss. Der Streitfall bezog sich zwar auf einen GKV-Leistungsfall, das BSG nannte jedoch in diesem Zusammenhang Abgrenzungskriterien zwischen stationärer und ambulanter Behandlung, was auch Auswirkungen auf Privatpatienten hat. Das BSG hob vielmehr auf die *geplante Aufenthaltsdauer* ab. Die geplante Übernachtung sei wesentliches Kriterium der stationären Behandlung, und damit die Leistungen in der Ambulanz als vorgezogener Teil der stationären Behandlung zu sehen.

Mit BGH-Urteil vom 04.11.2010 (Az.: III ZR 323/09) wurde zudem über die Frage entschieden, ob niedergelassene Ärzte, die im Auftrag von liquidationsberechtigten Krankenhausärzten im Rahmen der Wahlleistungsvereinbarung Patienten in ihrer Praxis behandeln, die aufgewendeten Sachkosten nach § 10 berechnen können. Werden diese Leistung außerhalb des Krankenhauses in deren Praxis erbracht, sind externe Ärzte berechtigt, die aufgewendeten Sachkosten gemäß § 10 GOÄ dem Patienten in Rechnung stellen, urteilte der BGH.

1.8 § 10 Sachkostenberechnung

Paragraf 10 der GOÄ regelt den Ersatz von Auslagen. Während bei voll- und teilstationärer Behandlung alle Kosten mit der allgemeinen Krankenhausleistung abgegolten sind, wird in der Ambulanz die Berechnung von Sachkosten in die Rechnung mit aufgenommen.

Dabei gibt es etliche Materialien, die nicht berechnet werden dürfen. So wurden viele Kleinmaterialien mit der dritten Änderungsverordnung zur GOÄ von 1996 ausgeschlossen. Laut § 10 Abs. 2 GOÄ gehören hierzu Mulltupfer, Zellstoffe, Schnellverbände, Verbandsstoffe und Histoacrylkleber. Nicht zu berechnen sind Reagenzien und Narkosemittel zur Oberflächenanästhesie, Desinfektion- und Reinigungsmittel sowie Augen-, Ohren- und Nasentropfen, Puder, Salben, geringfügige Arzneimittel zur sofortigen Anwendung sowie Kosten für Einmalartikel wie Einmalspritzen, Einmalkanülen, Einmalhandschuhe. Eine ähnliche Bestimmung existiert auch im EBM und ist dort in den Allgemeinen Bestimmungen geregelt.

Die Tatsache, dass die Kosten für Augen-, Ohren- und Nasentropfen, Puder, Salben und geringfügige Arzneimittel nicht berechnungsfähig sind, schließt nicht aus, das diese Mittel vom Arzt rezeptiert werden dürfen, wenn der Patient sie zur Weiterbehandlung zu Hause benötigt. Der Ausschluss bezieht sich nur auf die sofortige Anwendung innerhalb der Behandlung in der Ambulanz.

Außerdem können entstandene Kosten für Reinigung und Desinfektion nicht berechnet werden. Diese sind ebenfalls laut § 10 Abs. 2 GOÄ von der Berechnung ausgeschlossen. Die nicht berechnungsfähigen Sachkosten werden auch als allgemeine Praxiskosten bezeichnet.

In der Ambulanz sind laut § 10 Abs. 1 Satz 1 dagegen berechnungsfähig, „die Kosten für diejenigen Arzneimittel, Verbandmittel und sonstige Materialien, die der Patient zur weiteren Verwendung behält oder die mit einer einmaligen Anwendung verbraucht sind, soweit in Absatz 2 nichts anderes bestimmt ist".

Unter „Kosten für sonstige Materialien", die in der Ambulanz nach § 10 Abs. 1 Satz 1 der GOÄ abrechnungsfähig sind, fallen die tatsächlich entstandenen Kosten für Nahtmaterialien, Wundklammern, Drainagen, Schläuche, Drähte, Nägel, Ligaturmaterial, Haken, Schrauben, Füllmaterial, Kunststoff, Prolenematerial, Silberstifte, Netz, Schienen, Gehbügel, Abrollsohlen, Blutkonserven, Pessare, Ringe, Epithesen und Endoprothesen, so wie sie der Patient erhalten hat. Bei Ampullen im ambulanten Bereich empfiehlt sich grundsätzlich der Weg über das Privatrezept, ebenso wie bei Infusionen.

Pauschale Berechnungen sind nicht zulässig. Für Kosten je angeführtes Produkt bis zu 25,65 € ist kein Einzelnachweis nötig. Erst bei Überschreitung der 25,65 € je Einzelprodukt ist der Einzelnachweis in der Rechnung zu führen.

Aus einer Veröffentlichung des GOÄ-Ratgebers zum Thema Sachkosten geht hervor, dass Krankenversicherungen auch für die Sachkosten aufkommen müssen, die entstehen, wenn der Patient im Rahmen einer Wahlleistungsvereinbarung bei einem externen Arzt behandelt werden muss. (DÄ 108, Heft 4 [28.01.2011], S. A-186).

Hier ist es äußerst hilfreich, in Zusammenarbeit mit dem Apotheker eine vollständige Liste mit den entsprechenden Injektions- und sonstigen Verbrauchsmitteln zu erstellen.

Von pharmazeutischen Herstellern erhaltene Ärztemuster nach § 47 Abs. 3 des Arzneimittelgesetzes (AMG) dürfen nicht in Rechnung gestellt werden.

Die berechnungsfähigen Kosten entsprechen dem „Sprechstundenbedarf" im GKV-Bereich mit dem Unterschied, dass im Kassenärztlichen Versorgungsbereich der verbrauchte Sprechstundenbedarf nicht neben der einzelnen Leistung berechnet werden kann.

Für die Erstellung von Aktenkopien auf gerichtliche Veranlassung hin können die angeforderten Kopien mit 50 Cent pro Seite zuzüglich dem entsprechendem Porto berechnet werden. Die mit 17 Cent pro Seite bewertete GOP 96 für Kopien bezieht sich nur auf die Erstellung von Versicherungsgutachten nach den Gebührenordnungspositionen 80 und 85. Eine angeforderte CT mit Röntgenbildern ist analog mit ca. 5 € möglich. Kopien von Patientenbefunden sind ebenfalls mit 50 Cent je Seite abzurechnen.

Porto- und Versandkosten können neben allen Leistungen des Gebührenverzeichnisses gesondert berechnet werden, wenn sie im Zusammenhang mit der Versendung von entnommenem Körpermaterial, von Befunden, Röntgenbildern, Szintigrammen entstehen. Sie können außerdem für die Versendung eines Arztbriefes oder eines Gutachtens geltend gemacht werden. Für die Versendung der Arztrechnung kann hingegen kein Porto verrechnet werden. Wünscht der Patient die Zusendung von Verordnungen, kann das Porto zwar berechnet werden, der Patient ist aber darauf hinzuweisen, dass diese Portokosten von den Kassen nicht erstattet werden.

Nicht berechnungsfähig sind Versandkosten im Zusammenhang mit Laborleistungen innerhalb des Krankenhauses, wenn das Krankenhaus über ein zentrales Labor verfügt.

Ein Beispiel für „die nach den Vorschriften des Gebührenverzeichnisses als gesondert berechnungsfähigen ausgewiesenen Kosten" laut § 10 Abs. 1 Satz 4 ist die GOP 1812, Anlegen einer Ureterverweilschiene beziehungsweise eines Ureterkatheters. Hier ist in der *Anmerkung* zur Leistungsposition die Berechnungsfähigkeit der Kosten für die Schiene beziehungsweise den Katheter gesondert ausgewiesen und damit berechnungsfähig.

Die Berechnung des Auslagenersatzes neben Zuschlägen bei ambulanten Operationen ist möglich. Operationszuschläge berücksichtigen nur die Vorhaltekosten des ambulanten Operierens oder der ambulanten Anästhesie durch das Krankenhaus. Hierbei sind jedoch die im Honorar der Gebührenordnungsposition berücksichtigten Kosten nach § 10 nicht enthalten. Die Berechnung der Zuschläge nach den Gebührenordnungspositionen 440 bis 449 und der gegebenenfalls mögliche Auslagenersatz schließen sich also nicht aus. Auf der Rechnung müssen sie gesondert gekennzeichnet sein. Alle anderen Kosten sind mit dem Ansatz der der jeweiligen GOÄ-Position abgegolten.

1.9 § 12 Rechnungsstellung

Bevor Sie eine Privatliquidation erstellen, nehmen Sie sich aus der Krankenakte den entsprechenden Operationsbericht und/oder den entsprechenden Entlassungsbericht. Kürzel und Fachtermini, die Sie nicht verstehen, hinterfragen Sie beim jeweiligen Chefarzt oder Sie „googeln" einfach.

Legen Sie sich am Anfang in Ihrem jeweiligen Fachbereich im Computer am besten eine kleine Datenbank an, in der Sie alle Kürzel, Diagnosen und Begründungen anlegen. Vervollständigen Sie diese ggf. mit dem Chefarzt oder ständigen ärztlichen Stellvertreter. Legen Sie ggf. gemeinsam einen Dokumentationsstandard fest, nach dem der Chefarzt und sein Stellvertreter nach Absprache einheitliche Dokumentationen verwenden. Aktualisieren Sie die Datenbank und ggf. den Dokumentationsstandard nach aktuellen Gegebenheiten (Urteile, GOÄ-Ratgeber BÄK, besuchte Abrechnungsseminare, technischer Fortschritt).

Achten Sie beim Durcharbeiten des Entlassungs- und Operationsberichtes vor allen Dingen auf zusätzliche fachfremde Diagnosen, da diese Aufschluss darüber geben können, ob der Patient wichtige Miterkrankungen hat, die den Behandlungsverlauf erschwert haben.

Achten Sie auf Formulierungen wie „die umfangreiche Problematik und das weitere Procedere wurde mit dem Patienten und den Angehörigen eingehend und mehrfach erörtert." Dies gibt Aufschluss darüber ob ggf. die GOP 4 für die Führung der Bezugsperson in Ansatz kommen kann. Weiterhin achten Sie in der Akte und den Berichten unbedingt auf Formulierungen wie „ausgeprägte", „äußerst schwierige", „außergewöhnlich schwierig", „außergewöhnlich zeitaufwendig" oder „zeitaufwendige/zeitintensive". Diese Formulierungen geben Hinweise auf Schwierigkeiten und Sie haben ggf. die Möglichkeit, sich bezüglich eines erhöhten Steigerungsfaktors mit dem Chefarzt nochmals kurz auseinanderzusetzen.

Die Rechnung selbst erfordert eine klare Gliederung. Die Datumsangaben und die Leistungen in der Rechnung sollten so angeordnet sein, dass die erbrachten Leistungen den einzelnen Tagen klar zugeordnet werden können.

Es muss eindeutig erkennbar sein, welche Leistung an welchem Tag erbracht worden ist.

So kann auch der Leistungsausschluss besser überprüft werden und Sie geben der Versicherung kaum Grund für Reklamationen. Werden erhöhte Steigerungsfaktoren nach § 5 Absatz 2 angesetzt, sollten Sie unbedingt versuchen, die notwendigen Begründungen auch der entsprechenden Leistungsposition zu zuordnen.

Vermeiden Sie in der Rechnung unbedingt Standard-Begründungen wie „Schwierig", „Zeitaufwendig" oder „Adipositas". Führen Sie die „Schwierigkeit" so präzise wie möglich aus.

Weitere Hilfestellungen hierzu finden Sie in Kapitel II.1.3 zur Abrechnung von Wahlarztleistungen bei stationärer Behandlung in diesem Buch.

Bei selbst gebildeten Analogpositionen verwenden Sie bitte möglichst keine gängigen Fachtermini und Abkürzungen. Beschreiben Sie den neuen Leistungstext der Analogposition so, dass er für die Krankenversicherung und den Patienten nachvollziehbar ist. Dabei sollten Sie unbedingt eigene Leistungsbeschreibungen vermeiden, in denen die Leistungsbeschreibung der herangezogenen ursprünglichen Gebührenordnungsposition, die immer angegeben werden muss, kaum mehr erkennbar ist.

Beachten Sie bei der Verwendung von Leistungspositionen aus fachinternen Analoglisten (Gynäkologie, Chirurgie und Urologie), dass die Leistung nicht *mit in der GOÄ bereits enthaltenen Leistungen verwechselt werden kann. Dann ist der Analogabgriff nicht möglich (s. dazu auch Kap. II.1.6 in diesem Buch. Weitere Anregungen und Tipps erhalten Sie in Kapitel IV.3 bis IV.5. zu Abrechnung und Untersuchungen aus ausgewählten Fachgebieten). In der Regel beginnt die Rechnungslegung nach Abschluss der Behandlung. Bei langfristigen Behandlungen über mehrere Wochen empfiehlt es sich, eine Zwischenrechnung zu stellen, um hohe Rechnungsbeträge zu vermeiden. Oft führt schon eine Rechnungssumme, die einen bestimmten Betrag bezüglich Fachgruppe oder Diagnose überschreitet, bei den Krankenversicherungen automatisch zu einer Prüfung der Rechnung.*

Eine Auflistung aller GOÄ-Paragrafen findet sich im Anhang des Buches.

2 Allgemeine Bestimmung

Wie in jeder amtlichen Gebührenordnung werden die Regeln der Abrechnung durch die Allgemeinen Bestimmungen festgelegt. Diese sind in der Regel nicht nur sehr umfangreich, sondern bedürfen häufig auch einer Kommentierung, damit die Anwendung verstanden werden kann. So ist beispielsweise in den Allgemeinen Bestimmungen zu Beratung und Untersuchung der Begriff „Behandlungsfall" konkret definiert. Die Allgemeinen Bestimmungen sind immer als sogenanntes Abrechnungsregelwerk den einzelnen Kapiteln der GOÄ vorangestellt und legen damit Ausschlüsse, aber auch Kombinationen mit einzelnen Gebührenordnungsposition oder Leistungskapiteln grundlegend fest. Innerhalb der einzelnen Kapitel sind dann noch zusätzliche „Anmerkungen" zur Einzelleistung aufgeführt, die als Anmerkungen zur Gebührenordnungsposition benannt sind.

Die häufig gestellte Frage „Warum geht jene Leistung nicht mit dieser Leistung zusammen" kann grundsätzlich über die Anmerkung zur Gebührenordnungsposition oder über die Allgemeine Bestimmung beantwortet werden. Ein Beispiel ist der Ausschluss der Gesprächsleistung, welche die Allgemeine Bestimmung Nummer 4 festlegt.

§ „Die Leistungen nach den Nummern 1, 3, 22, 30 und/oder 34 sind neben den Leistungen nach Nummern 804, 812, 817, 835, 849, 861 bis 864, 870, 871, 886 sowie 887 nicht berechnungsfähig".

Diese Bestimmung verdeutlicht, dass sich Leistungspositionen, in denen Gesprächs- oder Beratungsinhalte verankert sind, gegenseitig ausschließen, wie z.B. eine eingehende Beratung nach GOP 3 neben einer psychiatrischen Intervention nach GOP 804. Diese Ausschlussbestimmung vereinfacht die Anwendung der GOÄ. Demnach können Gesprächsleistungen *generell* nicht nebeneinander abgerechnet werden. So entfällt das zeitintensive Nachschlagen der Leistungsausschlüsse bei den einzelnen Gesprächspositionen und verzögert nicht die Rechnungsstellung.

An dem Beispiel wird deutlich, dass es dieses Regelwerk dem Anwender angesichts einer derart umfangreichen Gebührenordnung wie der GOÄ nicht leicht macht. Vor den GOÄ-Gebührenordnungspositionen zu Beratungen, Untersuchungen und Zuschlägen sind weitere sieben Bestimmungen aufgeführt, die bei der Abrechnung dieser Leistungen beachtet werden müssen. Die Krankenhaus-GOÄ beschränkt sich daher auf die Allgemeinen Bestimmungen der GOÄ, die relevant für die Anwendung im Krankenhaus sind.

Bei der Rechnungsstellung sind ebenfalls die Anmerkungen zur Leistung als zusätzliches Regelwerk zu beachten. So sind diese Bestimmungen Bestandteil der einzelnen Leistungspositionen und dürfen in der Rechnungsstellung nicht einfach *ignoriert* werden. Wie brisant das Thema „Anmerkung und Allgemeine Bestimmungen“ auch 18 Jahre nach der GOÄ Reform von 1996 ist, zeigen aktuelle Veröffentlichungen des GOÄ-Ratgebers der BÄK aus dem Jahr 2013 auf (Körperliche Untersuchung(en) I, Deutsches Ärzteblatt 110, Heft 13 [08.07.2013], S. A-1398 und Körperliche Untersuchung(en) II, Deutsches Ärzteblatt 110, Heft 48 [29.11.2013], S. A-2338).

2.1 Behandlungsfall heißt nicht Quartal

Beachten Sie die Definition im Gebührenverzeichnis der GOÄ der Allgemeinen Bestimmungen zu Grundleistungen und Allgemeinen Leistungen. Häufig wird der Behandlungsfall in Anlehnung an die alte GOÄ immer noch mit dem Quartal verwechselt.

Allgemeine Bestimmung zu Beratungen, Untersuchungen und Zuschlägen

1. „Als Behandlungsfall gilt für die Behandlung derselben Erkrankung der Zeitraum eines Monats nach der jeweils ersten Inanspruchnahme des Arztes“

Heute ist der Behandlungsfall definiert als Wechsel des Monats plus eins, also etwa 30 Tage. Wird ein Patient wegen einer neuen Erkran-

kung erstmalig am 2. Februar 2010 behandelt, so beginnt ein neuer Behandlungsfall am 3. März 2010, dann wieder am 4. April 2010 und erneut am 5. Mai 2010. Kombinationen und Ausschlüsse innerhalb des Behandlungsfalles treten dann neu ein.

In der Ambulanz spielt dies eine besondere Rolle beim Ansatz der Gebührenordnungspositionen 1 (Beratung) und 7 (Organsystemuntersuchung) jeweils in Kombination mit Sonderleistungen.

Hier muss auf den erneuten Ansatz der Gebührenordnungsposition 1 neben der 7 plus Sonderleistung bei einem Zweitkontakt verzichtet werden. Es kann nur die Gebührenordnungsposition 7 mit der Sonderleistung *oder* aber die Gebührenordnungsposition 1 mit 7 *ohne* Sonderleistung berechnet werden, was sich empfiehlt, wenn die Sonderleistung mit weniger als 80 Punkten in der GOÄ bewertet ist. Die GOP 7 aber kann jederzeit in Kombination mit einer Sonderleistung abgerechnet werden. Dagegen sind die Gebührenordnungspositionen 3 (eingehende Beratung) und 4 (Fremdanamnese oder Unterweisung einer Bezugsperson) im Behandlungsfall nur *einmal* berechnungsfähig, es sei denn, der mehrfache Ansatz lässt sich begründen – im Fall der GOP 4 mit einer neuen Erkrankung, im Fall von GOP 3 z.B. mit Therapieresistenz oder akuten Komplikationen.

Weitere Beispiele zur Begründung des Mehrfachansatzes der GOP 3 finden Sie in Kapitel III.1 zu Beratungen, Untersuchungen und Zuschlägen. Tabelle 6 zeigt Möglichkeiten und Ausschlüsse der Grundleistungspositionen im Überblick.

Tab. 6 Behandlungsfallbezogene Gebührenordnungsposition und ihre Möglichkeiten

	GOP 1	GOP 3	GOP 4	GOP 7
Mehrfach im Behandlungsfall	ja	mehrfach nur mit Begründung	nein	ja
Wie oft im Behandlungsfall	unbegrenzt	unbegrenzt aber nur mit Begründung	1x	unbegrenzt
Kombination mit GOP 7	ja	ja, jedoch ohne Sonderleistung	ja	entfällt
Kombination mit GOP 4	ja*	nein	entfällt	ja
Kombination mit Sonderleistung	ja, aber nur 1x im Behandlungsfall	nein, nur neben 5, 6, 7, 8, 800, 801	ja	ja
Zeitlimit zu berücksichtigen	nein	ja 10 Minuten	nein	nein

* Die Kombination der Gebührenordnungsposition 4 Fremdanamnese/Führung der Bezugsperson mit der Beratung nach GOP 1 ist gemäß der GOÄ zwar nicht ausgeschlossen, überschneidet sich jedoch zumindest im Bereich der „Führung der Bezugsperson“ und „Beratung“.

Kapitel C beginnt mit der Gebührenordnungsposition 200 (Verband), Kapitel O endet mit Gebührenordnungsposition A5866 (Fraktionierte stereotaktische Präzisionsbestrahlung). Untersuchungsleistungen aus Kapitel B wie beispielsweise die Organsystemuntersuchung nach Gebührenordnungsposition 7 kann daher **jederzeit** ***und*** **auch mehrfach** ***bei unterschiedlichen Inanspruchnahmen entweder nur mit der GOP 1 oder allein neben Leistungen des Kapitels C in Ansatz gebracht werden.***

Die Leistungen ab dem Kapitel C der GOÄ werden häufig auch als „Sonderleistungen" bezeichnet.

Es kann auch *mehrere* Behandlungsfälle *nebeneinander* geben, wenn sich der neue Behandlungsfall aus dem Entstehen einer Neuerkrankung ergibt. Dies ist in der Rechnung entsprechend zu kennzeichnen. Finden sich mehrere Einzeldiagnosen bereits bei Beginn der Behandlung, bilden diese keine „*eigenen*" Behandlungsfälle. Bei der Liquidation der stationären Behandlung ist für den neuen Behandlungsfall eine *erneute* Aufnahme nach Entlassung maßgeblich, wenn der Patient innerhalb eines Monats entlassen wird.

Nur wenn es sich um dieselbe Erkrankung handelt, geht man innerhalb der Zeitfrist von einem Monat plus eins vom selben Behandlungsfall aus. Das wird aber selten der Fall sein, da es sich bei einer erneuten Einweisung fast immer um eine Verschlechterung des Gesundheitszustandes oder eine zusätzlich entstandene Erkrankung handelt. Folgerichtig entsteht dann auch ein neuer Behandlungsfall. Mögliche Kombinationen aus Grundleistungen mit Sonderleistungen zeigt Tabelle 7 auf.

Viel Honorar geht verloren, weil der Behandlungsfall des EBM (Einheitlichen Bewertungsmaßstab) für Vertragsärzte zum GKV-Behandlungsfall *nicht* adäquat abgegrenzt wird. Viele Ärzte gehen bei der Privatliquidation immer noch von der alten Regelung vor 1996 aus, wonach ein Behandlungsfall sich über

Tab. 7 Kombination Gebührenordnungspositionen 1, 7 mit Sonderleistung

Datum	GOP	Diagnose	Begründung
02.01.	1 + 7 + 605	Sinubronchitis	Nein
05.01.	1 + 7 + 252	Ischialgie	Ja, Neuerkrankung
07.01.	3 + 5	Hypertonie	Nein, Neuerkrankung
12.01.	3 + 5	Hypertonie	Ja, Therapieresistenz
14.01.	3 + 7	Gastroenteritis	Ja, Neuerkrankung

ein Quartal erstreckt. Dabei umfasst das Quartal laut GOÄ-Definition in Bezug auf das Prinzip „Monat plus 1“ häufig drei Behandlungsfälle.

2.2 Kombination Grundleistungen und Sonderleistungen

Als Grundleistungen werden in der GOÄ Untersuchungs- und Beratungsleistungen und deren Zuschläge bezeichnet. Ihre Abrechnungshäufigkeit im Behandlungsfall wird in der Allgemeinen Bestimmung Nummer 2 zu diesem Kapitel konkretisiert:

Allgemeine Bestimmung zur Beratung, Untersuchung und Zuschlägen

2. „Die Leistungen nach den Nummern 1 und/oder 5 sind neben Leistungen nach den Abschnitten C bis O im Behandlungsfall nur einmal berechnungsfähig

Beispiel Abrechnungskombination mit Sonderleistung, Patient mit Herzbeschwerden

Datum	Gebührenordnungsposition	
13.04.2008	1 + 7 + 651,	
16.04.2008	7 + 651 + 252	(GOP 1 ist ausgeschlossen)
23.04.2008	7 + 651 + 271	(GOP 1 ist ausgeschlossen)
30.04.2008	1 + 7	

2.3 Mehrfachansatz von Gebührenordnungspositionen

Die oft gestellte Frage in Seminaren, wie häufig die alleinige Abrechnung der Gebührenordnungspositionen 1 und 5 (symptombezogene Untersuchung) im Behandlungsfall berechnungsfähig ist, wird nahezu immer falsch beantwortet. Dabei handelt es sich um die einfachste Spielregel der GOÄ-Bestimmung:

Diese Kombination aus Gebührenordnungsposition 1 mit 7 kann so oft abgerechnet werden, wie sie erbracht wird.

Die Gebührenordnungspositionen 5 oder 7 sind im Behandlungsfall vom Ansatz her nicht eingeschränkt.

Ist in der Anmerkung die Gebührenordnungsposition/Leistung nicht mit den Begriffen „je Sitzung“, „je Behandlungstag einmal“ oder „je Behandlungsfall einmal“ eingeschränkt, kann sie am Tag auch mehrfach berechnet werden. Dieser Mehrfachansatz kommt häufig im Bereich der Erstversorgung von

Wunden zum Ansatz. Die Ansatzmöglichkeiten gemäß der GOÄ-Bestimmungen und -Anmerkungen der einzelnen Gebührenordnungspositionen definiert Tabelle 8.

Tab. 8 Ansatzhäufigkeiten in der GOÄ

Begriff	Umsetzung
Je Sitzung	Die Leistung ist *mehrfach* am Tag jedoch zu unterschiedlichen Uhrzeiten berechnungsfähig. Für die Begründung auf der Rechnung ist die Uhrzeitangabe der Erbringung erforderlich (z.B.: GOP 1, 7).
Je Behandlungstag einmal	Die Leistung kann erst wieder an *einem anderen* Behandlungstag berechnet werden, eine Begründung ist nicht erforderlich.
Je Behandlungsfall einmal	Die Leistung ist innerhalb von 30 Tagen wegen derselben Erkrankung nur *einmal* berechnungsfähig. Entwickelt sich während der 30 Tage jedoch eine neue Erkrankung, kann die Leistung erneut berechnet werden. Hierfür ist auf der Rechnung eine Begründung mit einem erneuten Behandlungsfall mit der neuen Diagnose erforderlich (z.B.: GOP 4).

Honorarpotenzial verbirgt sich auch in der Allgemeinen Bestimmung Nummer 3. Hier ist definiert unter welcher Voraussetzung eine Untersuchungs- und Beratungsleistungen nach den Gebührenordnungspositionen 1, 3, 5, 6, 7 und/oder 8 *mehrfach* an demselben Tag berechnet werden kann.

§

Allgemeine Bestimmung zur Beratung, Untersuchung und Zuschläge

3. „Die Leistungen nach den Nummern 1, 3, 5, 6, 7 und/oder 8 können an demselben Tag nur dann mehr als einmal berechnet werden, wenn dies durch die Beschaffenheit des Krankheitsfalls geboten war. Bei mehrmaliger Berechnung ist die jeweilige Uhrzeit der Leistungserbringung in der Rechnung anzugeben. Bei den Leistungen nach den Nummern 1, 5, 6, 7 und/oder 8 ist eine mehrmalige Berechnung an demselben Tag auf Verlangen, bei der Leistung nach Nummer 3 generell zu begründen."

Zur Beantwortung der Frage, ob Untersuchungsleistungen nicht auch Pflegekräfte delegierbar sind, hilft nicht nur die Anmerkung zur Untersuchungsleistung nach der Gebührenordnungsposition 7. Auch hier hat sich der GOÄ-Ratgeber aktuell mit den Abrechnungsregeln beschäftigt, was die Veröffentlichung Körperliche Untersuchung(en) II (Deutsches Ärzteblatt 110, Heft 48 [29.11.2013]), S. A-2338 zeigt.

Der Anmerkung zur Gebührenordnungsposition 7 kann entnommen werden, dass das Organsystem „Brustorgane" die Auskultation und Perkussion von Herz und Lunge sowie die Blutdruckmessung umfasst. Der GOÄ-Ratgeber sieht die Delegation der Blutdruckmessung als Teilleistung des Organsystems „Brustorgane" an einen entsprechenden befähigten Mitarbeiter vertretbar.

Das Organsystem „gesamtes Hautorgan" umfasst obligat die Inspektion der gesamten Haut, der Hautanhangsgebilde und der sichtbaren Schleimhäute. Dabei sind die Prüfung des Dermographismus und die Untersuchung mittels Glasspatel als fakultative Bestandteile der Nr. 7 GOÄ für das Organsystem „Haut" anzusehen.

Das Organsystem „aller Bauchorgane" nach Gebührenordnungsposition 7 GOÄ umfasst die Palpation, Perkussion und Auskultation der Bauchorgane einschließlich palpatorischer Prüfung der Bruchpforten und der Nierenlager.

Das Organsystem der „Stütz- und Bewegungsorgane" nach Nummer 7 GOÄ umfasst die Inspektion, Palpation und orientierende Funktionsprüfung der Gelenke und der Wirbelsäule einschließlich Prüfung der Reflexe.

Das Organsystem des „gesamten weiblichen Genitaltraktes" nach Gebührenordnungsposition 7 GOÄ umfasst obligat die bimanuelle Untersuchung der Gebärmutter und der Adnexe, Inspektion des äußeren Genitales, der Vagina und der Portio uteri sowie die Digitaluntersuchung des Enddarms. Fakultativer Bestandteil ist die Palpation der Nierenlager und des Unterbauchs.

Wird am Behandlungstag die Untersuchung zweier Organsysteme erbracht, kann der zusätzliche Aufwand über eine Anhebung des Steigerungsfaktors gemäß § 5 berücksichtigt werden.

Tabelle 9 zeigt auf, wann wie Beratungsleistungen beim Mehrfachansatz pro Tag begründet werden sollten.

Tab. 9 Berechnung von Gebührenordnungspositionen mehrfach am Tag

Uhrzeit	GOP	Begründung
07.00 Uhr	1	Nicht erforderlich, Uhrzeitangabe ausreichend
14.00 Uhr	1	Nicht erforderlich, Uhrzeitangabe ausreichend
15.00 Uhr	3	Nicht erforderlich, Uhrzeitangabe ausreichend
18.00 Uhr	3	Therapieresistenz + Uhrzeitangabe

Eine „Beschaffenheit des Krankheitsfalls", die eine mehrfache Berechnung der Gebührenordnungspositionen 1, 3, 5, 6, 7 und/oder 8 rechtfertigt, sind z.B. postoperative Komplikationen. Wichtig ist in diesem Fall die Angabe der jeweiligen Uhrzeit und die generelle Pflicht zur Begründung beim Mehrfachansatz der GOP 3.

Ein weiteres Beispiel für den Mehrfachansatz sind Visiten. Mehr als zwei Visiten am selben Tag können dann berechnet werden, wenn sie durch die Beschaffenheit des Krankheitsfalles geboten waren. Bei der Berechnung von mehr als zwei Visiten am selben Tag ist die zweite und jede weitere Visite nach GOP 46 zu berechnen. Mehr als zwei Visiten dürfen nur berechnet werden, wenn sie durch die Beschaffenheit des Krankheitsfalles geboten waren oder verlangt werden. Wurde die Visite verlangt, muss dies in der Rechnung angegeben werden. Tabelle 10 enthält die Leistungspositionen der Visiten und zeigt beispielhaft den Mehrfachansatz mit korrekter Uhrzeitbegründung.

Tab. 10 Mehrfachansatz Visiten nach GOP 45 und 46

Visiten	Leistungstext und Anmerkung
GOP 45	Visite im Krankenhaus *Wird mehr als eine Visite an demselben Tag erbracht, kann für die über die erste Visite hinausgehenden Visiten nur die Leistung nach Nummer 46 berechnet werden.*
GOP 46	Zweitvisite im Krankenhaus *Mehr als zwei Visiten dürfen nur berechnet werden, wenn sie durch die Beschaffenheit des Krankheitsfalls geboten waren oder verlangt wurden. Wurde die Visite verlangt, muss dies in der Rechnung angegeben werden.*
45 (7.00 Uhr)	
46 (14.00 Uhr)	
46 (19.00 Uhr)	Rechnungsbegründung der dritten Visite: postoperative Komplikation

Allgemeine Bestimmung zur Beratung, Untersuchung und Zuschlägen

5. „Mehr als zwei Visiten an demselben Tag können nur berechnet werden, wenn sie durch die Beschaffenheit des Krankheitsfalls geboten waren. Bei der Berechnung von mehr als zwei Visiten an demselben Tag ist die jeweilige Uhrzeit der Visiten in der Rechnung anzugeben. Auf Verlangen ist die mehr als zweimalige Berechnung einer Visite an demselben Tag zu begründen. Anstelle oder neben der Visite im Krankenhaus sind die Leistungen nach den Nummern 1, 3, 4, 5, 6, 7, 8 und/oder 15 nicht berechnungsfähig."

Der letzte Absatz der Allgemeinen Bestimmung Nummer 5 erscheint im gleichen Textlaut unter der Abrechnungsbestimmung der Visite nach Gebührenordnungsposition 45 als Nummer 4 erneut. Hier heißt es „Anstelle oder neben der Visite im Krankenhaus sind die Leistungen nach den Nummern 1, 3, 4, 5, 6, 7, 8, 15, 48, 50 und/oder 51 nicht berechnungsfähig."

Im Absatz 2 der Abrechnungsbestimmung zur Gebührenordnungsposition 45 ist jedoch die Möglichkeit der Abrechnung von Leistungen aus dem Abschnitt B unter Angabe eines anderen Zeitpunktes am selben Tag gegeben: „Werden zu einem anderen Zeitpunkt an demselben Tag

andere Leistungen des Abschnitts B erbracht, so können diese mit Angabe der Uhrzeit für die Visite und die anderen Leistungen aus Abschnitt B berechnet werden.“

Dies betrifft Beratungs- und Untersuchungsleistungen nach den Gebührenordnungspositionen 11 und 34, aber auch nach den ansonsten in Absatz 4 ausgeschlossenen Gebührenordnungspositionen 3, 7 und 8, die üblicherweise im Rahmen der Visite nicht erbracht werden können. Die medizinischen Notwendigkeit gem. § 1 Abs. 2 GOÄ ist Voraussetzung.

Beispiel

Leistung	Uhrzeit
45 Visite + 252 Injektion i.m.	10 Uhr
3 eingehende Beratung + 7 Organsystemuntersuchung	17 Uhr

Die restlichen Allgemeinen Bestimmungen zu Beratungen, Untersuchungen und Zuschlägen regeln *generelle* Abrechnungsausschlüsse. So sind hier Besuchsausschlüsse für die Besuche nach den Gebührenordnungspositionen 48, 50 und 51 sowie 5, 6, 7 und 8 geregelt. Terminvereinbarungen sind generell nicht berechnungsfähig.

§

Allgemeine Bestimmung zur Beratung, Untersuchung und Zuschlägen

6. „Besuchsgebühren nach den Nummern 48, 50 und/oder 51 sind für Besuche von Krankenhaus- und Belegärzten im Krankenhaus nicht berechnungsfähig.“

7. „Terminvereinbarungen sind nicht berechnungsfähig.“

8. „Neben einer Leistung nach Nummer 5, 6, 7 oder 8 sind die Leistungen nach den Nummern 600, 601, 1203, 1204, 1228, 1240, 1400, 1401 und 1414 nicht berechnungsfähig.“

III

Abrechnung ambulanter Leistungen im Krankenhaus

Zur besseren Übersicht über die doch sehr umfangreiche GOÄ sind in der Krankenhaus-GOÄ nur der Bereich ambulanter Leistungen und operativer stationärer Leistungen aufgeführt, die in der Krankenhausabrechnung am häufigsten vorkommen. So bietet dieses Kommentarwerk einen einfacheren und übersichtlicheren Einblick in die einzelnen Leistungsbereiche.

Im Kapitel der ambulanten Leistungen werden wichtige Beratungen, Untersuchungsleistungen, spezielle Beratungsleistungen und ausgewählte Sonderleistungen (Verbände, Wundversorgungen, Injektionen) wie sie in Ambulanzen und der Notfallambulanz zum Ansatz kommen, kommentiert. Zudem findet auch das große Kapitel der Sonografieleistungen sowie der Bereich der ambulanten Operationen und Anästhesien in diesem Kapitel Berücksichtigung.

!

Generell muss zur Abrechnung von im Krankenhaus erbrachten Leistungen jedoch immer auch das Gesamtwerk der GOÄ zur Verfügung stehen und eingesehen werden können. Die Bezeichnung der Gebührenordnungsposition wird mit „GOP" abgekürzt.

Zur einfacheren Dokumentation der Allgemeinen Beratungen und Untersuchungen empfiehlt sich ein Dokumentationsbogen, den Sie der Krankenakte beilegen sollten. Noch immer werden im Krankenhaus die allgemeinen Leistungen vorrangig auf Papier dokumentiert. Dies hat jedoch den Vorteil, dass ein solcher Dokumentationsbogen mit Spalten für den Eintrag des Erbringungsdatums, Uhrzeiten, Zeitdauer und dem Grund der zeitaufwendigen oder schwierigen Leistungserbringung versehen werden kann.

1 Gebührenordnungspositionen zu allgemeinen Beratungen und Untersuchungen

Unter die allgemeinen Beratungen fallen die Gebührenordnungspositionen 1, 3 und 4, die im Folgenden näher kommentiert werden. Beratungsleistungen fallen unter die ärztlichen Leistungen, der Regelfaktor der GOÄ liegt bei diesen Leistungen deshalb bei dem 2,3-fachen Gebührensatz. Nachfolgend stellt Tabelle 11 die allgemeinen Beratungen dar.

GOP 3 in Kombination mit GOP 8 wird im stationären Bereich häufig für die Aufnahmeuntersuchung genutzt. Sie ist aber nur dann berechnungs-

Tab. 11 Beratungsleistungen

GOP	Leistungslegende	Punkte/Faktor 1,0-fach
1	Beratung – auch mittels Fernsprecher	80/4,66 €
3	Eingehende, das gewöhnliche Maß übersteigende Beratung – auch mittels Fernsprecher – Dauer mind. 10 Min., nur als einzige Leistung oder mit einer Untersuchung nach GOP 5, 6, 7, 8, 800 oder 801. Mehrfachansatz im BHF nur mit besonderer Begründung	150/8,74 €
4	Erhebung der Fremdanamnese über einen Kranken und/oder Unterweisung und Führung der Bezugsperson(en) – im Zusammenhang mit der Behandlung eines Kranken 1x BHF, nicht neben 30, 34, 801, 806, 807, 816, 817, 835	220/12,82 €

fähig, wenn die Leistung als Wahlleistung vom Chefarzt oder dessen vor Abschluss des Wahlarztvertrages dem Patienten benannten ständigen ärztlichen Vertreter persönlich erbracht wird.

Eine mehr als einmalige Berechnung der GOP 3 im Behandlungsfall (BHF) bedarf einer besonderen Begründung. Die besondere Begründung kann beispielsweise in der Erschwernis im Krankheitsfall, Atypie von Anamnese und Befund, in einem häufig wechselnden Beschwerdebild, einem Rezidiv, dem Indikationsgespräch nach OP, einer vorzeitigen Krankenhausentlassung, einer erneuten Erörterung im Therapieverlauf oder erneuter Erörterung wegen zusätzlicher Untersuchungsergebnisse liegen.

Zu beachten ist dabei, dass die Begründung dem entsprechenden erneuten Ansatz der GOP 3 auf der Rechnung zugeordnet werden sollte.

Der Arzt-Patienten-Kontakt ist in der GOÄ an „dieselbe Inanspruchnahme“ geknüpft. Diese ist definiert als Eintreten des Patienten ins Krankenhaus bis zu seinem Verlassen des Krankenhauses. Mehrfachinanspruchnahmen seitens des Patienten sind laut Allgemeiner Bestimmung mit der Uhrzeit zu versehen.

Bei der GOP 3 (Eingehende Beratung mindestens 10 Minuten) ist eine kurze zeitliche Dokumentation im Patientenbogen (10 Minuten) ausreichend und sinnvoll. Dauert das Gespräch länger als 20 Minuten, ist der Zeitaufwand der GOP 3 über den Steigerungsfaktor gemäß § 5 zu berücksichtigen.

Die Begründung für den zusätzlichen Zeitaufwand muss im Vergleich zu den Begründungen für den erneuten Ansatz im Behandlungsfall etwas anders formuliert werden. Korrekt begründet muss nun auf der Rechnung stehen: zeitaufwendige Beratung (20 Minuten) wegen der Atypie von Anamnese/Befund, zeitaufwendige Beratung (20 Minuten) wegen der schwierigen Diagnostik, wegen atypischer Lokalisation des Krankheitsherdes oder zeitaufwendige Beratung (20 Minuten) wegen der schwierigen Interpretation des Befundes. Eine entsprechende Dokumentation bringt hier auch deutlich bessere Erlöse. Die GOP 3 im 2,3-fachen Satz bringt 20,11 €, im 3,0-fachen Satz 26,22 € und im 3,5-fachen Satz 30,60 €.

In Tabelle 12 soll die Unterscheidung der Begründungsarten noch einmal verdeutlicht werden.

Nur wenige Krankenhäuser berechnen eine GOÄ-Leistung, die in den meisten stationären Abrechnungsfällen vorkommt: die GOP 4. Die GOP 4 steht als Fremdanamnese oder für die Führung der Bezugspersonen im GOÄ-Katalog. Vielen ausführlichen Entlassberichten ist zu entnehmen, dass „das weitere

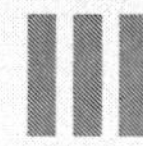

Tab. 12 Begründungsarten

Datum	Begründung erneuter Ansatz
04.01. GOP 3	Erstansatz im Behandlungsfall Diagnose ist ausreichend
06.01. GOP 3	erneut notwendig wegen Atypie von Anamnese und Befund
09.01. GOP 3	erneut notwendig wegen vorzeitiger Krankenhausentlassung (Patientenwunsch)
Datum	**Begründung erhöhter Steigerungsfaktor (z.B.: 3,0-fach) über Zeitaufwand**
04.01. GOP 3	zeitaufwendige Beratung (20 Minuten) wegen der Atypie von Anamnese/Befund

Procedere mit dem Patienten und seinen Angehörigen eingehend erörtert und besprochen wurde“. So dürfte die GOP 4 vor allen Dingen am Ende eines stationären Aufenthaltes vorkommen. Die GOP 4 hat keine Zeitvorgabe, dennoch sollte beachtet werden, dass sie zwar nur 1x im Behandlungsfall berechnungsfähig ist, jedoch die Zeitintensität dieser Leistung über den Steigerungsfaktor gemäß § 5 berücksichtigt werden kann. Die GOP 4 „Fremdanamnese“ ist nicht neben der Beratung nach GOP 1 ausgeschlossen, jedoch neben GOP 3 (eingehende Beratung).

Oft lehnen Versicherungen den Ansatz der GOP 4 für die ausführliche Unterweisung der Bezugspersonen von Kindern ab. In der Konstellation „Mutter-Kind“ ist GOP 4 nicht immer durchzusetzen. Hierzu nahm Dipl.-Verw.-Wiss. Martin Ulmer für die BÄK Stellung (Deutsches Ärzteblatt 106, Heft 25 vom 19.06.2009 4, Kinder). Demnach ist die GOP 4 berechnungsfähig, wenn der zweite Leistungsbestandteil, nämlich die Unterweisung und Führung der Bezugsperson(en), vom Arzt erbracht wird. Hierbei müsse es sich aber, zur Unterscheidung von sogenannten normalen Fällen, um eine „schwierige Führung“ der Bezugsperson handeln.

Hintergrund der Stellungnahme ist, dass die GOP 4 für die ausführliche Unterweisung des betreuenden Sohnes in einem Fall von der Versicherung mit dem Hinweis abgelehnt worden war, dass die Einbeziehung der Bezugsperson aus einem außergewöhnlichen Grund zwingend erforderlich sein müsse. Von einem „außergewöhnlichen Grund“ ist in der GOÄ jedoch an keiner Stelle die Rede.

Gerade bei älteren Patienten in Begleitung von Angehörigen kann die GOP 4 für die Fremdanamnese über einen Kranken auch in der Notfallambulanz erforderlich sein. Im stationären Bereich kann die GOP 4 erbracht werden, wenn die Bezugsperson bei Entlassung oder Aufnahme des Patienten in das Aufnahme- oder Abschlussgespräch mit einbezogen wird.

Die GOP 4 ist im Behandlungsfall nur einmal berechnungsfähig. Das Angehörigengespräch in der Onkologie oder Palliativmedizin wird häufig mehrmals im Behandlungsfall durchgeführt. Die Versicherungen akzeptieren hier den analogen Ansatz der GOP 817 Angehörigengespräch gemäß § 6 eingehende psychiatrische Beratung der Bezugsperson.

Im Bereich der Untersuchungsleistungen wird unterschieden zwischen einer symptombezogenen Untersuchung, zwei Organsystemuntersuchungen sowie einer Untersuchung im Sinne eines Ganzkörperstatus.

Alle Untersuchungsleistungen nach GOP 5–8 unterliegen in der GOÄ keiner Ansatzbeschränkung. Ergänzt werden die Organsystemuntersuchungen durch die Digitaluntersuchung des Mastdarms der GOP 11 (s. Tab. 13).

Näher betrachtet ist es nicht notwendig, dass die GOP 5 häufiger als GOP 7 als Untersuchungsposition in der Abrechnung angesetzt wird. Auch ärztliche Untersuchungsleistungen fallen unter ärztliche Leistungen und sind mit dem Regelfaktor 2,3-fach abzurechnen.

Folgende Ausschlüsse sind bei den Untersuchungsleistungen zu beachten:

Tab. 13 Untersuchungsleistungen

GOP	Leistungslegende	Punkte/ 1,0-facher Satz
5	Symptombezogene Untersuchung	80/4,66 €
6	Vollständige körperliche Untersuchung mindestens eines der folgenden Organsysteme: alle Augenabschnitte, der gesamte HNO-Bereich, das stomatognathe System, die Nieren und ableitenden Harnwege (bei Männern auch gegebenenfalls einschließlich der Geschlechtsorgane) oder Untersuchung zur Erhebung eines vollständigen Gefäßstatus – ggf. einschl. Dokumentation	100/5,83 €
7	Vollständige körperliche Untersuchung mindestens eines der folgenden Organsysteme: das gesamte Hautorgan, die Stütz- und Bewegungsorgane, alle Brustorgane, alle Bauchorgane, der gesamte weibliche Genitaltrakt (ggf. einschl. Nieren und ableitende Harnwege) – ggf. einschl. Dokumentation	160/9,33 €
8	Untersuchung zur Erhebung des Ganzkörperstatus – ggf. einschl. Dokumentation (Der Ganzkörperstatus nach GOP 8 beinhaltet die Untersuchung der Haut, der sichtbaren Schleimhäute, der Brust- und Bauchorgane, der Stütz- und Bewegungsorgane sowie eine orientierende neurologische Untersuchung.)	260/15,15 €
11	Digitaluntersuchung des Mastdarms und/oder der Prostata	60/3,50 €

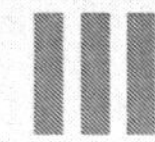

- 5 nicht neben 6 bis 8 berechnungsfähig,
- 6 nicht neben 5, 7 und/oder 8,
- 7 nicht neben 5, 6 und/oder 8,
- 8 nicht neben 5, 6, 7 und/oder 800.

Die Kombination der Organsystemuntersuchung nach GOP 7 mit der eingehenden neurologischen Untersuchung nach GOP 800 bringt 12 € mehr als der Ganzkörperstatus nach GOP 8 und ist mit einem geringeren Untersuchungsaufwand verbunden. Um der Dokumentationspflicht zu GOP 800 zu genügen, ist die Angabe des Untersuchungsergebnisses aus drei Untersuchungssegmenten wie Motorik, Sensibilität, Reflexen oder Durchblutungsstörungen (oder DMS) ausreichend. Jedoch ist die Dokumentation „grobneurologisch ohne Befund" nicht für den Ansatz der GOP 800 ausreichend. Die grobneurologische Untersuchung ist mit der GOP 5 (symptombezogene Untersuchung) abgegolten. Auch der Ganzkörperstatus GOP 8 beinhaltet bereits die „orientierte neurologische", und schließt damit die GOP 800 in der gleichen Sitzung aus.

Beim Ansatz der Untersuchung nach GOP 7 bzw. GOP 5 sollte an die Steigerungsmöglichkeit gem. § 5 bei Untersuchungen des „Mehrorgansystems" gedacht werden. Es ist nicht möglich, die Untersuchungspositionen im Ansatz *mehrfach* in einer Sitzung abzurechnen, wenn beispielsweise mehrere symptombezogene Untersuchungen oder mehrere Organsystemuntersuchungen erbracht werden.

Die Wahl eines höheren Steigerungsfaktors beim Ansatz der GOP 5 lässt sich wie folgt begründen: „Besonders zeitaufwendige symptombezogene Untersuchung wegen Mehrorganerkrankung Haut und HNO" (beispielsweise bei unklarer allergischer Reaktion).

Beim Ansatz der Gebührenordnungsposition 7 kann ein höherer Steigerungsfaktor gerechtfertigt sein, wenn die Untersuchung besonders zeitintensiv war. Dies kann unterschiedliche Ursachen haben. Daher sind folgende Begründungen denkbar:

- *Die Besonderheit der zeitintensiven Untersuchung lag in der Abwehrhaltung des Säuglings bzw. Kleinkindes.*
- *Die Besonderheit der zeitintensiven Untersuchung lag in der Einschränkung der verbalen Kommunikationsmöglichkeit.*
- *Die Besonderheit der zeitintensiven Untersuchung lag in der atypischen Gewebsstruktur.*
- *Die Besonderheit der zeitintensiven Untersuchung lag in der Untersuchung des Mehrorgansystems, beispielsweise Herzkreislauf/Brust und Abdomen.*

Im ambulanten Bereich (beispielsweise der Notfallambulanz) sind die Leistungen durch den entsprechenden diensthabenden Arzt zu erbringen und gemäß GOÄ abzurechnen – Hier besteht die Möglichkeit, bei Schwierigkeiten oder zeitintensiven Leistungen den Steigerungsfaktor gemäß § 5 zu erhöhen (auch ohne Chefarzt).

Die Anwendung des § 4.2 der GOÄ bezieht sich nur auf die Wahlleistung. Hier wird der Regelsatz zum Höchstsatz. Die Delegation von Leistungen im Bereich der Wahlarztleistungen ist maximal mit dem Regelsatz 2,3-fach für die ärztlichen Leistungen und der 1,8-fache Satz für die technischen Leistungen möglich.

1.1 Zuschläge zu Beratungen und Untersuchungen nach den Gebührenordnungspositionen 1, 3, 4, 5, 6, 7 oder 8

Bei den Zuschlägen zu Beratungs- und Untersuchungsleistungen nach den Gebührenordnungspositionen 1, 3, 4, 5, 6, 7 oder 8 muss aufgrund ihrer Abrechnungsbestimmungen einiges beachtet werden.

So sollten die Zuschläge in der Rechnung unmittelbar neben den zugrunde liegenden Gebührenordnungspositionen aufgeführt werden (z.B. 1 + 7 + B).

Beachtet werden muss, dass der Zuschlag nach Buchstabe A für Krankenhausärzte nicht berechnungsfähig ist.

Auszug aus den Bestimmungen:

Neben dem Zuschlag nach Buchstabe C (22 Uhr bis 6 Uhr) ist der Zuschlag nach Buchstabe B (20 Uhr bis 22 Uhr und 6 Uhr bis 8 Uhr) nicht berechnungsfähig.

Werden Leistungen an Samstagen, Sonn- oder Feiertagen zwischen 20 und 8 Uhr erbracht, ist neben dem Zuschlag nach Buchstabe D ein Zuschlag nach Buchstabe B oder C berechnungsfähig (z.B. 1 + 7 + D + C Samstag, 20.30 Uhr).

Tabelle 14 gibt einen Überblick der Zuschläge B, C, D und K1, welche neben den Gebührenordnungspositionen 1, 3, 4, 5, 6, 7 und 8 berechnungsfähig sind.

Besonders zu beachten ist hier die Regelung für den liquidationsberechtigten Arzt. Der Zuschlag nach Buchstabe D (Wochenende und Feiertage) ist zwischen 8 und 20 Uhr nur berechnungsfähig, wenn die Leistung durch den liquidationsberechtigten Arzt oder seinen Vertreter nach § 4 Abs. 2 Satz 3 erbracht wurde im Zusammenhang mit einer telefonischen Beratung nach GOP 1 oder 3.

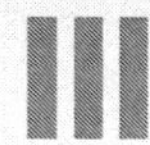

Tab. 14 Zuschläge zu den Untersuchungen nach den Gebührenordnungspositionen 1, 3, 4, 5, 6, 7 oder 8

Zuschlag	Leistungslegende	Punkte/ 1,0-facher Satz
B	Zuschlag für Leistungen zwischen 20 und 22 Uhr oder 6 und 8 Uhr	180/10,49 €
C	Zuschlag für Leistungen zwischen 22 und 6 Uhr	320/18,65 €
D	Zuschlag für an Samstagen, Sonn- oder Feiertagen erbrachte Leistungen	220/12,82 €
K1	Zuschlag zu Untersuchungen nach 5, 6, 7 oder 8 bei Kindern bis zum vollendeten 4. Lebensjahr	120/6,99 €

Die Zuschläge nach den Buchstaben B bis D sind generell nur berechnungsfähig, wenn die Leistung durch den liquidationsberechtigten Arzt oder seinen Vertreter nach § 4 Abs. 2 Satz 3 erbracht wurde. Sie sind dann auch berechnungsfähig, wenn die Beratungsleistung nach GOP 1 oder 3 telefonisch erbracht wurde.

Ein Ausschluss für die Zuschläge B bis D und K1 in der Krankenhausnotfallambulanz existiert jedoch nicht!

Zuschläge sind in den Bestimmungen der GOÄ so definiert, dass sie immer nur mit dem einfachen Gebührensatz berechnungsfähig sind. Zudem dürfen sie unabhängig von der Anzahl und Kombination der erbrachten Leistungen je Inanspruchnahme des Arztes nur *einmal* berechnet werden.

Beispiel

GOP Leistungslegende	Faktor
1 Beratung	2,3-fach
+ 7 Untersuchung	2,3-fach
+ D Zuschlag Wochenende	1,0-fach
+ K1 Zuschlag Kind < 4 Jahre	1,0-fach

1.2 Spezielle Beratungen und Untersuchungen

Aus dem Kapitel „Spezielle Beratungen und Untersuchungen“ sind für den Bereich des Krankenhauses nur die Gebührenordnungspositionen 22, 25 und 34 relevant, die hier näher erläutern werden sollen. Auch hier ist das Prinzip „Gesprächsleistungen schließen sich gegenseitig aus“ zu beachten. So sind die Leistungen nach den Gebührenordnungspositionen 1 und 3 ausgeschlossen. Bei GOP 25 und 34 ist auch GOP 4 für die Fremdanamnese ausgeschlossen, da diese Leistung bereits Bestandteil der entsprechenden Gebührenordnungsposition ist. Die speziellen Beratungen sind in Tabelle 15 erfasst.

Tab. 15 Spezielle Beratungen

GOP	Leistungslegende	Punkte/1,0-facher Satz
22	Eingehende Beratung einer Schwangeren im Konfliktfall über die Erhaltung oder den Abbruch der Schwangerschaft	300/17,49 €
25	Neugeborenen-Erstuntersuchung – ggf. einschl. Beratung der Bezugsperson(en),	200/11,66 €
34	Erörterung (Dauer mindestens 20 Minuten) der Auswirkungen einer Krankheit auf die Lebensgestaltung in unmittelbarem Zusammenhang mit der Feststellung oder erheblichen Verschlimmerung einer nachhaltig lebensverändernden oder lebensbedrohenden Erkrankung – gegebenenfalls einschließlich Planung eines operativen Eingriffs und Abwägung seiner Konsequenzen und Risiken –, einschließlich Beratung – gegebenenfalls unter Einbeziehung von Bezugspersonen	300/17,49 €

Die Gebührenordnungsposition 34 ist eine Leistung, die grundsätzlich bei der Erörterung nach Feststellung einer lebensverändernden oder lebensbedrohenden Erkrankung zum Ansatz kommt. Dabei könnte die GOP 34 im Rahmen eines stationären Aufenthaltes jedoch auch ein zweites Mal zum Ansatz kommen, wenn die Auswirkung der Krankheit erneut zu erörtern ist.

Die GOP 34 ist auf höchstens zweimal in sechs Monaten, begrenzt und hat eine Mindestdauer von 20 Minuten. Erfahrungsgemäß liegt die Zeitdauer dieser Erörterungen jedoch viel höher. Unter Berücksichtigung einer entsprechenden Zeitdokumentation in Minuten ist dieser Zeitaufwand unter Berücksichtigung des Steigerungsfaktors nach § 5 möglich.

Eine mögliche Begründung wäre: „zeitintensive Erörterung der Neuerkrankung (Diagnose angeben) 40 Minuten“.

Immer wieder wird der Ansatz der Gebührenordnungsposition 34 seitens der Versicherung zu Unrecht reklamiert. Der GOP 34 ist im Leistungstext zu entnehmen, dass diese nicht nur bei lebensbedrohlichen Erkrankungen (Malignome, AIDS, schwere arterielle Hypertonie, Hepatitis, Niereninsuffizienz, Herzinfarkt, Autoimmunerkrankungen) anzusetzen ist, sondern auch bei lebensverändernden Erkrankungen. Hierzu zählen insbesondere Diabetes mellitus, rheumatische Erkrankungen, Asthma bronchiale, Hypertonie, schwere

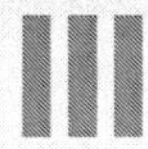

Hypercholesterinämie, TEP etc. Sofern alle Leistungsvoraussetzungen erfüllt sind, darf die GOP 34 also berechtigterweise auch im Zusammenhang mit diesen Erkrankungen ebenfalls zum Ansatz kommen.

Auch für das ausführliche Aufklärungsgespräch vor größeren operativen Eingriffen ist die Nummer 34 berechnungsfähig, wie zum Beispiel vor einer Nierentransplantation oder der Entfernung eines Tumors. Unplausibel ist der Ansatz der GOP 34 jedoch im Zusammenhang mit einer OSG-Distorsion.

Im Streit um den Ansatz der GOP 34 waren Orthopäden in den letzten Jahren vor Gericht bereits erfolgreich.

§

Dementsprechend haben die Amtsgerichte Radolfzell (Az.: 2 C 447/06 und 3 C 1/07) und Wetzlar (Az.: 30 C 127/05) sowie das Landgericht Frankfurt/M. (Az.: 2 – 16 S 170/06) die **Nr. 34** für präoperative Aufklärungsgespräche im Zusammenhang mit der Implantation von Knie- beziehungsweise Hüftgelenkendoprothesen sowie der Dekompression von Nervenwurzeln an der Wirbelsäule ausdrücklich **anerkannt**.

(Quelle: Dipl.-Verw. Wiss. Martin Ulmer [in: Deutsches Ärzteblatt 106, Heft 50 – 11.12.2009], S. A-2828)

!

Im Gegensatz zur eingehenden Beratung nach GOP 3 schließt der Ansatz der GOP 34 die Abrechnung von Sonderleistungen nicht aus.

Briefe und Bescheinigungen

Häufig wiederkehrende Fragen sind: Wann ist der Arztbrief abrechnungsfähig. Gibt es eine Gebührenordnungsposition für Kopien? Was wird abgerechnet bei kurzen Bescheinigungen, Gutachten oder Anfragen seitens der Kasse? Dies soll im folgenden Kapitel „Briefe und Bescheinigungen“kurz beleuchtet werden. Die betreffenden Leistungspositionen sind in Tabelle 16 aufgeführt.

Die Abrechnung der Erstellung einfacher Befundmitteilugen oder einfacher Befundberichte ist durch die Abrechnungsbestimmung als nicht berechnungsfähig geregelt.

§

Abrechnungsbestimmungen

Die Befundmitteilung oder der einfache Befundbericht ist mit der Gebühr für die zu Grunde liegende Leistung abgegolten.

Tab. 16 Berichte, Briefe

GOP	Leistungslegende	Punkte/1,0-facher Satz
70	Kurze Bescheinigung oder kurzes Zeugnis, Arbeitsunfähigkeitsbescheinigung	40/2,33 €
75	Ausführlicher schriftlicher Krankheits- und Befundbericht (einschließlich Angaben zur Anamnese, zu dem(n) Befund(en), zur epikritischen Bewertung und gegebenenfalls zur Therapie)	130/7,58 €
78	Behandlungsplan für die Chemotherapie und/oder schriftlicher Nachsorgeplan für einen tumorkranken Patienten, individuell für den einzelnen Patienten aufgestellt	180/10,49 €
80	Schriftliche gutachtliche Äußerung	300/17,49 €
85	Schriftliche gutachtliche Äußerung mit einem das gewöhnliche Maß übersteigenden Aufwand – gegebenenfalls mit wissenschaftlicher Begründung –, je angefangene Stunde Arbeitszeit	500/29,14 €
90	Schriftliche Feststellung über das Vorliegen oder Nichtvorliegen einer Indikation für einen Schwangerschaftsabbruch	120/6,99 €

Jedoch kann für den „vorläufigen Entlassungsbericht" die GOP A72 gemäß dem Analogverzeichnis der Bundesärztekammer berechnet werden. Nicht ausgeschlossen ist der ausführliche Befundbericht nach GOP 75 zu einem späteren Zeitpunkt. Der auch als Entlassbericht bezeichnete Bericht bezieht sich nicht auf den Umfang des Briefes, sondern auf dessen Inhalt. Hierzu sind alle Angaben zur Anamnese, zu Befunden, zur epikritischen Bewertung und gegebenenfalls zur Therapie zur Vollständigkeit der Leistungserbringung erforderlich.

Die GOP 70 ist im Bereich des Krankenhauses nur im Rahmen der Ausstellung einer Arbeitsunfähigkeitsbescheinigung denkbar.

Die Schreibgebühren nach den GOP 95 und die Kopie nach GOP 96 sind nur neben den Leistungen nach den Nummern 80, 85 und 90 und nur mit dem einfachen Gebührensatz berechnungsfähig. Nachdem die GOP 96 für die Kopie nur im Zusammenhang mit den GOP 80, 85 und 90 berechnungsfähig ist, sind alle sonstigen Kopien nach den tatsächlich entstandenen Kosten (in der Regel 30 Cent pro Kopie) abzurechnen. Die Kostenabrechnung erfolgt gemäß § 10 GOÄ.

Die Abrechnung tatsächlich entstandener Kosten bei Kopien nach § 10 GOÄ kann auch im Falle der Erstellung einer Akte für einen Gerichtsprozess angewendet werden.

Beispiel Entlassungsgespräch mit Angehörigen mit vorläufigem Entlassungsbericht:

45	Visite	8.00 Uhr
4	Fremdanamnese/Führung der Bezugspersonen	10.30 Uhr
5	Symptombezogene Untersuchung	10.30 Uhr
A72	Vorläufiger Entlassungsbericht	10.30 Uhr

Visiten, Konsiliartätigkeit

Die Visiten zählen zu den Kernleistungen der wahlärztlichen Behandlung. Daher sind hier die Abrechnungsbestimmungen und die sich daraus ergebenden Abrechnungsmöglichkeiten besonders zu beachten (s. Tab. 17).

Tab. 17 Visiten

GOP	Leistungslegende	Punkte/1,0-facher Faktor
45	Visite im Krankenhaus	70/4,08 €
46	Zweitvisite im Krankenhaus	50/2,91 €

§

Abrechnungsbestimmung

Die Leistungen nach Nummer 45 und 46 sind neben anderen Leistungen des Abschnitts B nicht berechnungsfähig.

Werden zu einem anderen Zeitpunkt an demselben Tag andere Leistungen des Abschnitts B erbracht, so können diese mit Angabe der Uhrzeit für die Visite und die anderen Leistungen aus Abschnitt B berechnet werden.

Anstelle oder neben der Visite im Krankenhaus sind die Leistungen nach den Nummern 1, 3, 4, 5, 6, 7, 8, 15, 48, 50 und/oder 51 nicht berechnungsfähig.

Wird mehr als eine Visite an demselben Tag erbracht, kann für die über die erste Visite hinausgehenden Visiten nur die Leistung nach Nummer 46 berechnet werden.

Die Leistung nach Nummer 45 und 46 ist nur berechnungsfähig, wenn diese durch einen liquidationsberechtigten Arzt des Krankenhauses oder dessen ständigen ärztlichen Vertreter persönlich erbracht wird.

Mehr als zwei Visiten dürfen nur berechnet werden, wenn sie durch die Beschaffenheit des Krankheitsfalls geboten waren oder verlangt wurden. Wurde die Visite verlangt, muss dies in der Rechnung angegeben werden.

Der Ausschluss der Leistungen nach den Gebührenordnungspositionen 45 und 46 neben den Leistungen nach dem Abschnitt B. Grundleistungen legt fest, dass die Gebührenordnungspositionen 1, 3, 5, 6, 7 und 8 neben Visiten nicht berechnungsfähig sind. Jedoch können die Leistungen nach GOP 1 und 7 oder 3 und 7 immer mit Uhrzeit abgerechnet werden, wenn die Leistungen nicht im Rahmen der regulären Visite durchgeführt wurden. Die Uhrzeitangabe auf der Rechnung ist erforderlich, da die Grundleistungen auch nicht „anstelle" der Visiten berechnungsfähig sind.

Der Ausschluss der Beratungs- und Untersuchungsleistungen nach 1 und 8 anstelle oder neben der Visite bedeutet also nicht, dass die betreffenden Leistungen während eines stationären Krankenhausaufenthaltes nicht abrechnungsfähig sind. Zwei Visiten sind vor allen Dingen im postoperativen Zeitraum geboten, also an den ersten postoperativen Tagen. Weitere Visiten darüber hinaus müssen medizinisch notwendig sein. Eine Rechnungsbegründung muss allerdings dann zwingend erfolgen, wenn die Visite vom Patienten verlangt wird. Gemäß der Bestimmung ist eine Visite auch nicht delegierbar.

Beispiel Visite

Datum	GOP	Legende	Uhrzeit/Begründung
08.01.	45	Visite	7 Uhr
08.01.	46	Zweitvisite	14 Uhr
08.01.	46	Zweitvisite	19.30 Uhr (postoperative Komplikation)

Wer die Abrechnungsbestimmungen der GOP 60 genau beachtet, vermeidet Auseinandersetzungen mit der Versicherung. Den Abrechnungsbestimmungen der GOP 60 ist bereits zu entnehmen, dass der liquidierende Arzt sich in unmittelbarem zeitlichem Zusammenhang mit dem Patienten persönlich und dessen Erkrankung befasst hat. Damit scheidet eine Berechnung durch den Pathologen oder den Laborarzt aus.

Denkbar wäre der Ansatz der GOP 60 dagegen, wenn der Chefarzt zuvor mit dem einweisenden Arzt eine konsiliarische Erörterung durchgeführt hat und der Patient in unmittelbarem zeitlichen Zusammenhang beim Chefarzt anschließend vorstellig wird.

GOP 60	Konsiliarische Erörterung zwischen zwei oder mehr liquidationsberechtigten Ärzten, für jeden Arzt	120 Punkte	6,99 €

Abrechnungsbestimmung

Die Leistung nach Nummer 60 darf nur berechnet werden, wenn sich der liquidierende Arzt zuvor oder in unmittelbarem zeitlichem Zusammenhang mit der konsiliarischen Erörterung persönlich mit dem Patienten und dessen Erkrankung befasst hat. Die Leistung nach Nummer 60 darf auch dann berechnet werden, wenn die Erörterung zwischen einem liquidationsberechtigten Arzt und dem ständigen persönlichen ärztlichen Vertreter eines anderen liquidationsberechtigten Arztes erfolgt. Die Leistung nach Nummer 60 ist nicht berechnungsfähig, wenn die Ärzte Mitglieder derselben Krankenhausabteilung sind. Sie ist nicht berechnungsfähig für routinemäßige Besprechungen (z.B. Röntgenbesprechung, Klinik- oder Abteilungskonferenz, Team- oder Mitarbeiterbesprechung, Patientenübergabe).

Nicht abrechnungsfähig ist das Konsil nach GOP 60, wenn Ärzte Mitglieder derselben Krankenhausabteilung sind. Das Ausstellen des Konsilscheines ist nicht mit der GOP 70 berechnungsfähig.

Auch ist zu beachten, dass Besuchsgebühren nach Nummern 48, 50 und 51 für Besuche im Krankenhaus durch Krankenhausärzte und Belegärzte im Krankenhaus nicht berechnungsfähig sind.

1.3 Ausgewählte Sonderleistungen in der Ambulanz

Als Sonderleistungen werden die Leistungen ab dem Kapitel C. der GOÄ verstanden. Sie werden als „nichtgebietsbezogene" Sonderleistungen benannt. Ähnlich wie in der Struktur des Euro-EBM können alle Fachgruppen auf diesen Bereich der Sonderleistungen zugreifen.

Dieses Kapitel beschränkt sich auf die gängigsten Leistungsbereiche, wie sie vorwiegend in der Ambulanz zum Einsatz kommen. Hierzu zählen:

- Verbände,
- Blutentnahmen,
- Injektionen,
- Infusionen,
- Punktionen,
- Kontrastmitteleinbringungen und
- sonografische Leistungen.

Aber auch die intensivmedizinischen Leistungen und die Zuschläge des ambulanten Operierens sind in der GOÄ im Kapitel der nichtgebietsbezogenen Sonderleistungen gelistet. Nach den Übersichten zu den einzelnen Gebührenordnungspositionen finden Sie wichtige Hinweise zu deren Kombinationen und Ausschlüssen. Im stationären postoperativen Bereich kommen ebenfalls einige dieser Leistungsbereiche zur Anwendung.

Verbände (s. Tab. 18)

Tab. 18 Verbände

GOP	Leistungslegende	Punkte/ 1,0-facher Satz
200	Verband – ausgenommen Schnell- und Sprühverbände, Augen-, Ohrenklappen oder Dreiecktücher	45/2,62 €
201	Redressierender Klebeverband des Brustkorbs oder dachziegelförmiger Klebeverband – ausgenommen Nabelverband	65/3,75 €
204	Zirkulärer Verband des Kopfes oder Rumpfes, stabilisierender Verband des Halses, des Schulter- oder Hüftgelenks oder einer Extremität über mindestens zwei große Gelenke; Schanz'scher Halskrawattenverband; Kompressionsverband	95/5,54 €
206	Tape-Verband eines kleinen Gelenks	70/4,08 €
207	Tape-Verband eines großen Gelenks oder Zinkleimverband	100/5,83 €
208	Stärke- oder Gipsfixation, zusätzlich zu einem Verband	30/1,75 €
209	Großflächiges Auftragen von Externa zur Behandlung von Hautkrankheiten mindestens einer Körperregion (Extremität, Kopf, Brust, Bauch, Rücken), je Sitzung	150/8,74 €
210	Kleiner Schienenverband – auch als Notverband bei Frakturen	75/4,37 €
211	Kleiner Schienenverband – bei Wiederanlegung derselben, gegebenenfalls auch veränderten Schiene	60/3,50 €
212	Schienenverband mit Einschluss von mind. zwei großen Gelenken – auch als Notverband bei Frakturen	160/9,33 €
213	Schienenverband mit Einschluss von mindestens zwei großen Gelenken – bei Wiederanlegung derselben, ggf. auch veränderten Schiene	100/5,83 €
214	Abduktionsschienenverband – auch mit Stärke- oder Gipsfixation	240/13,99 €
217	Streckverband	230/13,41 €
218	Streckverband mit Nagel- oder Drahtextension	660/38,74 €
225	Gipsfingerling	70/4,08 €
227	Gipshülse mit Gelenkschienen	300/17,49 €
228	Gipsschienenverband oder Gipspantoffel	190/11,07 €
229	Gipsschienenverband – bei Wiederanlegung derselben, gegebenenfalls auch veränderten Schiene	130/7,58 €
230	Zirkulärer Gipsverband – gegebenenfalls als Gipstutor	300/17,49 €
231	Zirkulärer Gehgipsverband des Unterschenkels	360/20,98 €

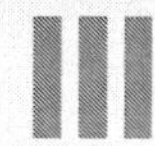

GOP	Leistungslegende	Punkte/ 1,0-facher Satz
232	Zirkulärer Gipsverband mit Einschluss von mindestens zwei großen Gelenken (Schulter-, Ellenbogen-, Hand-, Knie-, Sprunggelenk)	430/25,06 €
8235	Zirkulärer Gipsverband mit Einschluss von mindestens zwei großen Gelenken (Schulter-, Ellenbogen-, Hand-, Knie-, Sprunggelenk)	750/43,72 €
236	Zirkulärer Gipsverband des Rumpfes	940/54,79 €
237	Gips- oder Gipsschienenverband mit Einschluss von mindestens zwei großen Gelenken	370/21,57 €
238	Gipsschienenverband mit Einschluss von mindestens zwei großen Gelenken – bei Wiederanlegung derselben, gegebenenfalls auch veränderten Schiene	200/11,66 €
239	Gipsverband für Arm mit Schulter oder Bein mit Beckengürtel	750/43,72 €
240	Gipsbett oder Nachtschale für den Rumpf	940/54,79 €
245	Quengelverband zusätzlich zum jeweiligen Gipsverband	110/6,41 €
246	Abnahme des zirkulären Gipsverbands	150/8,74 €
247	Fensterung, Spaltung, Schieneneinsetzung, Anlegung eines Gehbügels oder einer Abrollsohle bei einem nicht an demselben Tag angelegten Gipsverband	110/6,41 €

Wichtige Hinweise zur Abrechnung von Verbänden

Bei Verbandleistungen nach den Gebührenordnungspositionen 200 und Folgende in der Ambulanz ist immer an die Berechnung der Auslagen gemäß § 10 GOÄ zu denken.

Unter „Kosten für sonstige Materialien", die in der Ambulanz nach § 10 Abs. 1 Satz 1 der GOÄ abrechnungsfähig sind, fallen die tatsächlich entstandenen Kosten. Pauschalen sind nicht zulässig.

Kostenansatz gibt es beispielsweise für Nahtmaterialien, Wundklammern, Draht, Füllmaterial, Silberstifte, Netzverbände, Schienen, Gips, Gehbügel, Abrollsohlen, so wie sie beim Patient verwendet wurden. Auch für am Patienten verwendete Ampullen ist Kostenersatz zu berechnen.

Für entstandene Kosten je angeführtes Produkt bis zu 25,65 € ist kein Einzelnachweis nötig.

Um die richtige Abrechnungsposition für Leistungen aus dem Kapitel Verbände zu finden, spielt die Gelenkdefinition eine große Rolle. So gelten als große Gelenke Schulter-, Ellenbogen-, Hand-, Knie-, Fußgelenk und als kleine Gelenke Finger- und Zehengelenke.

Die Gebührenordnungsposition 200 ist nicht nur mehrfach berechnungsfähig, sie kann auch neben der Wundbehandlung nach GOP 2006 Entfernung von Fäden und Klammern sowie nach GOP 2007 berechnet werden.

Neben Schienenverbänden nach den Gebührenordnungspositionen 210, 211, 212, 213 und 214 ist auch der Verband nach GOP 200 abrechenbar.

Die GOP 204 kann auch für den Rucksackverband, den Désault-Verband, den Gilchrist-Verband oder auch das Anlegen einer vorgefertigten Halskrawatte angesetzt werden. Zudem ist GOP 204 für das Anlegen eines Kompressionsverbandes bei starker Blutung nach Blutentnahme abrechnungsfähig.

GOP 207 ist neben dem Verband nach GOP 200 abrechenbar.

Neben GOP 208 (Stärke- oder Gipsfixation zusätzlich zu einem Verband) sind ebenfalls die Leistungen nach den Gebührenordnungspositionen 200, 201 und 204 abrechnungsfähig.

GOP 209 (Auftragen von Externa großflächig) ist neben GOP 200 (Verband) abrechenbar. GOP 209 ist berechnungsfähig bei allergischen Superinfektionen, Ulcus cruris, Verbrennungen oder Dekubitus.

Die GOP 204 kann laut Urteil des Landessozialgerichts Nordrhein-Westfalen vom 17.12.1968 zusätzlich zu GOP 200 bei Ulcus cruris angesetzt werden (Az.: L1 Ka 34/68).

Blutentnahmen, Injektionen, Infiltrationen, Infusionen, Transfusionen, Implantation, Abstrichentnahmen

Bei dem folgenden Leistungsbereich (s. Tab. 19) sind die Leistungen nach GOP 250 und 250a als technische Leistungen definiert. Hier liegt der Regelsatz bei 1,8-fachem Gebührenfaktor. Alle übrigen Leistungen dieses Bereiches sind ärztliche Leistungen. Der Gebührenfaktor liegt bei 2,3-fach des einfachen Gebührensatzes.

Auszug aus den Abrechnungsbestimmungen

Wird die GOP 261 im Zusammenhang mit einer Anästhesie/Narkose berechnet, ist das Medikament in der Rechnung anzugeben.

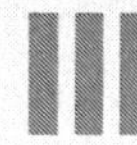

Tab. 19 Injektionsleistungen

GOP	Leistungslegende	Punkte/1,0-facher Satz
250	Blutentnahme mittels Spritze, Kanüle oder Katheter aus der Vene	40/2,33 €
250a	Kapillarblutentnahme bei Kindern bis zum vollendeten 8. Lebensjahr	40/2,33 €
251	Blutentnahme mittels Spritze oder Kanüle aus der Arterie	60/3,50 €
252	Injektion, subkutan, submukös, intrakutan oder intramuskulär	40/2,33 €
253	Injektion, intravenös	70/4,08 €
254	Injektion, intraarteriell	80/4,66 €
255	Injektion, intraartikulär oder perineural	95/5,54 €
256	Injektion in den Periduralraum	185/10,78 €
257	Injektion in den Subarachnoidalraum	400/23,31 €
258	Injektion, intraaortal oder intrakardial – ausgenommen bei liegendem Aorten- oder Herzkatheter	180/10,49 €
259	Legen eines Periduralkatheters – in Verbindung mit der Anlage eines subkutanen Medikamentenreservoirs	600/34,97 €
260	Legen eines arteriellen Katheters oder eines zentralen Venenkatheters – einschließlich Fixation –, nicht neben 355 bis 361, 626 bis 632 und/oder 648	200/11,66 €
261	Einbringung von Arzneimitteln in einen parenteralen Katheter, nicht berechnungsfähig für die Einbringung von Anästhetika, Anästhesieadjuvantien und Anästhesieantidoten in Zusammenhang mit einer Anästhesie/Narkose	30/1,75 €

Die Gebührenordnungspositionen 252 bis 258 und 261 sind nicht mehrfach berechnungsfähig, wenn im zeitlichen Zusammenhang mehrere Arzneimittel bei liegender Kanüle nacheinander verabreicht werden.

Wichtige Hinweise zur Abrechnung von Injektionsleistungen

Auch hier gilt: Vergessen Sie nicht, die Kosten für Injektionslösungen gemäß § 10 GOÄ in Rechnung zu stellen.

Die Blutentnahme nach GOP 250 ist an einem Behandlungstag mit Uhrzeitangabe mehrfach berechnungsfähig. Erschwernisse bei der Leistungserbringung (schlechte Venenverhältnisse) können über einen höheren Steigerungsfaktor gemäß § 5 berücksichtigt werden.

GOP A250 (präoperatives prophylaktisches Legen einer Venen-Verweilkanüle) kann entsprechend einer Empfehlung der Bundesärztekammer analog nach GOP 250 berechnet werden, wenn keine Injektion oder Infusion über sie durchgeführt wird.

Die Blutentnahme bei Föten ist nach den GOP 1012 bis 1014 abrechenbar.

GOP 252 ist je Inanspruchnahme bei unterschiedlichen Applikationsformen und nicht mischbaren Injektionslösungen auch mehrfach berechnungsfähig.

Bei GOP 253 kann bei überdurchschnittlich langsamen Injektionen (Kalzium, Antibiotikum oder großem Volumen) der damit verbundene Zeitaufwand über einen höheren Steigerungsfaktor gemäß § 5 GOÄ berücksichtigt werden. Der Übergang von GOP 253 zur Infusion nach GOP 271 wird im Kommentar Brück zur GOÄ bei einem verabreichten Volumen von mehr als 20 ml definiert.

Bei einer intraarteriellen Injektion nach GOP 254 ist ein erforderlicher Kompressionsverband nach GOP 204 berechnungsfähig.

Bei einer intraartikulären oder perineuralen Injektion nach GOP 255 kann die erforderliche Lokalanästhesie nach GOP 490 bzw. 491 sowie der erforderliche Kompressionsverband nach GOP 204 zusätzlich angesetzt werden.

Im Bereich der Abrechnung der Infusionsleistungen (s. Tab. 20 und 21) sind die Abrechnungsbestimmungen sehr umfangreich.

Zu beachten sind vor allen Dingen die Begrenzungen der Abrechnung auf den Behandlungstag.

Tab. 20 Sonstige Injektionen und Infiltrationsleistungen

GOP	Leistungslegende	Punkte/1,0-facher Satz
263	Subkutane Hyposensibilisierungsbehandlung (Desensibilisierung), je Sitzung	263/5,25 €
264	Injektions- und/oder Infiltrationsbehandlung der Prostata, je Sitzung	120/6,99 €
265	Auffüllung eines subkutanen Medikamentenreservoirs oder Spülung eines Ports, je Sitzung	60/3,50 €
266	Intrakutane Reiztherapie (Quaddelbehandlung), je Sitzung	60/3,50 €
267	Medikamentöse Infiltrationsbehandlung im Bereich einer Körperregion, je Sitzung, auch paravertebrale oder perineurale oder perikapsuläre oder retrobulbäre Injektion und/oder Infiltration	80/4,66 €
268	Medikamentöse Infiltrationsbehandlung im Bereich mehrerer Körperregionen (auch eine Körperregion beidseitig), je Sitzung	130/7,58 €
269	Akupunktur zur Behandlung von Schmerzen, je Sitzung	200/11,66 €
269a	Akupunktur, Mindestdauer 20 Min., zur Behandlung v. Schmerzen, nicht neben 269, je Sitzung	350/20,40 €

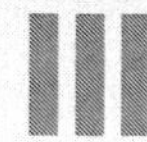

Tab. 21 Infusionen

GOP	Leistungslegende	Punkte/1,0-facher Satz
270	Infusion, subkutan	80/4,66 €
271	Infusion, intravenös, bis zu 30 Minuten Dauer	120/6,99 €
272	Infusion, intravenös, von mehr als 30 Minuten Dauer	180/10,49 €
273	Infusion, intravenös – gegebenenfalls mittels Nabelvenenkatheter oder in die Kopfvene –, bei einem Kind bis zum vollendeten 4. Lebensjahr	180/10,49 €
274	Dauertropfinfusion, intravenös, von mehr als 6 Stunden Dauer – ggf. einschl. Infusionsplan und Bilanzierung –, nicht neben 271 bis 273, 275 und/oder 276	320/18,65 €
275	Dauertropfinfusion von Zytostatika, von mehr als 90 Minuten Dauer	360/20,98 €
276	Dauertropfinfusion von Zytostatika, von mehr als 6 Stunden Dauer	540/31,48 €
277	Infusion, intraarteriell, bis zu 30 Minuten Dauer	180/10,49 €
278	Infusion, intraarteriell, von mehr als 30 Minuten Dauer	240/13,99 €
279	Infusion in das Knochenmark	180/10,49 €

§

Auszüge aus den Abrechnungsbestimmungen

Die Leistungen nach den Nummern 270 und 273 bis 281 können jeweils nur 1x je Behandlungstag berechnet werden.

Die Leistungen nach den Nummern 271, 272 und 273 sind im Zusammenhang mit einer Anästhesie/Narkose nicht berechnungsfähig für die Einbringung von Anästhetika, Anästhesieadjuvantien und Anästhesieantidoten.

Die zweimalige Berechnung der 271 oder 272 setzt gesonderte Punktionen verschiedener Blutgefäße voraus.

Die Leistungen nach Nummer 271 oder 272 sind je Gefäßzugang einmal, insgesamt jedoch nicht mehr als zweimal je Behandlungstag berechnungsfähig.

Gegebenenfalls erforderliche Gefäßpunktionen sind Bestandteil der Leistungen nach den Nummern 270 bis 287 und mit den Gebühren abgegolten.

Die Leistungen nach den Nummern 271 bis 276 sind nicht nebeneinander berechnungsfähig.

Werden die Leistungen nach Nummer 271, 272 oder 273 im Zusammenhang mit einer Anästhesie/Narkose berechnet, ist das Medikament in der Rechnung anzugeben.

Die Infusionsleistungen nach 271 und Folgende sind neben GOP 260 (arterieller Katheter oder zentraler Venenkatheter) nicht ausgeschlossen. Neben GOP 267 (medikamentöse Infiltrationsbehandlung) sind die GOP 252, 266 und 268 ausgeschlossen.

Die subkutane, submuköse, intrakutane oder intramuskuläre Injektion nach GOP 252 ist neben einer intravenösen Injektion nach GOP 253 auch bei Verwendung desselben Wirkstoffs berechnungsfähig, sofern die unterschiedliche Applikation auch medizinisch indiziert ist.

Die Leistungen 271 bis 276 sind nicht nebeneinander berechnungsfähig. Wird die Leistung 271 jedoch nach einer Leistung nach GOP 274, 275 und 276 erbracht, ist eine Berechnung möglich. Eine Uhrzeitangabe ist dann obligatorisch.

Auch hier gilt: Vergessen Sie nicht die Kosten für Injektionslösungen gemäß § 10 GOÄ in Rechnung zu stellen.

Beim Ansatz der 271 und 272 ist die Einschränkung gemäß § 4 der GOÄ (Abs. 2 Nr. 3) zu beachten. Danach sind die Nrn. 271 und 272 während der stationären Behandlung nur dann berechenbar, wenn die Leistungen durch den Wahlarzt oder dessen ständigen Vertreter erbracht wurden.

Zur GOP 275 und 276 lohnt ein Blick in den Kommentar Brück: Dieser führt hierzu aus, dass alle Betreuungsleistungen mit GOP 275 und 276 abgegolten sind. Werden zusätzlich weitere Medikamente in den parenteralen Katheter injiziert, kann GOP 261* zusätzlich abgerechnet werden. Die Verweilgebühr nach GOP 56 ist nur im Anschluss, also nach den 6 Stunden, berechnungsfähig. Ist aus medizinischen Gründen eine weitere Dauertropfinfusion von mindestens 6 Stunden erforderlich, so ist an demselben Tag – jedoch zeitlich getrennt von der ersten Infusion – die GOP 276 erneut abrechnungsfähig. Die Zeiten (Beginn und Ende) sind in diesen Fällen in der Abrechnung anzugeben. Dies gilt analog auch für GOP 275 Dauertropfinfusion von Zytostatika mindestens 90 Minuten. (Quelle: Brück Kommentar zur Gebührenordnung für Ärzte [GOÄ] GOP 275 Version 4.11)

* Gemäß Anmerkung zur GOP 261 ist das Medikament nur im Zusammenhang mit einer Narkose in der Rechnung anzugeben.

Tabelle 22 erfasst die Transfusionsleistungen.

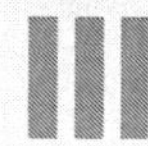

Tab. 22 Transfusionen

GOP	Leistungslegende	Punkte/1,0-facher Satz
280	Transfusion der ersten Blutkonserve (auch Frischblut) oder des ersten Blutbestandteilpräparats	330/19,23 €
281	Transfusion der ersten Blutkonserve (auch Frischblut) oder des ersten Blutbestandteilpräparats bei einem Neugeborenen – einschließlich Nabelvenenkatheterismus	450/26,23 €
282	Transfusion jeder weiteren Blutkonserve (auch Frischblut) oder jedes weiteren Blutbestandteilpräparats im Anschluss an die Leistungen nach Nummer 280 oder 281	150/8,74 €
286	Reinfusion der ersten Einheit (mind. 200 Milliliter) Eigenblut oder Eigenplasma	220/12,82 €
286a	Reinfusion jeder weiteren Einheit (mind. 200 Milliliter) Eigenblut oder Eigenplasma im Anschluss an Leistung nach 286	100/5,83 €
287	Blutaustauschtransfusion (z.B. bei schwerster Intoxikation)	800/46,63 €
288	Präoperative Entnahme einer Einheit Eigenblut (mind. 400 Milliliter) zur späteren Retransfusion bei Aufbewahrung als Vollblutkonserve – ggf. einschl. Konservierung	230/13,41 €
289	Präoperative Entnahme einer Einheit Eigenblut (mind. 400 Milliliter) zur späteren Retransfusion – einschl. Auftrennung des Patientenblutes in ein Erythrozytenkonzentrat und eine Frischplasmakonserve, Versetzen des Erythrozytenkonzentrats mit additiver Lösung bei +2°C bis +6°C sowie Schockgefrieren des Frischplasmas und anschließender Aufbewahrung bei −30°C oder darunter	350/20,40 €

Bei den Abrechnungsbestimmungen sind die Begrenzungen der Abrechnung auf den Behandlungstag und Dokumentationspflichten zu beachten.

§

Auszug aus den Abrechnungsbestimmungen

Die Leistungen nach den Nummern 280, 281, 283, 286 sowie 287 können jeweils nur 1x je Behandlungstag berechnet werden.

Die Leistungen nach den Gebührenordnungspositionen 280, 281, 282, 286, 286a beinhalten auch die Identitätssicherung im AB0-System (bedside-test) und die Dokumentation der Konserven- bzw. Chargen-Nummer.

Die Infusion von Albumin oder von Präparaten, die als einzigen Blutbestandteil Albumin enthalten, ist nicht nach einer Leistung nach den Gebührenordnungspositionen 280, 281 und 282 berechnungsfähig.

Im selben Kapitel sind auch die Abstriche enthalten. Hier stehen für die zytologische Untersuchung die GOP 297 und für die mikrobiologische Untersuchung die GOP 298 zur Verfügung. Beide Leistungen beinhalten Entnahme und Aufbereitung von Abstrichmaterial zur zytologischen Untersuchung – gegebenenfalls einschließlich der Fixierung. Gemäß der Abrechnungsbestimmungen sind die Kosten mit der Leistung abgegolten.

Bei Abstrichentnahme aus verschiedenen Körperregionen können GOP 297 und 298 auch mehrfach zur Abrechnung kommen.

Punktionen

Das umfangreiche Kapitel der Punktionsleistungen enthält insgesamt 20 Punktionsleistungen. Tabelle 23 beschränkt sich in alphabetischer Reihenfolge auf die Punktionsarten, die häufig im Krankenhaus vorkommen. Entsprechende Nebenleistungen werden bereits berücksichtigt.

Gewebeentnahme aus der Pleura – gegebenenfalls einschließlich Punktion – sind nach GOP 308 abzurechnen.

Untersuchung von natürlichen Gängen oder Fisteln mittels Sonde oder Einführung eines Fistelkatheters fallen unter GOP 321.

Tab. 23 Punktionsarten

Punktionsart	GOP
Abszesspunktion (mit Spülsaugdrainage)	303 + 2015
Aszitespunktion diagnostisch (ohne Drainage)	307
Aszitespunktion therapeutisch (mit Drainage)	307 + 2015
Ellenbogen- oder Kniegelenkspunktion	301
Knochenmarkspunktion	311
Knochenstanze ggf. einschl. Entnahme von Knochenmark	312
Lumbalpunktion	305
Lymphknoten- oder Punktion der Mamma	314
Menghini-Punktion der Leber	315 + 410
Pleurapunktion diagnostisch (ohne Drainage)	307
Pleurapunktion therapeutisch (mit Drainage)	307 + 2970
Punktion eines Schleimbeutels	303
Punktion Leber, Milz, Niere, Hoden	315
Schilddrüsenpunktion	319
Sonografisch gesteuerte Stanzbiopsie (Leber, Niere, etc.)	312a + 410
Sonografisch gesteuerte Feinnadelpunktion (Leber, Niere, etc.)	315 + 410

§ **Abrechnungsbestimmung zu Punktionen**

Zum Inhalt der Leistungen für Punktionen gehören die damit im Zusammenhang stehenden Injektionen, Instillationen, Spülungen sowie Entnahmen z.B. von Blut, Liquor, Gewebe.

Die Abschnitte Kontrastmitteleinbringungen, Herzkathetereinbringung und sonstige Kontrastmitteleinbringung werden im Kapitel IV.7 „Angiografie“ behandelt.

Sonografische Leistungen

Den GOÄ-Gebührenordnungspositionen zu den sonografischen Leistungen sind sieben Allgemeine Bestimmungen vorangestellt, die es bei der Erbringung und Abrechnung dieser Leistungen zu beachten gilt.

Inhaltlich regeln die Allgemeinen Bestimmungen bei den Zuschlägen den 1,0-fachen Steigerungsfaktor, die Ansatzhäufigkeit je Sitzung und gegenseitige Abrechnungsausschlüsse innerhalb des Kapitels.

§

1. Die Zuschläge nach den Nummern 401 sowie 404 bis 406 sind nur mit dem 1,0-fachen Gebührensatz berechnungsfähig.
2. Zuschläge bzw. Leistungen nach den Nummern 401 bis 418 sowie 422 bis 424 sind je Sitzung jeweils nur 1x berechnungsfähig.
3. Die Zuschläge bzw. Leistungen nach den Nummern 410 bis 418 sind nicht nebeneinander berechnungsfähig.
4. Die Leistungen nach den Nummern 422 bis 424 sind nicht nebeneinander berechnungsfähig.
5. Mit den Gebühren für die Zuschläge bzw. Leistungen nach den Nummern 401 bis 424 ist die erforderliche Bilddokumentation abgegolten.
6. Als Organe im Sinne der Leistungen nach den Nummern 410 und 420 gelten neben den anatomisch definierten Organen auch der Darm, Gelenke als Funktionseinheiten sowie Muskelgruppen, Lymphknoten und/oder Gefäße einer Körperregion. Als Organ gilt die jeweils untersuchte Körperregion unabhängig davon, ob nur Gefäße oder nur Lymphknoten oder Gefäße und Lymphknoten bzw. Weichteile untersucht werden. Die Darstellung des Darms gilt als eine Organuntersuchung unabhängig davon, ob der gesamte Darm, mehrere Darmabschnitte oder nur ein einziger Darmabschnitt untersucht werden.
7. Die sonographische Untersuchung eines Organs erfordert die Differenzierung der Organstrukturen in mindestens zwei Ebenen und schließt gegebenenfalls die Untersuchung unterschiedlicher Funktionszustände und die mit der gezielten Organuntersuchung verbundene Darstellung von Nachbarorganen mit ein.

Beachten Sie, dass die Zuschläge nach GOP 402 und 403 im Kapitel A „Gebühren in besonderen Fällen“ gelistet sind. Das bedeutet, dass sie abweichend zu den Allgemeinen Bestimmungen bis zum 2,5-fachen des Vergütungssatzes bemessen werden dürfen. Die Schwierigkeit bei der Durchführung ist jedoch in der Rechnungsbegründung anzugeben.

Die Ansatzbeschränkung der Gebührenordnungspositionen 401 bis 418 auf einmal je Sitzung bedeutet, dass diese nur unter medizinischer Notwendigkeit mehr als einmal am Tag berechnungsfähig sind. Die Uhrzeit und die Begründung der medizinischen Notwendigkeit sollten in der Rechnung angegeben werden.

Unter anatomisch definierten Organen sind neben dem Darm im Abdomen folgende definiert: Gallenblase, Gallenwege, Milz, Pankreas, Niere re., Niere li., Harnblase, Leber, Magen, Milz, Pleura und Aorta.

Als Gefäßorgane gelten: Arterien beider Handgelenke, der Ellenbeugen, Achseln, Fußrücken, Sprunggelenke, Kniegelenke, Kniekehlen, Leisten sowie die tastbaren Arterien an Hals und Kopf und die oberflächlichen Bein- und Halsvenen.

Die Zuschläge (s. Tab. 24 u. 25)

Tab. 24 Zuschläge für Sonografie

GOP	Leistungslegende	Punkte/1,0-facher Satz
401	Zuschlag zu den sonografischen Leistungen nach 410 bis 418 bei Duplex-Verfahren – ggf. einschl. Farbkodierung, nicht neben 406, 422 bis 424, 644, 645, 649 und/oder 1754	400/23,31 €
402	Zuschlag zu den sonografischen Leistungen bei transösophagealer Untersuchung, nicht neben 403 sowie 676 bis 692	250/14,57 €
403	Zuschlag zu den sonografischen Leistungen bei transkavitärer Untersuchung, nicht neben 402 sowie 676 bis 692	150/8,74 €
404	Zuschlag zu Doppler-sonografischen Leistungen bei Frequenzspektrumanalyse – einschl. graf. oder Bilddokumentation –, nicht neben 422, 423, 644, 645, 649 und/oder 1754	250/14,57 €
405	Zuschlag zu den Leistungen nach Nummer 415 oder 424 – bei zusätzlicher Untersuchung mit cw-Doppler	200/11,66 €
406	Zuschlag zu der Leistung nach 424 – bei zusätzlicher Farbkodierung	200/11,66 €
408	Transluminale Sonografie, je Sitzung	200/11,66 €

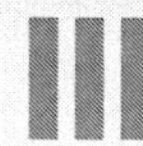

Tab. 25 Ultraschalluntersuchungen

GOP	Leistungslegende	Punkte/1,0-facher Satz
410	Ultraschalluntersuchung eines Organs	200/11,66 €
412	Ultraschalluntersuchung des Schädels bei einem Säugling/ Kleinkind bis zum vollendeten 2. Lebensjahr	280/16,32 €
413	Ultraschalluntersuchung der Hüftgelenke bei einem Säugling/ Kleinkind bis zum vollendeten 2. Lebensjahr	280/16,32 €
415	Ultraschalluntersuchung i.R. der Mutterschaftsvorsorge – gegebenenfalls einschließlich Biometrie und Beurteilung der Organentwicklung	300/17,49 €
417	Ultraschalluntersuchung der Schilddrüse	210/12,24 €
418	Ultraschalluntersuchung einer Brustdrüse – ggf. einschl. der regionalen Lymphknoten	210/12,24 €
420	Ultraschalluntersuchung von bis zu drei weiteren Organen, Leistungen im Anschluss an Leistungen nach 410 bis 418, je Organ, je Sitzung höchstens dreimal	80/4,66 €

Ultraschalluntersuchungen

Zu den gängigen Ultraschalluntersuchungspositionen, die täglich im Krankenhaus vorkommen, zählen die GOP 410 für die Untersuchung eines Organs sowie die GOP 420 für bis zu drei weitere Organe im Anschluss an die GOP 410 in derselben Sitzung. Zudem kommen häufig die GOP 417 für die Schilddrüsenuntersuchung und die GOP 418 für die Untersuchung einer Brustdrüse zum Ansatz (s. Tab. 25). Die Ultraschalluntersuchung im Rahmen der Mutterschaftsvorsorge nach GOP 415 und die Ultraschalluntersuchungen für Säuglinge und Kleinkinder nach GOP 412 (Schädel) und GOP 413 (Säuglingshüfte) runden das Kapitel ab. Es ist in jedem Falle empfehlenswert, sich an den umfangreichen Empfehlungen der Bundesärztekammer zu den Ultraschalluntersuchungen zu orientieren.

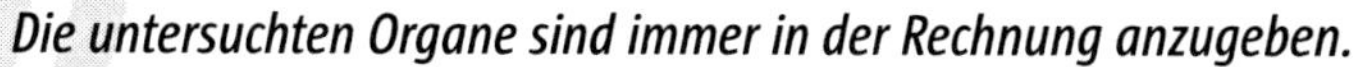

Die untersuchten Organe sind immer in der Rechnung anzugeben.

Laut Empfehlung der Bundesärztekammer vom 08.04.2005 (Deutsches Ärzteblatt 102, Heft 14, „Ultraschalluntersuchungen") kann bei einer Ultraschalluntersuchung von mehr als sechs Organen der erhöhte Zeitbedarf über den Gebührenrahmen nach § 5 berücksichtigt werden.

Während also beispielsweise für die Sonografie der vier Organe Leber, Gallenblase, Gallenwege, Milz die Gebührenordnungspositionen 410 – 420 – 420 – 420 jeweils mit dem 2,3-fachem Gebührensatz anzusetzen sind, kann z.B. die Sonografie von mehr als sechs Organen im Abdomen innerhalb des Gebührenrahmens nach § 5 bis zum 3,5-fachen Satz berechnet werden.

Beispiel 1

Bei einer Ultraschalluntersuchung werden 4 Organe erbracht (Leber, Gallenblase, Gallenwege und Milz)

410 Leber Faktor 2,3-facher Satz

420 Gallenblase + 420 Gallenwege + 420 Milz Faktor 2,3-facher Satz

Beispiel 2

Bei einer Ultraschalluntersuchung werden 9 Organe erbracht (Leber, Gallenblase, Gallenwege, Milz, Aorta, Niere rechts, Niere links, Harnblase, Harnwege)

410 Leber Faktor 2,3-fach

420 (Gallenblase, Gallenweg, Milz) + 420 (Niere rechts, Niere links, Harnblase) + 420 (Harnwege); statt des 2,3-fachen Gebührenfaktors kommt der 3,5-fache Gebührenfaktor zum Ansatz.

Rechnungsbegründung: „Zeitintensive Erbringung der Leistungen nach 420 bei Darstellung von 9 Organen: Leber, Gallenblase, Gallenwege, Milz, Aorta, Niere rechts, Niere links, Harnblase, Harnwege).

Die Bilddokumentation der einzelnen Organe im Überblick oder einzeln ist Voraussetzung zur Leistungserbringung.

Bei Adipositas bzw. Gasüberlagerung bei den Ultraschalluntersuchungen nach GOP 410 und/oder 420 kann ebenfalls der Steigerungsfaktor gem. § 5 zur Anwendung kommen. Die Begründung liegt dann in der zeitaufwendigen schwierigen Durchführung/Organdarstellung wegen Adipositas und/oder Darmgasüberlagerung (Zeitaufwand in der Untersuchung wegen schwierigerer Diagnosestellung).

Es ist unzulässig, umfangreichere Ultraschalluntersuchungen auf mehrere Termine zu verteilen, um die Abrechnungsbeschränkungen zu umgehen.

Nach § 1 der GOÄ dürfen nur *medizinisch notwendige* Leistungen berechnet werden.

Bei Therapieverlaufskontrollen zu unterschiedlichen Uhrzeiten am selben Tag ist ein erneuter Ansatz mit Begründung jedoch möglich. Gründe können z.B. Verlaufskontrolle, Verschlimmerung oder Hinzutreten von Komplikationen sein, jedoch muss die Uhrzeit angegeben sein.

Weitere Empfehlungen zur Abrechnung sonografischer Leistungen laut Bundesärztekammer stehen in den Tabellen 26–31.

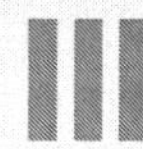

Tab. 26 Mamma-Ultraschall; Quelle: BÄK GOÄ-Ratgeber (Deutsches Ärzteblatt 102, Heft 14 vom 08.04.2005, Seite A-1000)

GOP	Leistungslegende
418	Ultraschall einer Brustdrüse – ggf. einschl. der regionalen Lymphknoten
420 (2x)	Ultraschall von bis zu drei weiteren Organen im Anschluss an Leistungen nach 410 bis 418, je Organ, je Sitzung höchstens dreimal
	Die untersuchten Organe sind in der Rechnung anzugeben, z.B. Mamma und Axilla links, Mamma und Axilla rechts, im Ausnahmefall zusätzlich extraregionale Lymphknoten der Mamma

Tab. 27 Duplexsonografische Untersuchung der Hoden und Nebenhoden; Quelle: BÄK GOÄ Ratgeber (Deutsches Ärzteblatt 102, Heft 18 vom 06.05.2005, Seite A1306)

GOP	Leistungslegende
410	Ultraschall eines Organs (Hoden rechts)
420 (3x)	Ultraschall von bis zu drei weiteren Organen
401	Zuschlag Duplex
	Die untersuchten Organe sind in der Rechnung anzugeben: Hoden rechts, Nebenhoden rechts, Nebenhoden links, Hoden links

Tab. 28 Duplexsonografische Untersuchung im Bereich des Körperstamms; Quelle: BÄK GOÄ-Ratgeber (Deutsches Ärzteblatt 102, Heft 24 vom 17.06.2005, Seite A-1764)

GOP	Leistungslegende
410	Ultraschall eines Organs
420 (3x)	Ultraschall von bis zu drei weiteren Organen
401	Zuschlag Duplex
404	Zuschlag Frequenzspektrumanalyse
	Die untersuchten Organe sind in der Rechnung anzugeben, z.B. Aorta thoracalis der Vena cava superior und inferior sowie Vena portae

Tab. 29 Duplexsonografische Untersuchung im Bereich der die Extremitäten versorgenden Gefäße; Quelle: BÄK GOÄ Ratgeber (Deutsches Ärzteblatt 102, Heft 22 vom 03.06.2005, Seite A-1612 „Doppler-Duplex-Verfahren", 4)

GOP	Leistungslegende
410	Ultraschall eines Organs
420 (3x)	Ultraschall von bis zu drei weiteren Organen
401	Zuschlag Duplex
404	Zuschlag Frequenzspektrumanalyse
	Die untersuchten Organe sind in der Rechnung anzugeben, z.B. linke Beckenregion, rechter und linker Oberschenkel, rechte Beckenregion

Tab. 30 Duplexsonografische Untersuchung hirnversorgender Gefäße; Quelle: BÄK GOÄ Ratgeber (Deutsches Ärzteblatt 102, Heft 22 vom 03.06.2005, Seite A-1612 „Doppler-Duplex-Verfahren", 4)

GOP	Leistungslegende
410	Ultraschall eines Organs
420	Ultraschall von bis zu drei weiteren Organen
645	Doppler hirnversorgender Arterien
	Die untersuchten Organe sind in der Rechnung anzugeben, Steigerung bei Farbkodierung mit Steigerungssatz gemäß § 5

Tab. 31 Duplexsonografische Untersuchung, transkraniell; Quelle: GOÄ Ratgeber (Deutsches Ärzteblatt 102, Heft 22 vom 03.06.2005, Seite A-1612 „Doppler-Duplex-Verfahren", 4)

GOP	Leistungslegende
410	Ultraschall eines Organs
420	Ultraschall von bis zu drei weiteren Organen
649	Doppler transkraniell
	Die untersuchten Organe sind in der Rechnung anzugeben, z.B. rechte und linke Hirnhälfte, Steigerung bei Farbkodierung mit Steigerungssatz nach § 5GOÄ

Der Duplexzuschlag nach GOP 401 ist neben den Leistungen nach den Gebührenordnungspositionen 644, 645 und 649 ausgeschlossen. Er kann jeweils über den Steigerungsfaktor gemäß § 5 GOÄ berücksichtigt werden.

Der Duplexzuschlag nach GOP 401 ist nur neben den Leistungen nach den Gebührenordnungspositionen 410 bis 418 möglich.

Gefäße einer Körperregion sind nach den Gebührenordnungspositionen 410 und 420 abzurechnen.

Die Farbkodierung kann über einen Steigerungsfaktor gemäß § 5 GOÄ berücksichtigt werden.

Der Zuschlag nach GOP 403 bei transkavitärer Untersuchung ist im Kapitel A „Gebühren in besonderen Fällen" gelistet und kann in besonders schwierigen Fällen nur neben den Leistungen nach den Gebührenordnungspositionen 410 und 420 im Bereich Urologie und Gynäkologie maximal bis zum 2,5-fachen Gebührensatz bemessen werden. Die Schwierigkeit ist in der Rechnungsbegründung anzugeben.

Strömungsmessungen an den Extremitäten-Venen und Extremitäten-Arterien:

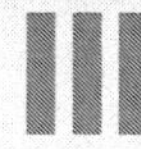

GOP 643 ist zweimal berechnungsfähig für die unidirektionale Doppleruntersuchung zur Strömungsmessung in den Arterien und Venen, jedoch nicht für linkes und rechtes Bein.

GOP 644 ist zweimal berechnungsfähig für die direktionale Dopplersonografie der Extremitäten-Venen und Extremitäten-Arterien, jedoch nicht für linkes und rechtes Bein.

Mit der problematischen Zuschlagsregelung nach der Gebührenordnungsposition 404 für die Frequenzspektrumanalyse und deren Ausschlüsse gemäß den Allgemeinen Bestimmungen befasst sich der GOÄ Ratgeber (DÄ 107, Heft 31–32, 09.08.2010), S. A-1544. Bei der Erbringung einer Doppler-echokardiografischen Untersuchung mit Bilddokumentation nach 424 (einschl. Duplexverfahren) und einer Duplex-Sonografie der hirnversorgenden Gefäße (645) im Rahmen eines Arzt-Patienten-Kontaktes ist die GOP 404 in Bezug auf die GOP 424 berechnungsfähig.

Fehlbildungsdiagnostik

Kombinationen:

415 + A 1006, Fehlbildungsdiagnostik

415 + A 1006 + A 1007, Fehlbildungsdiagnostik + Echokardiografie des Fötus

415 + A 1006 + A 1008, Fehlbildungsdiagnostik + Duplex fetomaternales Gefäßsystem

Keine Ausschlussregelung mehr bei den Gebührenordnungspositionen 1006a–1007a (Quelle: Dt. Ärzteblatt 103, Heft 3 (20.01.2006), Seite A-140)

Bei Gemini sind die Leistungen nach den Gebührenordnungspositionen 1006a, 1007a und 1008a je Mehrling berechnungsfähig.

GOP 415 ist je Sitzung abrechenbar.

Die 3D-Sonografie des Fötus, das sogenannte „Babyfernsehen“, kann mit den Zuschlägen nach den Gebührenordnungspositionen 415 + 5377a analog zum Zuschlag für computergesteuerte Analyse – einschließlich speziell nachfolgender 3D-Rekonstruktion – berechnet werden (dabei handelt es sich dann um eine individuelle Gesundheitsleistung).

Echokardiografie

Zur Durchführung einer Echokardiografie stehen 3 Gebührenordnungspositionen zur Verfügung (s. Tab. 32). Wie sich an der Bewertung der Leistungen

Tab. 32 Echokardiografische Untersuchungsleistungen

GOP	Leistungslegende	Punkte/Faktor 1,0-fach
422	Eindimensionale echokardiografische Untersuchung mittels Time-Motion-Diagramm, mit Bilddokumentation – ggf. einschl. gleichzeitiger EKG-Kontrolle	200/11,66 €
423	Zweidimensionale echokardiografische Untersuchung mittels Real-Time-Verfahren (B-Mode), mit Bilddokumentation – einschl. der Leistung nach Nummer 422	500/29,14 €
424	Zweidimensionale Doppler-echokardiografische Untersuchung mit Bilddokumentation – einschl. der Leistung nach Nummer 423 (Duplex-Verfahren)	700/40,80 €

bereits ablesen lässt, werden die eindimensionale Untersuchung (GOP 422) und die zweidimensionale echokardiografische Untersuchung (GOP 423) unterschieden. Die GOP 422 enthält ggf. eine gleichzeitige EKG-Kontrolle. Die GOP 422 ist bei der GOP 423 bereits Leistungsbestandteil. Die zweidimensionale Doppler-echokardiografische Untersuchung nach GOP 424 schließt die Leistung nach GOP 423 bereits ein.

Zur Auslegungsfrage der Abrechnung einer Echokardiographie nach den Gebührenordnungspositionen 650 ff. ist beispielsweise im Vorfeld der Echokardiographie im Rahmen einer Stufendiagnostik – neben der Ultraschalluntersuchung des Herzens – die Leistung als eine eigenständige Leistung erforderlich, so ist diese bei vorliegen einer vollständiger Ableitung, Dokumentation (Vorliegen des EKG-Streifens als Ausdruck) und Auswertung gesondert berechnungsfähig (Quelle: Abrechnung von Elektrokardiographie und Herzechokardiographie, Deutsches Ärzteblatt 110, Heft 22 [31.05.2013], S. A-1124).

Abrechnungsbeispiele zur Echokardiografie

Beispiel 1: Transthorakale Echokardiografie (TTE)

1. Tag

1 Beratung oder 3 Eingehende Beratung + 7 Organsystemuntersuchung

2. Tag

5 Symptombezogene Untersuchung

424 Echokardiografische Untersuchung (Duplex-Verfahren)

404 Frequenzspektrumanalyse

405 Zuschlag zu 424, Untersuchung mit CW-Doppler

406 Zuschlag zu 424, Farbkodierung

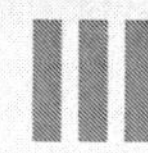

Beispiel 2: Transösophageale Echokardiografie (TEE, Schluckecho)

1. Tag

1 Beratung oder 3 Eingehende Beratung + 7 Organsystemuntersuchung

2. Tag

5 Symptombezogene Untersuchung

484 Lokalanästhesie des Kehlkopfes

424 Echokardiografische Untersuchung (Duplex-Verfahren)

404 Frequenzspektrumanalyse

405 Zuschlag zu 424, Untersuchung mit CW-Doppler

406 Zuschlag zu 424, Farbkodierung

402 Zuschlag Transösophageale Untersuchung

§

Mit dem Zuschlag nach GOP 402 TEE sind der erhöhte Schwierigkeitsgrad der Einführung und Schwierigkeiten der Beschallung abgegolten.

Quelle: ZKdBÄK (Deutsches Ärzteblatt 96, Heft 40, 08.10.1999).

!

Der Zuschlag nach GOP 402 TEE (transösophageale Durchführung) ist ebenfalls im GOÄ-Kapitel A „Gebühren in besonderen Fällen“ gelistet. Damit trifft als Zuschlag nicht der 1,0-fache Steigerungsfaktor zu, sondern es ist eine Berechnung bis zum 2,5-fachen Gebührensatz möglich. Die Rechnungsbegründung (Schwierigkeit/Zeitaufwand) ist anzugeben.

Der Duplexzuschlag nach GOP 401 ist bei GOP 424 ausgeschlossen, weil das Duplexverfahren obligat für Leistungen nach der GOP 424 ist.

In der Herzchirurgie ist die Echokardiografie auch intraoperativ berechnungsfähig.

GOP 629a Stressechokardiografie gemäß § 6 analog transseptaler Linksherzkatheterismus, Quelle: Deutsches Ärzteblatt 105, Heft 22 vom 30.05.2008 Seite A1250

GOP 661 ist für die Schrittmacherkontrolle zu berechnen, s. auch Kapitel IV.1.3 in diesem Buch.

Intensivmedizinische und sonstige Leistungen

Obwohl die intensivmedizinischen Leistungen dem Leistungsspektrum der Anästhesie zuzuordnen sind, stehen sie ebenso wie die Zuschläge zu den ambulanten Operations- und Anästhesieleistungen im Abschnitt der nichtgebietsbezogenen Sonderleistungen (s. Tab. 33 und 34). In diesem Bereich ist es hilfreich, den Ausführungen des Anästhesiekommentars von Prof. Schleppers zu folgen. Nur in wenigen Fachbereichen wie im Bereich der Viszeralchirurgie und der Gynäkologie existieren spezielle zusätzliche Abrechnungskommentare, die sich ausschließlich mit dem jeweiligen Fachbereich auseinandersetzen und demnach sehr ausführlich kommentieren.

Abrechnungsbestimmungen

Neben 427 und 428 sind die Leistungen nach den Nummern 462, 463 und/oder 501 nicht berechnungsfähig.

Die Leistung nach Nummer 430 ist auch bei mehrfacher Verabfolgung von Stromstößen in engem zeitlichen Zusammenhang zur Erreichung der Defibrillation nur 1x berechnungsfähig.

Tab. 33 Intensivmedizinische Einzelleistungen

GOP	Leistungslegende	Punkte/ 1,0-facher Satz
427	Assistierte und/oder kontrollierte apparative Beatmung durch Saug-Druck-Verfahren bei vitaler Indikation, bis zu 12 Stunden Dauer	150/8,74 €
428	Assistierte und/oder kontrollierte apparative Beatmung durch Saug-Druck-Verfahren bei vitaler Indikation, bei mehr als 12 Stunden Dauer, je Tag	220/12,82 €
429	Wiederbelebungsversuch – einschl. Beatmung und extrathorakaler indirekter Herzmassage, ggf. einschl. Intubation	400/23,31 €
430	Extra- oder intrathorakale Elektro-Defibrillation und/oder -Stimulation des Herzens	400/23,31 €
431	Elektrokardioskopie im Notfall	100/5,83 €
433	Ausspülung des Magens – auch mit Sondierung der Speiseröhre und des Magens und/oder Spülung des Duodenums	140/8,16 €

Tab. 34 Intensivmedizinische Leistungskomplexe

GOP	Leistungslegende	Punkte/ 1,0-facher Satz
435	Stationäre intensivmedizinische Überwachung und Behandlung eines Patienten auf einer dafür eingerichteten gesonderten Betteneinheit eines Krankenhauses mit spezieller Personal- und Geräteausstattung – einschl. aller im Rahmen der Intensivbehandlung erbrachten Leistungen, soweit deren Berechnungsfähigkeit nachfolgend ausgeschlossen ist –, bis zu 24 Stunden Dauer	900/52,46 €
437	Laboratoriumsuntersuchungen im Rahmen einer Intensivbehandlung nach Nummer 435, bis zu 24 Stunden Dauer	500/29,14 €

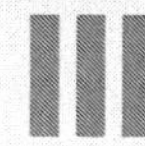

Die Gebührenordnungsposition 427 für die assistierte apparative Beatmung kann nicht in Verbindung mit den Anästhesieleistungen, jedoch im Anschluss für die Transportbeatmung bei Verlegung berechnet werden (siehe Anschlussleistung 428 bei mehr als 12 Stunden Dauer).

Mit der Auslegung der Abrechnung der Beatmung während des Transportes auf die Intensivstation beschäftigt sich auch der GOÄ-Ratgeber aktuell im Juni 2013.

Der Ratgeber bezieht sich auf die zweiten Allgemeinen Bestimmung des Kapitels D „Anästhesieleistungen", wonach die Narkosedauer „... die Dauer von zehn Minuten vor Operationsbeginn bis zehn Minuten nach Operationsende" definiert ist. Demnach könne eine außerhalb dieses Zeitrahmens durchgeführte Beatmung, etwa im Rahmen eines Transports auf die Intensivstation oder zu einer weiterführenden bildgebenden Diagnostik, nicht Bestandteil der Narkoseleistung sein. Hierfür existieren in der GOÄ für die apparative Beatmung außerhalb einer Narkose beziehungsweise Behandlung auf der Intensivstation die Gebührenordnungspositionen 427 „Assistierte und/oder kontrollierte apparative Beatmung durch Saug-Druck-Verfahren bei vitaler Indikation, bis zu 12 Stunden Dauer" und die 428 „... bei mehr als 12 Stunden Dauer, je Tag". Eine ähnliche Interpretation sei auch in den Abrechnungskommentaren des Berufsverbands Deutscher Anästhesisten von A. Schleppers und W. Weißauer sowie in der Kommentierung nach Brück et al. des Deutschen Ärzte-Verlags, 3. Auflage, 8. Erg.-Lfg., Stand 01.01.2002 zu finden: „Die Berechnung ist z.B. bei folgenden Konstellationen möglich: präklinische Versorgung im Rettungswagen, Verlegung apparativ beatmeter Patienten, Versorgung beatmeter Patienten außerhalb von Intensivstationen."

Quelle: Abrechnung der Beatmung während des Transports auf die Intensivstation, Deutsches Ärzteblatt 110, Heft 25 (21.06.2013), S. A-1288

GOP 430 gilt analog für das elektrisch induzierte Kammerflimmern bei Herzoperationen: Dazu der ZKdBÄK (DÄB 96, Heft 40, 8. Okt. 1999) (s.a. Herzchirurgie im Kapitel IV.5.3 in diesem Buch).

§ **Abrechnungsbestimmung**

Neben der Leistung nach Nummer 435 sind für die Dauer der stationären intensivmedizinischen Überwachung und Behandlung Leistungen nach den Abschnitten C III und M sowie die Leistungen nach den Nummern 1 bis 56, 61 bis 96, 200 bis 211, 247, 250 bis 268, 270 bis 286a, 288 bis 298, 401 bis 424, 427 bis 433, 483 bis 485, 488 bis 490, 500, 501, 505, 600 bis 609, 634 bis 648, 650 bis 657, 659 bis 661, 665 bis 672, 1529 bis 1532, 1728 bis 1733 und 3055 nicht berechnungsfähig.

Diese Leistungen dürfen auch nicht anstelle der Leistung nach Nummer 435 berechnet werden.

Teilleistungen sind auch dann mit der Gebühr abgegolten, wenn sie von verschiedenen Ärzten erbracht werden.

Die Leistung nach Nummer 60 kann nur von dem Arzt berechnet werden, der die Leistung nach Nummer 435 nicht berechnet.

Mit der Gebühr für die Leistung nach Nummer 435 sind Leistungen zur Untersuchung und/oder Behandlung von Störungen der Vitalfunktionen, der zugrunde liegenden Erkrankung und/oder sonstiger Erkrankungen abgegolten.

Neben der Leistung nach Nummer 437 sind Leistungen nach Abschnitt M – mit Ausnahme von Leistungen nach den Abschnitten M III (Blutgruppenmerkmale, HLASystem) und M IV (Untersuchungen zum Nachweis und zur Charakterisierung von Krankheitserregern) – nicht berechnungsfähig.

In der Leistungslegende der GOP 435 sollte die Formulierung „bis zu 24 Stunden Dauer der Intensivbehandlung“ beachtet werden. Dies bedeutet in der Umsetzung, dass eine Aufnahme um 10.30 Uhr und Übernahme auf die Station am Folgetag um 13.40 Uhr die Berechnung der GOP 435 zweimal auslöst! Jedoch bleibt es bei einer Aufnahme um 10.30 Uhr und einer Übernahme auf Station am Folgetag um 8 Uhr beim einmaligen Ansatz der GOP 435.

Zuschläge zu ambulanten Operations- und Anästhesieleistungen

Ähnlich wie im GKV-Bereich (Gesetzliche Krankenversicherung) fordern private Krankenversicherungen zunehmend die Umsetzung der Möglichkeit ambulanter Operationen statt stationärer Eingriffe. Die Durchführung ambulanter Operationen ist in der GOÄ mittels Zuschlagsregelung integriert (s. Tab. 35 bis 38). Da die Zuschläge zu ambulanten Operations- und Anästhesieleistungen im Kapitel C „Nichtgebietsbezogene Sonderleistungen“ im Unterabschnitt VIII stehen, beziehen sich auch die Bestimmungen in diesem Bereich immer wieder auf das Kapitel C. VIII.

Diese Zuschläge sind wie folgt gegliedert:

- Zuschläge Laser oder Operationsmikroskop GOP 440 und GOP 441
- Zuschläge operative Leistung (Abschnitt C. VIII) GOP 442 bis GOP 445
- Zuschläge Anästhesie/Narkose GOP 446 und GOP 447
- Zuschläge postoperative Überwachung GOP 448 und GOP 449

Krankenhäuser können für die zur Durchführung ambulanter Operations- und Anästhesieleistungen „erforderliche Bereitstellung von Operationseinrichtungen und Einrichtungen zur Vor- und Nachsorge (z.B. Kosten für Operations- oder Aufwachräume oder Gebühren bzw. Kosten für wiederverwendbare Operationsmaterialien bzw. -geräte)“ mittels Zuschlägen berechnen.

Tab. 35 Zuschläge Operationsmikroskop und Laser

GOP	Leistungslegende	Punkte/1,0-facher Satz
440	Zuschlag für die Anwendung eines Operationsmikroskops, einmal je Behandlungstag	400/23,31 €
441	Zuschlag für die Anwendung eines Lasers, einmal je Behandlungstag, Vergütung: 100 v.H. des einfachen Gebührensatzes der betreffenden Leistung, jedoch nicht mehr als 67,49 €	

Tab. 36 Zuschläge zu ambulanten Operationen

GOP	Leistungslegende	Punkte/1,0-facher Satz
442	Zuschlag für AOP, die mit Punktzahlen von 250 bis 499 Punkten bewertet sind, einmal je Behandlungstag, nicht neben 443 bis 445	400/23,31 €
443	Zuschlag für AOP, die mit Punktzahlen von 500 bis 799 Punkten bewertet sind, einmal je Behandlungstag, nicht neben 442, 444 und/oder 445	750/43,72 €
444	Zuschlag für AOP, die mit Punktzahlen von 800 bis 1199 Punkten bewertet sind, einmal je Behandlungstag, nicht neben 442, 443 und/oder 445	1300/75,77 €
445	Zuschlag für AOP, die mit Punktzahlen von 1200 und mehr Punkten bewertet sind, einmal je Behandlungstag, nicht neben 442 bis 444	2200/128,23 €

Tab. 37 Zuschläge zu Anästhesieleistungen

GOP	Leistungslegende	Punkte/1,0-facher Satz
446	Zuschlag zu ambulanten Anästhesieleistungen, die mit Punktzahlen von 200 bis 399 Punkten bewertet sind, einmal je Behandlungstag, nicht neben 447	300/17,49 €
447	Zuschlag zu ambulanten Anästhesieleistungen, die mit mehr als 400 Punkten bewertet sind, einmal je Behandlungstag, nicht neben 446	650/37,89 €

Tab. 38 Zuschläge Postoperative Überwachung

GOP	Leistungslegende	Punkte/1,0-facher Satz
448	Beobachtung und Betreuung eines Kranken über mehr als zwei Stunden während der Aufwach- und Erholungszeit nach zuschlagsberechtigten AOP unter zuschlagsberechtigten ambulanten Anästhesien, einmal je Behandlungstag, nicht neben 1 bis 8, 56 und 459	600/34,97 €
449	Beobachtung und Betreuung eines Kranken über mehr als vier Stunden während der Aufwach- und Erholungszeit nach zuschlagsberechtigten AOP unter zuschlagsberechtigten ambulanten Anästhesien, einmal je Behandlungstag, nicht neben 1 bis 8, 56 und 448	900/52,46 €

Den GOÄ-Gebührenordnungspositionen zu diesen Zuschlägen sind wiederum Allgemeine Bestimmungen vorangestellt, die es bei der Abrechnung zu beachten gilt.

Auch im Bereich der ambulanten Operationen ist die Abrechnung der Zuschläge nur mit dem einfachen Gebührensatz möglich. So gilt für alle Zuschläge nach den GOP 440 bis 449 immer der einfache Gebührensatz.

Die Zuschläge nach den Gebührenordnungspositionen 440, 441, 442, 443, 444 und 445 sind bestimmten operativen Leistungen zugeordnet, die nachfolgend, in einzelne GOÄ-Kapitel gegliedert, aufgelistet sind. Dieser Katalog wird als „Katalog C.VIII" bezeichnet und ist abschließend. So ist z.B. ein einseitiger Eingriff am Ovar oder Eileiter nach GOP 1146 (1160 Punkte) zuschlagsberechtigt. Der ggf. durchgeführte Eingriff beidseits mit der GOP 1146 (2220 Punkte) erhält dagegen keinen Zuschlag, weil er im „Katalog C.VIII" nicht aufgeführt ist. Eine entsprechende Steigerung gemäß § 5 ist nicht möglich, weil das Kriterium „ambulante Operation" kein Steigerungskriterium ist. Allerdings können ausgeprägte Verwachsungen nach mehrfacher Vor-OP oder ausgeprägte intraoperative Blutungen die Anhebung des Steigerungsfaktors begründen.

Wird eine Gebührenordnungsposition der GOÄ aus dem Verzeichnis C.VIII „analog" umgewandelt, die beispielsweise zuschlagsberechtigt ist, erbt die neu gebildete Analogposition auch die Zuschlagsberechtigung.

Die Zuschläge nach den Nummern 440, 441, 442, 443, 444 und 445 sind möglich

- in Abschnitt F (Innere Medizin) nach den Nummern 679, 695, 700, 701, 765;
- in Abschnitt H (Geburtshilfe und Gynäkologie) nach den Nummern 1011, 1014, 1041, 1043 bis 1045, 1048, 1052, 1055, 1056, 1060, 1085, 1086, 1089, 1097 bis 1099, 1104, 1111 bis 1113, 1120 bis 1122, 1125, 1126, 1129, 1131, 1135 bis 1137, 1140, 1141, 1145, 1155, 1156, 1159, 1160;
- in Abschnitt I (Augenheilkunde) nach den Nummern 1283 bis 1285, 1292, 1299, 1301, 1302, 1304 bis 1306, 1310, 1311, 1321, 1326, 1330 bis 1333, 1341, 1345, 1346, 1348 bis 1361, 1365, 1366, 1367, 1369 bis 1371, 1374, 1375, 1377, 1382, 1384, 1386;
- in Abschnitt J (Hals-, Nasen- und Ohrenheilkunde) nach den Nummern 1428, 1438, 1441, 1445 bis 1448, 1455, 1457, 1467 bis 1472, 1485, 1486, 1493, 1497, 1513, 1519, 1520, 1527, 1528, 1534, 1535, 1576, 1586, 1588, 1595, 1597, 1598, 1601, 1610 bis 1614, 1622, 1628, 1635 bis 1637;
- in Abschnitt K (Urologie) nach den Nummern 1713, 1738, 1740, 1741, 1753, 1755, 1756, 1760, 1761, 1763 bis 1769, 1782, 1797, 1800, 1802, 1815, 1816, 1827, 1851;
- in Abschnitt L (Chirurgie) nach den Nummern 2010, 2040, 2041, 2042 bis 2045, 2050 bis 2052, 2062, 2064 bis 2067, 2070, 2072 bis 2076, 2080 bis

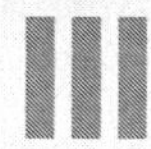

2084, 2087 bis 2089, 2091, 2092, 2100 bis 2102, 2105, 2106, 2110 bis 2112, 2117 bis 2122, 2130, 2131, 2133 bis 2137, 2140, 2141, 2156 bis 2158, 2170 bis 2172, 2189 bis 2191, 2193, 2210, 2213, 2216, 2219, 2220, 2223 bis 2225, 2230, 2235, 2250, 2253, 2254, 2256, 2257, 2260, 2263, 2268, 2269, 2273, 2279, 2281 bis 2283, 2291, 2293 bis 2297, 2325, 2339, 2340, 2344, 2345, 2347 bis 2350, 2354 bis 2356, 2380 bis 2386, 2390, 2392 bis 2394, 2396, 2397, 2402, 2404, 2405, 2407, 2408, 2410 bis 2412, 2414 bis 2421, 2427, 2430 bis 2432, 2440 bis 2442, 2454, 2540, 2541, 2570, 2580, 2581, 2583, 2584, 2586 bis 2589, 2597, 2598, 2620, 2621, 2625, 2627, 2640, 2642, 2650, 2651, 2655 bis 2658, 2660, 2670, 2671, 2675 bis 2677, 2682, 2687, 2688, 2690, 2692 bis 2695, 2698, 2699, 2701, 2705, 2706, 2710, 2711, 2730, 2732, 2751 bis 2754, 2800, 2801, 2803, 2809, 2823, 2881 bis 2883, 2887, 2890, 2891, 2895 bis 2897, 2950 bis 2952, 2970, 2990 bis 2993, 3095 bis 3097, 3120, 3156, 3173, 3200, 3208, 3219 bis 3224, 3237, 3240, 3241, 3283 bis 3286, 3300.

Die Zuschläge sind ausschließlich bei der Durchführung ambulanter Operationen (AOP) und Anästhesieleistungen berechnungsfähig.

Beim Ansatz der GOP 441 für die Anwendung eines Lasers bestimmt sich der Berechnungsbetrag nach 100% des einfachen Gebührensatzes der Leistung. Das bedeutet, dass sich der Aufwand beim Ansatz des Lasers an der jeweiligen Operationsleistung orientiert.

Abrechnungsbestimmung

Für die Anwendung eines Operationsmikroskops oder eines Lasers im Zusammenhang mit einer ambulanten operativen Leistung können Zuschläge berechnet werden, wenn die Anwendung eines Operationsmikroskops oder eines Lasers in der Leistungsbeschreibung der jeweiligen operativen Leistung nicht beinhaltet ist, wie z.B. GOP 1360, Laseroperation am Trabekelwerk des Auges bei Glaukom (Lasertrabekuloplastik).

Abrechnungsbestimmungen

Maßgeblich für den Ansatz eines Zuschlags nach den Nummern 442 bis 445 ist die erbrachte Operationsleistung mit der höchsten Punktzahl.

Die Aufsummierung der Punktzahlen mehrerer Eingriffe, um einen höheren Zuschlag zu erreichen, ist nicht zulässig. Es kann nur der am höchsten bewertete Eingriff für die Bemessung des Zuschlags herangezogen werden.

Der oben angeführte Katalog C. VIII der zuschlagsberechtigten Leistungen ist abschließend. Nur wenn die Leistung im jeweiligen Kapitel der

GOÄ steht, kann ein Zuschlag berechnet werden. Entsprechend der Höhe der Punktzahl der jeweiligen Operationsleistung ergibt sich die Auswahl des jeweiligen Zuschlags.

Wird beispielsweise im Rahmen einer Koloskopie nach GOP 687 eine Polypektomie nach GOP 695 durchgeführt, kann der Zuschlag mit GOP 442 für die durchgeführte Polypektomie berechnet werden.

Die Zuschlagsposition 442 kommt zur Anwendung für Leistungen mit einer Punktzahl von 250 bis 499 Punkten. Die Auswahl auf den Zuschlag GOP 442 ergibt sich daraus, dass die GOP 695 bei 400 Punkten liegt. Die Koloskopie nach GOP 687 als alleinige Leistung hingegen ist *nicht* zuschlagsberechtigt.

Abrechnungsbestimmung

Maßgeblich für den Ansatz eines Zuschlags nach den Nummern 446 und 447 ist die erbrachte Anästhesieleistung mit der höchsten Punktzahl.

Ähnlich wie bei den Operationszuschlägen legen die Abrechnungsbestimmungen für Anästhesiezuschläge fest, dass sich der Zuschlag an der durchgeführten Anästhesie mit der höchsten Punktzahl orientiert. Die Aufsummierung der Punktzahlen mehrerer Anästhesieleistungen, um einen höheren Zuschlag zu erreichen, ist daher nicht zulässig.

Abrechnungsbestimmungen

Die Nummern 448 und 449 sind nur während der Aufwach- und/oder Erholungszeit bis zum Eintritt der Transportfähigkeit nach zuschlagsberechtigten ambulanten operativen Leistungen bei Durchführung zuschlagsberechtigter ambulanter Anästhesien bzw. Narkosen berechnungsfähig.

Die Leistungen nach den Nummern 448 und 449 sind im Zusammenhang mit derselben Operation nur von einem der an dem Eingriff beteiligten Ärzte und nur entweder neben den Leistungen nach den Nummern 442 bis 445 oder den Leistungen nach den Nummern 446 bis 447 berechnungsfähig. Neben den Leistungen nach Nummer 448 oder 449 darf die Leistung nach Nummer 56 nicht berechnet werden.

Die Zuschläge nach den Nummern 442 bis 449 sind nicht berechnungsfähig, wenn der Patient an demselben Tag wegen derselben Erkrankung in stationäre Krankenhausbehandlung aufgenommen wird; das gilt nicht, wenn die stationäre Behandlung wegen unvorhersehbarer Komplikationen während oder nach der ambulanten Operation notwendig und entsprechend begründet wird.

Die Abrechnungsbestimmung ergibt, dass die Zuschläge der Postoperativen Überwachungen nach dem jeweiligen Zeitaufwand (mehr als 2 oder mehr als 4 Stunden) auszuwählen sind. Sie sind nur berechnungsfähig, wenn die zuvor durchgeführte ambulante Operation und Narkosen ebenfalls zuschlagsberechtigt sind. Das Verweilen nach der GOP 56 ist durch die Bestimmung ausgeschlossen.

Wie im Euro-EBM darf nur einer der beteiligten Ärzte den Zuschlag berechnen (Operateur oder Anästhesist).

1.4 Anästhesieleistungen

Das erste gebietsbezogene Kapitel der GOÄ ist das Kapitel D „Anästhesieleistungen". Wie bereits in Kapitel III.1.3 „Intensivmedizinische Leistungen" in diesem Buch beschrieben, sollte der Anästhesiekommentar von Professor Schleppers Beachtung finden. Auch im Abschnitt der Anästhesieleistungen der GOÄ finden sich Allgemeine Bestimmungen. Sie setzen sich mit der Anwendung und Abrechnung von mehreren Anästhesie- oder Narkoseverfahren nebeneinander sowie mit der Definition des Umfangs der Narkosedauer auseinander (s. Tab. 39).

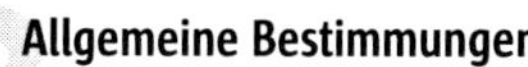

Allgemeine Bestimmungen

Bei der Anwendung mehrerer Narkose- oder Anästhesieverfahren nebeneinander ist nur die jeweils höchstbewertete dieser Leistungen berechnungsfähig; eine erforderliche Prämedikation ist Bestandteil dieser Leistung.

Als Narkosedauer gilt die Dauer von zehn Minuten vor Operationsbeginn bis zehn Minuten nach Operationsende.

Tab. 39 Narkosen

GOP	Leistungslegende	Punkte/1,0-facher Satz
451	Intravenöse Kurznarkose	120/7,05 €
452	Intravenöse Narkose (mehrmalige Verabreichung des Narkotikums)	190/11,07 €
453	Vollnarkose	210/12,24 €
460	Kombinationsnarkose mit Maske, Gerät bis zu einer Stunde	404/23,55 €
461	Kombinationsnarkose mit Maske, Gerät, jede weitere angefangene halbe Stunde	202/11,77 €
462	Kombinationsnarkose mit endotrachealer Intubation, bis zu einer Stunde	510/29,73 €
463	Kombinationsnarkose mit endotrachealer Intubation, jede weitere angefangene halbe Stunde	348/20,28 €

Häufig wird die Prämedikation in der Abrechnung mit der präoperativen Untersuchung verwechselt. Unter die Präoperativen Untersuchungen fallen meist Aufklärungsgespräche sowie die Durchführung von Laboruntersuchungen und ggf. Röntgenleistungen. Als Prämedikation ist die Gabe von Medikamenten vor einem medizinischen Eingriff zu sehen. Sie kann aus einer Antibiotikaprophylaxe bis hin zu einer Sedierung präoperativ bestehen. Die präoperative Untersuchung ist in der Regel mit den Gebührenordnungspositionen 1 und 8, sowie den Gebührenordnungspositionen für das Ruhe-EKG, Laborleistungen und Röntgenleistungen separat berechnungsfähig.

Die Erörterungsposition nach GOP 34 steht zwar allen Fachgruppen offen, ist in Verbindung mit einer geplanten Operation jedoch den operativen Fachbereichen vorbehalten.

Vorsicht, die Ausschlussregelung der Narkosen und Anästhesien „nebeneinander“ bedeutet nicht „nacheinander“. So sind beispielsweise Periduralanästhesien (Schmerzkatheter) zur postoperativen Schmerzausschaltung „nach“ Narkoseverfahren möglich. Auch sind Vollnarkoseverfahren nach Stand-by A62 *nacheinander* möglich (siehe nachfolgenden Beschluss der BÄK vom 04.11.1999).

Die Ausschlussregelung der Anästhesien bezieht sich auf denselben nervalen Bereich. Unterschiedliche Anästhesieverfahren an „unterschiedlichen“ Körperregionen sind berechnungsfähig (z.B. Lokalanästhesie bei Kopfplatzwunde GOP 491 neben Oberst/Finger GOP 493 oder Plexusanästhesie rechter Arm neben Plexusanästhesie linkes Bein.

Die Gebührenordnungsposition 451 eignet sich für Kurznarkosen bei kurz andauernden Eingriffen, z.B. Repositionen, Luxationen, Abszesseröffnungen, aber auch beispielsweise für TEE bei Kindern < 15 Jahren.

Ist eine mehrfache Applikation des Narkosemittels nach GOP 451 erforderlich, ist stattdessen die GOP 452 abzurechnen

Die Gebührenordnungspositionen 461 und 463 sind als „Zuschlagspositionen“ zu den Kombinationsnarkosen nach GOP 460 bzw. 462 zu sehen und sind für jede *weitere* angefangene halbe Stunde berechnungsfähig.

Nun zur Anwendung des Steigerungsfaktors gemäß § 5 GOÄ in der Anästhesie. Es dürfte sich um wenige begründete Einzelfälle handeln, wobei die Risiken und der Aufwand der durchgeführten Narkose so groß sind, dass „*alle*“ Narkoseleistungen, die Hauptleistungen und die Nebenleistungen mit dem 3,5-fachen Gebührenfaktor abgerechnet werden müssen. Innerhalb des Ge-

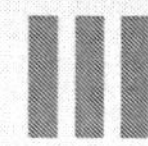

bührenrahmens sind die Gebühren unter Berücksichtigung der Schwierigkeit und des Zeitaufwandes der *„einzelnen Leistung“* nach billigem Ermessen zu bestimmen. Die nachfolgenden Begründungen beziehen sich daher auf die Anwendung bei erhöhtem Steigerungsfaktor gemäß § 5 der *einzelnen* Anästhesieleistungen.

Präoperative Gespräche (beispielsweise bei GOP 3)

„Sehr zeitaufwendige Anamneseerhebung 30 Minuten wegen mutlimorbiden Begleiterkrankungen des Patienten wie COPD, KHK, Herzinsuffizienz“

Narkosen 460–463

„Erhöhtes anästhesiologisches Risiko und damit verbundener erheblicher Aufwand aufgrund von Begleiterkrankungen wie schweren Herzrhythmusstörungen, einer pulmonalen Hypertonie, Gerinnungsstörung unter medikamentöser Therapie, Diabetes Typ I oder einer arteriellen Hypertonie.“

„Erhöhtes anästhesiologisches Risiko und damit Erschwerung der Narkoseführung aufgrund des Zustands nach Reanimation, Dauermedikation (Marcumar), Lungenemphysem.“

„Erhöhtes anästhesiologisches Risiko und damit verbundener erheblicher Aufwand aufgrund von ASAIII: ausgeprägte Störungen im kardiovaskulären Bereich mit Adipositas (BMI > 32).“

„Erschwerte Durchführung der Narkose bei Kreislaufinstabilität und intraoperativen Gasaustauschstörungen bei hohem Blutverlust.“

„Erheblicher Zeitaufwand bei der Narkosedurchführung durch schwierige Ausführung aufgrund von schlechten Arterien-/Venenverhältnissen bei ... (Diagnose ergänzen).“

„Schwierige Intubation bei anatomischen Veränderungen durch Tumor.“

Beispiel einer Kombinations-Narkose mit Nebenleistung

1732 Verweilkatheter

272 Infusion > 30 Min./prä- und/oder postoperativer Volumen-Ausgleich

271 Infusion mindestens 30 Minuten z.B. Antibiose separater Zugang/nicht neben 272

261 Einbringung von Arzneimitteln in einen parenteralen Katheter je Medikament. Verwendete Medikamente, z.B. Tramal, angeben!

650 EKG bei Rhythmusstörung/Tachykardie/Bradykardie – Indikation angeben

602 Oxymetrie/inkl. Kontrollbestimmungen 1x intraoperativ

462 Kombinationsnarkose bis 1 Stunde

463 Zuschlag Kombinationsnarkose jede weiteren 30 Minuten

617 Gasanalyse mittels Bestimmung mehrerer Gase (Kohlendioxid/Stickstoff angeben)

648 Messung des zentralen Arterien-/Venendrucks bei entsprechender Indikation

280 Bluttransfusion

282 Weitere Transfusion

Beim Ansatz der Begleitleistungen ist Folgendes zu beachten: Entsprechende Diagnosen und Begründung sind in der Rechnung anzubringen. Die GOP 1732 ist nicht berechnungsfähig bei gynäkologischen und urologischen Eingriffen. Die Entfernung des Verweilkatheters nach GOP 1732 ist nach GOP 2007 zu berechnen.

Die GOP 272 Infusion > 30 Minuten ist in Zusammenhang mit Narkosen nur mit eigener Indikation berechnungsfähig (beispielsweise zum Volumenausgleich)

Die GOP 271 für die Infusion von mindestens 30 Minuten ist nur über einen zusätzlichen Zugang berechnungsfähig, beispielsweise für die präoperative Behandlung mittels Antibiotikaprophylaxe als Infektionsschutz oder postoperative Behandlung für eine Antibiose.

Die GOP 650 EKG zur Feststellung von Rhythmusstörungen ist nur mit eigener Indikation Tachykardie, Bradykardie berechnungsfähig.

Die GOP 602 für die Oxymetrie ist intraoperativ nur 1x berechnungsfähig.

Die GOP 617 für die Gasanalyse muss mit der Messung mindestens zweier Gase begründet sein. Sie ist indiziert bei Vorliegen von pulmonalen, allergischen und kardialen Begleiterkrankungen.

Die GOP 648 für die Messung des Arterien- und Venendrucks ist bei entsprechender Indikation max. 2x je Sitzung berechnungsfähig. Das Legen des zentralen Venenkatheters erfolgt nach GOP 260.

Mit der GOP 480 wird die gezielte und kontrollierte medikamentöse Senkung des Blutdrucks während der Narkose berechnet. Wird zur Blutdrucksenkung während der Narkose das Einbringen eines Hochdruckmittels notwendig, so ist diese Maßnahme nach GOP 261 berechnungsfähig. Beim Ansatz der GOP 261 ist das Medikament in der Rechnung anzugeben.

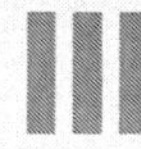

Die Analogposition 482A für die Relaxometrie (analog 832) kommt während oder nach einer Allgemeinnarkose ggf. zum Ansatz. Hierbei empfiehlt sich die Rechnungsbegründung zugrundeliegender pathopyhsiologischer Zustände (z.B.: Unterkühlung < 30° Grad) oder vorliegendem ACE-Hemmer-Mangel. Der CHE-Mangel (Cholesterinesterasemangel) muss auf dem Anästhesieprotokoll dokumentiert sein.

Für Leistungen im Aufwachraum ist die Eigenbluttransfusion mit A792 Cell Saver gemäß einer Abrechnungsempfehlung der BÄK zu berechnen. Sie ist 1x postoperativ berechnungsfähig. Quelle: ZKdBÄK (DÄB 96, Heft 40, 8. Okt. 1999)

Die GOP 602 für die Oxymetrie ist postoperativ berechnungsfähig bei intubierten Patienten oder kardiopulmonalen Vorerkranken wie Asthma, COLD. Die GOP 602 ist jedoch nicht neben der GOP 614 für die Messung des transkutanen Sauerstoffpartialdrucks berechenbar. Es kann also nur entweder die GOP 602 oder die GOP 614 zum Ansatz kommen.

Postoperativ, also nach Narkosen, können die GOP 272 Infusion (z.B.: Sterofundin) sowie weitere Medikamenteneinbringungen nach GOP 261 in den parenteralen Katheter zum Ansatz kommen. Auch hier ist das Medikament in der Rechnung anzugeben.

Im stationären Bereich kommt die GOP A56 Leitung postnarkotische Überwachungsphase bei stationärer Narkose, die ab 31 Minuten 2x berechnungsfähig ist, zum Ansatz. Für eine Anästhesieüberwachung ist die GOP 56 Verweilen jedoch *nicht* berechnungsfähig. Für die Transportbeatmung bei Verlegung kann GOP 427 berechnet werden.

Mit der Auslegungsfrage der Abrechnung der Überwachung nach ambulanter Operation hat sich der GOÄ-Ratgeber im November 2012 befasst. Hierzu wird ausgeführt, dass für eine mindestens zweistündige Überwachung nach ambulanten operativen Leistungen die Gebührenordnungsposition 448 und für eine mindestens vierstündige Überwachung die Gebührenordnungsposition 449 zur Verfügung steht. Gemäß den Bestimmungen zum Kapitel der Anästhesieleistungen sind die Zuschlagspositionen 448 und 449 nur im Zusammenhang mit den Gebührenordnungspositionen 442 bis 445 der Zuschläge für ambulante Operation und zusätzlich mit einem Zuschlag nach den Gebührenordnungspositionen 446 und 447 für die Anästhesie- beziehungsweise Narkoseleistung zu berechnen. Die ambulanten Zuschläge für die Überwachung nach 448 oder 449 sind auch dann berechnungsfähig, wenn der Patient beispielsweise wegen unvorhersehbarer postoperativer Komplikationen stationär aufgenommen werden muss. Dies begründet die Bestimmungen Nummer 6 des Kapitels „Zuschläge zu ambulanten Operations- und Anästhesieleistungen“. Dies muss jedoch entsprechend dokumentiert und auf der Rechnung begründet werden.

Liegt die Zeitdauer der postoperativen Überwachung nach ambulanten Operationen jedoch unter 2 Stunden und besteht die Notwendigkeit, dass der Anästhesist nach der Narkosedauer mindestens 30 Minuten bei dem Patienten verweilt, kann anstelle die Gebührenordnungsposition 56 berechnet werden. Gemäß der Leistungslegende zur GOP 56 allerdings nur ohne Unterbrechung und ohne Erbringung anderer ärztlicher Leistungen je angefangene halbe Stunde, bei 31 Minuten also zweimal.

Quelle: Abrechnung der Überwachung nach ambulanten Operationen, Deutsches Ärzteblatt 109; Heft 45 (09.11.2012), S. A-2270.

Zu A62 „Stand-by"

Laut Beschluss des Ausschusses „Gebührenordnung" der Bundesärztekammer, 1. Sitzung vom 4. November 1999, wird das anästhesiologische Stand-by definiert als

„Kontinuierliche Überwachung der Vitalfunktionen durch den Arzt für Anästhesiologie währendeines diagnostischen und/oder therapeutischen Eingriffs eines anderen Arztes, ohne Narkose, einschließlich Bereitstellung der Ausrüstung zur Behandlung von Zwischenfällen", je angefangene 30 Minuten analog der Nr. 62 GOÄ (150 Punkte). Wird während des Stand-by die Einleitung einer Kurznarkose oder Intubationsnarkose erforderlich, da zum Beispiel der Eingriff sich nicht in Lokalanästhesie beenden lässt und/oder bei einer unvorhergesehen länger andauernden Operation die Kooperationsfähigkeit des Patienten durch lagerungsbedingte Schmerzen sinkt, so sind diese Leistungen im Anschluss an die Leistung nach A62 GOÄ gesondert zu berechnen.

Für beide Anästhesieverfahren ist es in der Liquidation erforderlich, die Zeiten der jeweils eingesetzten Verfahren sowie eine kurze Begründung für die Notwendigkeit beider Anästhesieverfahren anzugeben. Quelle: Dr. med. Beate Heck (in: Deutsches Ärzteblatt 106, Heft 21 (22.05.2009), S. A-1074) Beschluss des Ausschusses „Gebührenordnung" zu anästhesiologischem Stand-by.

Für die *stationäre* intensivmedizinische Überwachung und Behandlung eines Patienten auf einer dafür eingerichteten gesonderten Betteneinheit eines Krankenhauses mit spezieller Personal- und Geräteausstattung – einschließlich aller im Rahmen der Intensivbehandlung erbrachten Leistungen, sieht die GOÄ Gebührenordnungsposition 435 vor und zwar einmal – bis zu 24 Stunden Dauer.

Diese Leistung ist als Leistungskomplex zu sehen und umfasst gemäß ihrer Anmerkung folgende Ausschlüsse, die immer wieder Anlass zu Rechnungsreklamationen geben: Leistungen nach den Abschnitten C III und M, sowie die Leistungen nach den Gebührenordnungspositionen 1 bis 56, 61 bis 96, 200 bis 211, 247, 250 bis 268, 270 bis 286a, 288 bis 298, 401 bis 424, 427 bis 433,483 bis 485, 488 bis 490, 500, 501, 505, 600 bis 609, 634 bis 648, 650 bis 657, 659 bis 661, 665 bis 672, 1529 bis 1532, 1728 bis 1733 und 3055 sind neben der 435 nicht berechnungsfähig. Der Berufsverband der Anästhesisten hat aufgrund der Anmerkung zu 435 für das aufwendige Verfahren der auf der Intensivstation gesondert durchgeführten Extrakorporalen-Membran-Oxygenierung (ECMO) den Ansatz der 3053 GOÄ analog, einmal je Behandlungstag, vorgeschlagen. Quelle: Stationäre intensivmedizinische Überwachung und Behandlung (II), Deutsches Ärzteblatt 110, Heft 42 (18.10.2013), S. A-1990.

Einen Überblick weiterer Anästhesieleistungen (rückenmarksnahe Anästhesien) gibt Tabelle 40 sowie Tabelle 41 über die Anästhesien an den Extremitäten.

Die GOP 475 kann für die Überwachung einer kontinuierlichen epiduralen Anästhesie für den zweiten und jeden weiteren Tag berechnet werden, auch neben 435 (siehe Ausschluss GOP 435).

Für den „Drei-in-eins-Block“ Knie- oder Fußblock wurde durch Empfehlung der BÄK die GOP A496 festgelegt. Als Grundlage der Analogbewertung diente

Tab. 40 Rückenmarksnahe Anästhesien

GOP	Leistungslegende	Punkte/1,0-facher Satz
469	Kaudalanästhesie	250/14,57 €
470	Einleitung und Überwachung einer einzeitigen subarachnoidalen Spinalanästhesie (Lumbalanästhesie) oder einzeitigen periduralen (epiduralen) Anästhesie, bis zu einer Stunde Dauer	400/23,31 €
471	Einleitung und Überwachung einer einzeitigen subarachnoidalen Spinalanästhesie (Lumbalanästhesie) oder einzeitigen periduralen (epiduralen) Anästhesie, bis zu zwei Stunden Dauer	600/34,97 €
472	Einleitung und Überwachung einer einzeitigen subarachnoidalen Spinalanästhesie (Lumbalanästhesie) oder einzeitigen periduralen (epiduralen) Anästhesie, bei mehr als zwei Stunden Dauer	800/46,63 €
473	Einleitung und Überwachung einer kontinuierlichen subarachnoidalen Spinalanästhesie (Lumbalanästhesie) oder periduralen (epiduralen) Anästhesie mit Katheter, bis zu fünf Stunden Dauer	600/34,97 €
474	Einleitung und Überwachung einer kontinuierlichen subarachnoidalen Spinalanästhesie (Lumbalanästhesie) oder periduralen (epiduralen) Anästhesie mit Katheter, bei mehr als fünf Stunden Dauer	900/52,46 €
475	Überwachung einer (Lumbalanästhesie) oder periduralen (epiduralen) Anästhesie mit Katheter, zusätzlich zur Leistung nach Nummer 474 für den zweiten und jeden weiteren Tag, je Tag	450/26,23 €

Tab. 41 Anästhesien an Extremitäten

GOP	Leistungslegende	Punkte/1,0-facher Satz
476	Einleitung und Überwachung einer supraklavikulären oder axillären Armplexus- oder Paravertebralanästhesie, bis zu einer Stunde Dauer	380/22,15 €
477	Überwachung einer supraklavikulären oder axillären Armplexus- oder Paravertebralanästhesie, jede weitere angefangene Stunde	190/11,07 €
478	Intravenöse Anästhesie einer Extremität, bis zu einer Stunde Dauer	230/13,41 €
479	Intravenöse Anästhesie einer Extremität, jede weitere angefangene Stunde	115/6,70 €
480	Kontrollierte Blutdrucksenkung während der Narkose	222/12,94 €
481	Kontrollierte Hypothermie während der Narkose	475/27,69 €

die GOP 476. Im Bereich der Leistungen der Anästhesien sind die schmerztherapeutischen Leistungen integriert (s. Tab. 42).

Tab. 42 Lokalanästhesien

GOP	Leistungslegende	Punkte/1,0-facher Satz
483	Lokalanästhesie der tieferen Nasenabschnitte – ggf. einschl. des Rachens –, auch beidseitig	46/2,68 €
484	Lokalanästhesie des Kehlkopfes	46/2,68 €
485	Lokalanästhesie des Trommelfells und/oder der Paukenhöhle	46/2,68 €
488	Lokalanästhesie der Harnröhre und/oder Harnblase	46/2,68 €
489	Lokalanästhesie des Bronchialgebietes – ggf. einschl. des Kehlkopfes und des Rachens	145/8,45 €

Die Lokalanästhesien werden auch als Oberflächenanästhesien bezeichnet (s. Tab. 43).

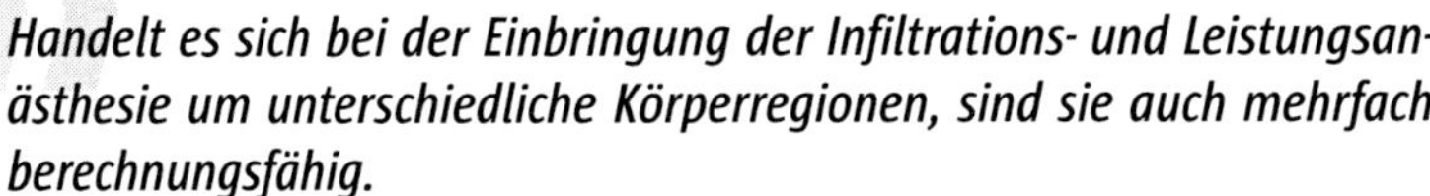

Handelt es sich bei der Einbringung der Infiltrations- und Leistungsanästhesie um unterschiedliche Körperregionen, sind sie auch mehrfach berechnungsfähig.

So gilt die Infiltrationsanästhesie der Unterlippe bereits als Anästhesie eines großen Bezirks, während im Rahmen einer Herzschrittmacher-Implantation etwa der Bereich der Hautoberfläche über der vorderen Thoraxwand ebenfalls als großer Bezirk zu gelten hat.

Die Leitungsanästhesie nach Oberst kann je Finger oder Zehe zweimal berechnet werden.

Tab. 43 Infiltrations- und Leitungsanästhesien, Blockaden

GOP	Leistungslegende	Punkte/1,0-facher Satz
490	Infiltrationsanästhesie kleiner Bezirke	61/3,56 €
491	Infiltrationsanästhesie großer Bezirke – auch Parazervikalanästhesie	121/7,05 €
493	Leitungsanästhesie, perineural – auch nach Oberst	61/3,56 €
494	Leitungsanästhesie, endoneural – auch Pudendusanästhesie	121/7,05 €
495	Leitungsanästhesie, retrobulbär	121/7,05 €
497	Blockade des Truncus sympathicus (lumbaler Grenzstrang oder Ganglion stellatum)	220/12,82 €
498	Blockade des Truncus sympathicus (thorakaler Grenzstrang oder Plexus solaris)	300/17,49 €

Der Ratgeber GOÄ nimmt im Zusammenhang der unzureichend abgebildeten Maßnahmen im Rahmen der Regionalanästhesien im April 2013 Stellung. So könnte beispielsweise für die nicht in der GOÄ abgebildete Peniswurzelblockade analog mit dem zweimaligen Ansatz die Gebührenordnungsposition 493 oder analog die 494 (originär Pudendusanästhesie) angesetzt werden. Da die Zielrichtung dieser Anästhesie hauptsächlich in der postoperativen Schmerztherapie zu sehen ist, ist es möglich, diese auch nach einer Allgemeinanästhesie in Ansatz zu bringen.

Quelle: Regionalanästhesien – Berechnung nach GOÄ, Deutsches Ärzteblatt 110, Heft 15 (12.04.2013), S. A-742

IV

Abrechnung von Untersuchung und Operationen ausgewählter Fachgebiete

Die GOÄ ist zwar klar strukturiert in einzelne Facharztkapitel, doch beginnen die Leistungsbereiche der Gebührenordnungsziffern im Kapitel B mit den Grundleistungen, Beratungen und Untersuchungen sowie Visiten. Im Kapitel C sind die nichtgebietsbezogenen Sonderleistungen zu finden. Im Kapitel D sind die Anästhesieleistungen integriert, gefolgt von Kapitel E mit den Leistungen für physikalische Therapie. Erst ab Kapitel F für die innere Medizin folgen die Leistungen der einzelnen Arztfachgruppen, wie sie im Krankenhaus regelhaft vorkommen. Kapitel G enthält die Neurologie/Psychiatrie, Kapitel H Geburtshilfe und Gynäkologie, Kapitel I Augen, Kapitel J HNO sowie Kapitel K die Urologie. Erst im Kapitel L sind die chirurgischen Leistungsbereiche des operativen Sektors des Krankenhauses zu finden. Dieses umfangreiche Kapitel ist nochmals in 16 Unterkapitel, I. bis XVI., gegliedert. Die letzten vier verbleibenden Kapitel der GOÄ bilden mit dem Kapitel M das Labor ab, Kapitel N die Histologie, Kapitel O die Strahlendiagnostik und Nuklearmedizin und das Kapitel P Sektionsleistungen. Eine strikte Vorschrift wie im derzeit gültigen EBM, dass die jeweilige Fachrichtung auch nur aus „ihrem" Facharztkapitel abrechnen kann, existiert in der GOÄ zwar nicht, dennoch wird zwischen „nichtgebietsbezogenen Sonderleistungen" und deren Abrechenbarkeit für alle Arztgruppen und den einzelnen Facharztkapiteln, in denen fachgruppenspezifische Leistungen aufgeführt sind, unterschieden. Um gerade im Krankenhaus die erbrachte Leistung optimal abrechnen zu können, muss der Anwender der GOÄ oft aus mehreren Kapiteln Leistungen heraussuchen, die er für die Abrechnung der gesamten Patientenakte aus dem stationären oder ambulanten Behandlungsbereich benötigt. Die Schwierigkeit allein im Bereich der Grundleistungen haben wir bereits in diesem Buch in Kapitel I.2 „Grundlegendes zur Privatliquidation“, Kapitel I.3.1 „Verschenktes Honorar durch schlechte Dokumentation“ sowie in Kapitel II.2.1 „Behandlungsfall heißt nicht Quartal“ verdeutlicht.

Die Irritation durch die Vielzahl der umfangreichen, aber aufgrund des medizinischen Fortschritts teilweise obsoleten Leistungen der GOÄ einerseits und Kommentarwerke, welche nahezu *alle* Leistungen, die die GOÄ beinhaltet, ausführlich kommentieren, erschweren dem Rechnungssteller eine optimale Abrechnung bei angemessenem Zeitaufwand.

Die „Krankenhaus-GOÄ“ beschränkt sich daher auch in diesem Kapitel auf Abrechnungshinweise und Beispiele zu den häufigsten ambulanten Untersuchungen und stationär durchzuführenden Eingriffen im Krankenhaus. Hinweise zu weiteren möglichen Gebührenordnungspositionen anderer operativer Eingriffe sollen die Orientierung innerhalb des facharztspezifischen Leitungsbereichs zusätzlich vereinfachen. Um unnötige Versicherungsreklamationen von vornherein zu vermeiden, basiert der überwiegende Anteil der Abrechnungshinweise auf den GOÄ-Ratgebern und Beschlüssen des Konsultationsausschusses der BÄK. Die korrekte Abrechnung von Untersuchungen und Operationen soll in diesem Kapitel Vorrang haben. Auf „Abrechnungstipps“, die am Ende von der Versicherung reklamiert werden, wird hier verzichtet. Als Grundlage gilt auch hier: Ihre eigene Dokumentation ist Grundlage für eine korrekte und optimale Rechnungsstellung.

Die nun folgenden Kapitel beziehen sich schwerpunktmäßig auf die Innere Medizin, Neurologie und Psychiatrie, Gynäkologie, Urologie, Chirurgie und Orthopädie, Onkologie und Palliativmedizin. Der Bereich Chirurgie wurde nochmals in die Bereiche Extremitätenchirurgie, Gelenkchirurgie, Halschirurgie, Schilddrüsenchirurgie, Gefäßchirurgie, Herzchirurgie, Abdominalchirurgie und Hernienchirurgie unterteilt. Bis auf den Bereich Angiografien finden die Kapitel O „Labor“ und M „Strahlendiagnostik“ in diesem Buch keine Berücksichtigung.

1 Innere Medizin

Im Kapitel der inneren Medizin werden Untersuchungen der Fachbereiche Gastroenterologie, Pneumologie und Kardiologie sowie deren Begleitleistungen beispielhaft dargestellt. Dabei muss bei der beispielhaften Nennung von Sedierungen und Kurznarkosen beachtet werden, dass immer nur *ein* Verfahren zur Abrechnung kommen kann. Welches, ist vom Einzelfall abhängig und der Dokumentation in der Krankenakte zu entnehmen. Auch Grundleistungen, ggf. durchgeführte Untersuchungs- und Beratungsleistungen können gemäß der Dokumentation der Krankenakte entweder am Vortag der Untersuchung oder am Untersuchungstag selbst zum Ansatz kommen. Ausgeschlossen ist am Behandlungstag in derselben Sitzung stets die GOP 3 für die eingehende Beratung, da diese nur neben den Gebührenordnungspositionen 5, 6, 7, 8, 800 und 801 berechnet werden kann. Damit ist der Ansatz der Sonderleistungen generell ausgeschlossen. Dies betrifft auch Laborleistungen oder Leistungen der Radiologie. Findet jedoch an demselben Tag ein weiterer Arzt-Patientenkontakt statt, ist der Ansatz der GOP 3 mit entsprechender Uhrzeitbegründung möglich. Eine entsprechende Rechnungsbegründung wie „zeitlich versetzt zur Untersuchungsleistung", um den Abrechnungsausschluss der GOP 3 neben den Untersuchungsleistungen zu umgehen, verstößt gegen die Abrechnungsbestimmungen der GOÄ.

1.1 Gastroenterologie

Im Rahmen der gastroenterologischen Leistungen wie der ÖGD (Oesophago-Gastro-Duodenoskopie), der Koloskopie und der ERCP (Endoskopische retrograde Cholangiopankreatikografie) sind die Begleitleistungen aus anderen Kapiteln *außerhalb* der inneren Medizin zu beachten. So fallen für eine Sedierung entweder die GOP 253 oder die Kurznarkose nach der GOP 451, im Falle der fraktionierten Kurznarkose die GOP 452 an.

Eine durchgeführte Oxymetrie kann nach der GOP 602, der zum Einsatz kommende flexible digitale Videoendoskopiezuschlag kann nach GOP 5298a in Ansatz gebracht werden.

Beispiel Oesophago-Gastro-Duodenoskopie (ÖGD)

1 Beratung

7 Untersuchung

685 Duodeno/Jejunoskopie

5298a Zuschlag flexible digitale Videoendoskopie

452 Kurznarkose fraktioniert oder

253 Injektion i.v.

602 Oxymetrische Untersuchung

Ggf. 410 – 420 – 3x Ultraschalluntersuchung Abdomen (Organe angeben, z.B.: Leber, Gallenblase, Gallenwege und Milz)

Gemäß Kommentar Brück zur Gebührenordnung für Ärzte (GOÄ) Version 4.11 zu den Leistungen 679 bis 681 kann die Ballonsondentamponade bei blutenden Ösophagus- und/oder Fundusvarizen mit GOP 703 berechnet werden. Für die endoskopische Sklerosierungsbehandlung von Fundusvarizen oder Ulzerationen des Magens oder des Bulbus duodeni ist die GOP 691a anzusetzen.

Die Anlage einer PEG (perkutane Gastrostomie) wird nach GOP 3138 berechnet. Für die Entfernung einer Magenverweilsonde kann neben der Gastroskopie nach GOP 682 zusätzlich GOP 3156 berechnet werden. Auch die Fremdkörperentfernung aus dem Magen wird nach GOP 3156 berechnet.

Neben den gastroenterologischen Leistungen nach GOP 682 bis 689 kann ein Zuschlag nach GOP 5298a für den flexiblen digitalen Videoendoskopiezuschlag analog berechnet werden. Er beträgt 25 v.H. des einfachen Gebührensatzes der betreffenden Leistung (685). Dies gilt nur in Zusammenhang mit der Verwendung hochauflösender digitaler Kameras und den Möglichkeiten der Computer-

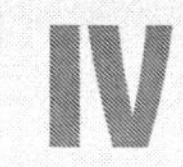

gestützten Bildbearbeitung. (Quelle: BÄK-Beschluss im Deutschen Ärzteblatt/ Jg. 99/Heft 3/18. Januar 2002. Seite A-144–145)

Beispiel Koloskopie

1 Beratung + 5 Untersuchung

11 Digitale Untersuchung

687 Hohe Koloskopie bis Coecum

695 Polypektomie

768 Analanästhesie

5298a Zuschlag flexible digitale Videoendoskopie

253 Injektion i.v.

oder 451/452 Kurznarkose

602 Pulsoxymetrie

442 Zuschlag amb. Operieren

Der Mehraufwand der Untersuchung bis zum terminalen Ileum kann gemäß § 5 mit dem Steigerungsfaktor berücksichtigt werden. Bei ambulanter Durchführung die Berechnung entstandener Sachkosten gemäß § 10 für die Einmalschlinge etc. nicht vergessen! Die Kapselendoskopie kann gemäß eines Beschlusses des Zentralen Konsultationsausschusses für Gebührenordnungsfragen bei der Bundesärztekammer (DÄB, Jg. 102, Heft 37, 16. September 2005) nach GOP A707 analog den Leistungen GOP 684 und GOP 687 berechnet werden. Als fachliche Qualifikation zur Durchführung der Kapselendoskopie wird der Facharzt/die Fachärztin für innere Medizin mit/und Schwerpunkt Gastroenterologie gefordert.

Beispiel: ERCP mit Papillotomie (Duodenoskopie mit Sondierung der Papilla Vateri)

1 Beratung + 7 Untersuchung

484 Lokalanästhesie Kehlkopf

451 Kurznarkose

602 Pulsoxymetrie

370 Kontrastmitteleinbringung natürliche Gänge

692 Duodenoskopie mit Sondierung der Papilla vaterie

692a Platzierung einer Drainage in den Gallen und Pankreasgang

5295 Durchleuchtung

Die alleinige Maßnahme der ERCP ist nach GOP 686 berechnungsfähig. Für die Kontrastmitteleinbringung kommt GOP 370 zum Ansatz. Die Durchleuchtung ist nach GOP 5295 berechnungsfähig.

1.2 Pneumonologie

Für die Durchführung einer Bronchoskopie oder Thorakoskopie stehen die Gebührenordnungspositionen 677 und 678 zur Verfügung.

Beispiel Bronchoskopie

1 Beratung + 7 Untersuchung

484 Kehlkopfanästhesie (ggf. und nicht neben 451)

451 Kurznarkose

602 Pulsoxymetrie

614 Bestimmung part. O_2-Druck

678 Bronchoskopie

Werden zusätzlich bronchoskopische Maßnahmen wie Probeexzision/Biopsie/Lavage im Rahmen einer Bronchoskopie durchgeführt, wird die Bronchoskopie nach 678 berechnet. Neben der GOP 677 im Rahmen einer Thorakoskopie ist jedoch die GOP 2970 für die Pleuradrainage anzusetzen, für die Entnahme von Pleuragewebe kann GOP 308 zusätzlich berechnet werden.

1.3 Kardiologie

Das Kapitel Kardiologie befasst sich mit den nicht invasiven kardiologischen Untersuchungsleistungen wie der kardiologischen Untersuchung, Spiroergometrie, Langzeit-EKG, Schrittmacherkontrollen, Schrittmacherimplantationen sowie der Echokardiografie. Mit den invasiven kardiologischen Untersuchungen wie Koronarangiografien (Stent, Dilatationen) befasst sich das Kapitel IV.7 Strahlendiagnostik.

Die herzchirurgischen operativen Eingriffe sind unter Kapitel IV.5.3 Herzchirurgie integriert.

Beispiel kardiologische Erst-Untersuchung

1 Beratung

7 Organsystemuntersuchung (Herz/Pulmo)

652 Ergometrie

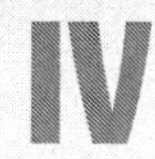

610 Ganzkörperplethysmografie

5137 Röntgen Thorax 2 Ebenen

424 Zweidimensionale Doppler-echokardiografische Untersuchung (Duplex)

406 Zuschlag Farbcodierung

405 Zuschlag cw-Doppler

75 Ausführlicher Bericht

Ein zeitlich getrennter Ansatz der GOP 651 für das Ruhe-EKG mit der Begründung „zeitlich versetzt zur Ergometrie" widerspricht den Abrechnungsbestimmungen der GOÄ und darf als verfehlt angesehen werden.

Jedoch kann je nach Gerätevoraussetzung anstelle der Ergometrie die GOP 651 für das Ruhe-EKG in Verbindung mit GOP 657 für den vektorkardiografischen Zuschlag oder auch A658 für das hochverstärkte Oberflächen-EKG (Spätpotenzial-EKG) zum Ansatz kommen.

Beispiel Spiroergometrie

1 Beratung

7 Untersuchung

604 Bestimmung Atemwegswiderstand

605 Ruhespirografie

605a Flussvolumenkurve

609 Bestimmung der Sekundenkapazität

652 Ergometrie

Beispiel Langzeit-EKG

1 Beratung

7 Untersuchung Organsystem (Herz/Pulmo)

659 Langzeit-EKG mindestens 18 Stunden

Beispiel TEE (Transösophageale Echokardiografie)

1 Beratung

7 Untersuchung

451 Kurznarkose (oder GOP 452)

452 Kurnarkose bei mehrfacher Verabreichung

602 Oxymetrie

424 Zweidimensionale Doppler-echokardiografische Untersuchung (Duplex)

402 Zuschlag transösophegeale Untersuchung

404 Frequenzspektrumanalyse

405 Zuschlag zu GOP 424 cw-Doppler

406 Zuschlag Farbcodierung

Der Zuschlag nach Gebührenordnungspositionen 404, 405 und 406 ist gemäß den Allgemeinen Bestimmungen nur mit dem 1,0-fachen Gebührensatz berechnungsfähig. Der Zuschlag nach GOP 402 für die transösophageale Untersuchung darf gemäß des Kapitels A „Gebühren in besonderen Fällen“ nach Maßgabe des § 5 nur bis zum Zweieinhalbfachen des Vergütungssatzes bemessen werden. Die Schwierigkeiten sind in der Rechnungsbegründung anzugeben.

Eine Leistungsposition für das Stressecho existiert in der GOÄ nicht. Sie ist analog gemäß einer Abrechnungsempfehlung der BÄK von 1998 mit der GOP 629a abzurechnen. Dabei kann bei der dynamischen Durchführung für die Ergometrie GOP 652 angesetzt werden, für die pharmakologische Durchführung kommt GOP 271 (Kurzinfusion) zum Ansatz.

Beispiel Schrittmacherimplantation

3095 Schrittmacher-Erstimplantation

346 Kontrastmitteleinbringung intravenös mittels Hochdruckinjektion

5329 Venografie Brust/Bauch

828A Schrittmachersondenmessung (analog 828 Messung visuell)

Bei Anwendung von 2-Kammer- oder 3-Kammersystemen (DDDR) ist der Aufwand gemäß § 5 mit dem Steigerungsfaktor zu berücksichtigen. Die Schrittmacherkontrolle oder Überwachung wird mit GOP 661 berechnet, die Programmierung mit 661a.

Anlegen eines Transvenösen Schrittmachers ist nach GOP 631 zu berechnen.

Für alle kardiologischen Untersuchungen gilt: Werden im Rahmen der Untersuchung eine lebensverändernde oder lebensbedrohende Erkrankung festgestellt und deren Auswirkungen auf die Lebensgestaltung des Patienten mindestens 20 Minuten erörtert, kommt statt der Beratung nach GOP 1 die GOP 34 mit 40,22 € zum Ansatz. Eine zeitliche Dokumentation lohnt hier. Liegt die Zeitdauer bei 30 Minuten und mehr, kommt § 5 zum Ansatz. Dann kann beim Ansatz eines erhöhten Gebührensatzes bis zum 3,5-fachen Satz 61,20 € berechnet werden. Liegt allerdings eine einfache Befundauswertung vor, kommt GOP 3 zum Ansatz, wegen des Ausschlusses von Sonderleistungen jedoch nur, wenn die Befundbesprechung an einem anderen Tag stattfindet. Aber auch hier gilt zeitliche Dokumentation. Bei 10 Minuten liegt die Leistung bei 20,11 €, sie kann bis zum 3,5-fachen Satz von 30,60 € steigen. Die einfache Befundbesprechung in derselben Sitzung kann nur mit der GOP 1 Beratung berechnet werden. Liegt hier eine zeitliche Dokumentation von 10 Minuten vor, steigt der Rechnungsbetrag von 10,72 € zumindest auf 16,23 €. Beim Ansatz höherer Steigerungsfaktoren gilt generell: Rechnungsbegründung nicht vergessen.

2 Neurologie und Psychiatrie

Die privaten Krankenkassen nehmen zunehmend Einfluss auf die neurologischen Untersuchungs- und Gesprächsleistungen. Dabei ist es äußerst wichtig, alle Empfehlungen der Bundesärztekammer und Kommentarwerke zu kennen. Einige Gebührenordnungspositionen dieses Abschnitts sind auch von anderen Facharztgruppen berechnungsfähig.

2.1 Neurologische und psychiatrische Untersuchungs- und Behandlungsleistungen

Der Abschnitt G „Neurologie und Psychiatrie" ist gegliedert in neurologische und psychiatrische Untersuchungsleistungen (s. Tab. 44 und 45), diagnostische Untersuchungsleistungen (s. Tab. 46) sowie die Leistungen der Psychotherapie.

Die Abrechnungsausschlüsse an den einzelnen Gebührenordnungspositionen sind umfangreich. Teilweise sind sie jedoch logisch, sofern das Prinzip „Inhaltsgleiche Leistungen schließen sich immer aus" berücksichtigt wird. So ist die Fremdanamnese nach GOP 4 neben der GOP 801 und 806 nicht berechenbar, weil in beiden Leistungslegenden die Führung oder Einschaltung der Bezugs- und/oder Kontaktperson integriert ist.

Da es sich bei den Gebührenordnungspositionen 804, 806 und 812 um Gesprächspositionen handelt, ist ein Ausschluss der GOP 1 und 3 obligatorisch.

Tab. 44 Neurologische und psychiatrische Grundpositionen

GOP	Leistungslegende	Punkte/1,0-facher Satz
800	Eingehende neurologische Untersuchung	195/11,37 €
801	Eingehende psychiatrische Untersuchung – gegebenenfalls unter Einschaltung der Bezugs- und/oder Kontaktperson	250/14,57 €
804	Psychiatrische Behandlung durch eingehendes therapeutisches Gespräch	250/14,57 €
806	Psychiatrische Behandlung durch gezielte Exploration und eingehendes therapeutisches Gespräch, auch in akuter Konfliktsituation – gegebenenfalls unter Einschluss eines eingehenden situationsregulierenden Kontaktgesprächs mit Dritten, Mindestdauer 20 Minuten	250/14,57 €

Tab. 45 Psychiatrische Gesprächsleistungen

GOP	Leistungslegende	Punkte/1,0-facher Satz
807	Erhebung einer biografischen psychiatrischen Anamnese bei Kindern oder Jugendlichen mit schriftlicher Aufzeichnung 1x im Behandlungsfall	400/23,31 €
808	Einleitung oder Verlängerung der tiefenpsychologisch fundierten oder der analytischen Psychotherapie – einschließlich Antrag auf Feststellung der Leistungspflicht im Rahmen des Gutachterverfahrens, gegebenenfalls einschließlich Besprechung mit dem nichtärztlichen Psychotherapeuten	400/23,31 €
812	Psychiatrische Notfallbehandlung bei Suizidversuch und anderer psychischer Dekompensation durch sofortige Intervention und eingehendes therapeutisches Gespräch	500/29,14 €
816	Neuropsychiatrische Behandlung eines Anfallskranken mit Kontrolle der Anfallsaufzeichnung gegebenenfalls mit medikamentöser Ein- oder Umstellung und auch mit Einschaltung von Kontaktpersonen	180/10,49 €
817	Eingehende psychiatrische Beratung der Bezugsperson psychisch gestörter Kinder oder Jugendlicher anhand erhobener Befunde und Erläuterung geplanter therapeutischer Maßnahmen	180/10,49 €

Die symptombezogene Untersuchung nach GOP 5 umfasst *ein* Untersuchungselement aus den Untersuchungsbereichen Hirnnerven, Reflexe, Motorik, Sensibilität, Koordination, extrapyramidales System, Vegetativum, hirnversorgende Gefäße.

Für die eingehende neurologische Untersuchung hingegen werden nur 3 Untersuchungselemente gefordert. Der Dokumentationsumfang „Reflexe, Motorik und Sensibilität unauffällig" ist bei der GOP 800 ausreichend.

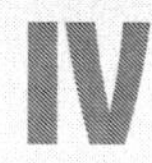

Tab. 46 Spezielle neurologische Untersuchungsleistungen

GOP	Leistungslegende	Punkte/1,0-facher Satz
825	Genaue Geruchs- und/oder Geschmacksprüfung zur Differenzierung von Störungen der Hirnnerven, als selbständige Leistung	83/4,84 €
826	Gezielte neurologische Gleichgewichts- und Koordinationsprüfung – gegebenenfalls einschließlich kalorisch-otologischer Prüfung	99/5,77 €
827	Elektroenzephalografische Untersuchung – auch mit Standardprovokationen	605/35,26 €
827a	Langzeit-elektroenzephalografische Untersuchung von mindestens 18 Stunden Dauer	950/55,37 €
828	Messung visuell, akustisch oder somatosensorisch evozierter Hirnpotenziale (VEP, AEP, SSP)	605/35,26 €
829	Sensible Elektroneurografie mit Oberflächenelektroden – gegebenenfalls einschließlich Bestimmung der Rheobase und der Chronaxie	160/9,33 €
830	Eingehende Prüfung auf Aphasie, Apraxie, Alexie, Agrafie, Agnosie und Körperschemastörungen	80/4,66 €
831	Vegetative Funktionsdiagnostik – auch unter Anwendung pharmakologischer Testmethoden (z.B. Minor) einschließlich Wärmeanwendung und/oder Injektionen	80/4,66 €
832	Befunderhebung am Nervensystem durch Faradisation und/oder Galvanisation	158/9,21 €

Cave: Nur in der UV-GOÄ ist die Erbringung dieser Leistung auf Neurologen und Ärzte für Psychiatrie begrenzt. Wird hingegen der „neurologische Status" untersucht, unterliegt dieser Mehraufwand der Untersuchung dem § 5 und kann beim Ansatz des Steigerungsfaktors berücksichtigt werden.

Die GOP 8 Ganzkörperstatus ist neben der GOP 800 ausgeschlossen, da der Ganzkörperstatus bereits eine „orientierende" neurologische Untersuchung enthält.

Gleiches gilt für GOP 801 eingehende psychiatrische Untersuchung. Die GOP 801 gilt als „eingehend" untersucht, wenn nur „einige" Teilaspekte aus dem psychiatrischen Status (Bewusstsein, Orientierung, Affekt, Antrieb, Wahrnehmung, Denkablauf, mnestische Funktionen) überprüft worden sind. (Quelle: Dr. med. Anja Pieritz – in: Deutsches Ärzteblatt 104, Heft 44 (02.11.2007), Ziffer 801)

Die Behandlungspositionen 804 und 806 unterscheiden sich im Zeitumfang. Dieser liegt bei der GOP 806 bei mindestens 20 Minuten. Die GOP 804 unterliegt keinem Zeitlimit. Bei beiden Leistungen ist der Pflichtbestandteil die gezielte Exploration

Jeweils eigenständig indizierte und in sich abgeschlossene psychiatrische Behandlungen nach GOP 806 sind auch zweimal am Tag unter der Angabe der Uhrzeit berechnungsfähig.

Die GOP 800 eingehende neurologische Untersuchung, die GOP 801 eingehende psychiatrische Untersuchung und die Gebührenordnungspositionen 804 oder 806 für die psychiatrischen Behandlungen sind *nebeneinander* berechnungsfähig, sofern dies nicht regelhaft, sondern zu Beginn der Behandlung und bei akuter Verschlechterung geschieht. (Quelle: GOÄ Ratgeber BÄK Deutsches Ärzteblatt 104, Heft 44 (02.11.2007), GOP 801)

Oben genannte Empfehlung wird seit längerem von einigen Privatversicherungen so ausgelegt, dass die GOP 801 damit nur noch *einmal im Kalenderjahr* berechnungsfähig wäre. Wieder andere Versicherungen legen den Ansatz sogar nur noch auf einmal *insgesamt* im Krankheitsfall aus. Dies würde sich im Bereich der neurologischen und psychiatrischen Krankheitsbilder als schwer anwendbar herausstellen. Häufig reicht eine Begründung aus, warum die 801 erneut angesetzt wird. Dies ist beispielsweise bei der Änderung der medikamentösen Therapie bzw. bei einer Medikamentenunverträglichkeit plausibel.

Die Definition im EBM zum Krankheitsfall stellt klar, dass der Krankheitsfall das aktuelle Quartal und die drei Folgequartale umfasst. Eine solche Definition oder eine entsprechende Definition gibt es in der derzeit gültigen GOÄ gar nicht. Als Krankheitsfall ist der Beginn einer Erkrankung bis zum Abklingen der Beschwerden bezeichnet. Dies beruht noch auf der Definition der GOÄ von 1982.

Gemäß der Abrechnungsempfehlung der BÄK ist der Ansatz der GOP 801 zwar nicht regelhaft möglich, aber bei akuter Verschlechterung. Zu Verschlechterungen dürfte es bei diesen Krankheitsbildern wiederum häufiger kommen. Hier wird die BÄK zeitnah reagieren müssen, damit juristische Auseinandersetzungen, die jahrelang dauern können, vermieden werden können.

Ein Abgriff der 804 „analog“ als 804A für ein „therapeutisches Gespräch“ ist nicht möglich (auch nicht in anderen Facharztkapiteln), um Gebührenordnungsausschlüsse beispielsweise der GOP 3 und Sonderleistungen zu umgehen. Der Abgriff einer Analogposition ist nur dort möglich, wo Leistungen nicht bereits in der Gebührenordnung aufgenommen sind. (Quelle: GOÄ-Ratgeber Deutsches Ärzteblatt 105, Heft 47 (21.11.2008) 804A/806A)

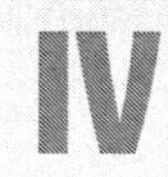

Die GOP 800 und 801 sind in der Kombination mit der GOP 3 eingehende Beratung möglich. Dies ist aus der Allgemeinen Bestimmung zur GOP 3 zu entnehmen, welche nur neben 5, 6, 7, 8, 800 und 801 berechnungsfähig ist.

Auch wenn die Erhebung einer biografischen Anamnese unter Einschaltung der Bezugs- und Kontaktpersonen nach GOP 807 in mehreren Sitzungen stattfindet, ist die Leistung nur einmal im Behandlungsfall berechnungsfähig.

Bei einem extrem schwierigen Behandlungsfall können am selben Tag neben der GOP 807 die Leistungen 885 eingehende psychiatrische Untersuchung bei Kindern oder Jugendlichen, die GOP 886 psychiatrische Behandlung bei Kindern und/oder Jugendlichen und die GOP 817 für die eingehende psychiatrische Beratung der Bezugsperson nebeneinander *berechnet werden. Wiederum ist bei mehreren Kindern einer Gemeinschaft die GOP 807 auch* mehrfach *berechnungsfähig.*

Schwierigkeiten und der damit verbundene erhöhte Zeitaufwand bei neurologisch/psychiatrischen Untersuchungsleistungen können gemäß § 5 mit dem Steigerungsfaktor berücksichtigt werden.

Rechnungsbegründungen bei der Anwendung des Gebührenrahmens gemäß § 5 der GOÄ in der Neurologie/Psychiatrie:

- Aufgrund der Besonderheit der psychologischen Patientenführung ist die Untersuchung/Behandlung weit über Gebühr erschwert
- Aufgrund der Schwierigkeit der Akuterkrankung in Diagnose und Therapie in Verbindung mit dem Lebensalter des Patienten ist die Untersuchung/Behandlung weit über Gebühr erschwert
- Aufgrund der schweren Kommunikationsstörung wegen Diagnose ... *ergänzen* ist die Untersuchung/Behandlung weit über Gebühr erschwert
- Aufgrund der komplizierten Begleiterkrankung *Diagnose ergänzen* ist die Untersuchung/Behandlung weit über Gebühr erschwert
- Aufgrund der schweren Kommunikationsstörung wegen *Diagnose ergänzen* ist die Untersuchung/Behandlung weit über Gebühr erschwert
- Zeitintensive erschwerte Differentialdiagnostik bei multifaktorellem Krankheitsbild
- Zeitintensive Untersuchung/Diagnostik wegen zweimaligem Anlauf bei sedierungsbedürftiger Klaustrophobie

- **Zeitintensive Untersuchung/Diagnostik wegen Unruhe des Patienten**
- **Zeitintensive Untersuchung/Diagnostik wegen erweitertem Untersuchungsaufwand mit erschwerter diagnostischer Beurteilung bei multifaktorellem Befund**

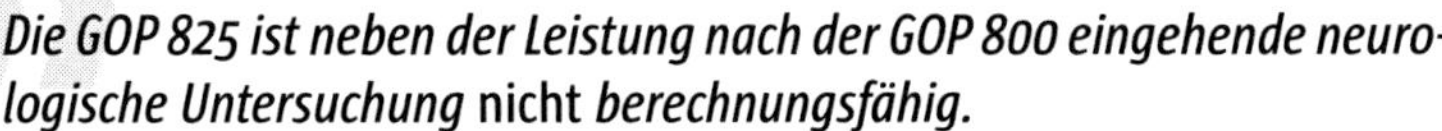

Die GOP 825 ist neben der Leistung nach der GOP 800 eingehende neurologische Untersuchung **nicht** ***berechnungsfähig.***

ERG (elektroretinografische Untersuchung) ist nicht neben EOG (elektrookulografische Untersuchung) berechnungsfähig; ERG jedoch neben EEG GOP 827A und GOP 827.

Die GOP 828 Messung evozierter Hirnpotenziale ist neben GOP 827 EEG möglich.

Die GOP 827 ist auch für das Brain-mapping zur Epilepsiediagnostik, die elektroretinografische Untersuchung (ERG) und die elektrookulografische Untersuchung (EOG) berechnungsfähig. (Quelle: Brück GOÄ-Kommentar)

Zur Abrechnung der VEMP (Vestibulär Evozierte Myogene Potentiale) neben der Gebührenordnungsposition 1408 Audioelektroenzephalographische Untersuchung wird gemäß § 6 Absatz 2 analog die 1408 empfohlen, wenn das Untersuchungsziel sich auf die Hals-Nasen-Ohren-Heilkunde bezieht. Dient die Untersuchung der VEMP dem Ziel der Abklärung einer neurologischen Erkrankung, wird die Gebührenordnungsposition 828 analog Messung visuell, akustisch oder somatosensorisch evozierter Hirnpotentiale (VEP, AEP, SSP) empfohlen. Quelle: Abrechnung neurootologischer Diagnostik: VEMP, Deutsches Ärzteblatt 110, Heft 18 (03.05.2013), S. A-908.

Weitere spezielle neurologische Untersuchungen:

- 829 Sensible Elektroneurografie mit Oberflächenelektroden
- 840 Sensible Elektroneurografie mit Nadelelektroden 1x/Sitzung
- 830 Eingehende Prüfung auf Aphasie, Apraxie, Alexie, Agrafie, Agnosie und Körperschemastörungen
- 831 Vegetative Funktionsdiagnostik – auch unter Anwendung pharmakologischer Testmethoden (z.B. Minor- bzw. Ninhydrin-Test)
- 838 EMG
- 839 EMG mit Untersuchung der motorischen Nervenleitgeschwindigkeit

2.2 Psychosomatik

Die Leistungen der Psychosomatik in der GOÄ bestehen in erster Linie aus der Interventionsposition 849 sowie aus der GOP 846 (s. Tab. 47).

Tab. 47 Psychosomatische Gesprächs- und Behandlungsleistungen

GOP	Leistungslegende	Punkte/1,0-facher Satz
846	übende Verfahren	150/8,74 €
849	psychotherapeutische Behandlung bei psychoreaktiv, psychosomatisch und neurotisch Störungen	230/13,41 €

Laut Beihilfevorschriften für Psychotherapie kann die durch psychologische Psychotherapeuten und Kinder- und Jugendlichenpsychotherapeuten erbrachte Leistung nach Nr. 849 nicht erstattet werden (Quelle: Rundschreiben des Bundesministeriums des Innern (GMBl. S. 186) vom 28. Februar 2001).

Häufig wird übersehen, dass durch eine Beratung die Voraussetzung zur Abrechnung der GOP 849 erfüllt wurde. Erforderlich ist die Mindestdauer von 20 Minuten. Außerdem muss eine psychoreaktive, psychosomatische oder neurotische Störung vorliegen. Die GOP 849 sollte in der Rechnung mit den Hauptdiagnosen dokumentiert werden. Zu diesen zählen Formen von unklaren Bauchschmerzen, Schmerzsyndrome, Schwindel, Herzneurose und rezidivierende Infekte.

Bei langandauernden Beratungen wird oftmals auf die GOP 3 GOÄ (150 Punkte) statt auf die höher bewertete GOP 849 GOÄ (230 Punkte) ausgewichen. Dabei sind die Ausschlussbestimmungen der GOP 3 GOÄ (nur neben 4, 6, 7, 8, 800, 801 möglich) zu berücksichtigen. Die GOP 849 kennt keinen *Ausschluss neben Sonderleistungen und/oder Untersuchungsleistungen nach den Gebührenordnungspositionen 5 bis 8.*

Liegt der Zeitaufwand der Erbringung dieser Leistung weit über dem Zeitumfang von 20 Minuten, kann dies durch eine entsprechende Rechnungsbegründung unter Anwendung des Steigerungsfaktors gemäß § 5 berücksichtigt werden (z.B.: zeitintensive Intervention 30 Minuten Faktor 3,0).

Die GOP 849 ist keinesfalls eine Leistung, die während einer Visite erbracht werden kann. Gemäß der Bestimmungen in der GOÄ kann sie jedoch *mit* Uhrzeit zu einem anderen Zeitpunkt erbracht werden.

Analogpositionen in der Neurologie/Psychiatrie

Aufgrund der veralteten Struktur der GOÄ muss vor allen Dingen in der Diagnostik der Neurologie auf Analogpositionen zurückgegriffen werden. Hierbei empfiehlt die Bundesärztekammer die GOP 827a für die Langzeit-elektroenzephalografische Untersuchung von mindestens 18 Stunden Dauer, einschl. Aufzeichnung und Auswertung. (Quelle: DÄ Heft 105, Heft 47 vom 21.11.2008)

Die GOP 827 wird als 827a durch Beschluss des Gebührenordnungsausschusses der BÄK (Quelle: DÄ Heft 7 vom 25.02.2002) ein weiteres Mal für die prächirurgische Epilepsiediagnostik analog empfohlen. Für die prächirurgische epilepsiediagnostische Langzeitaufzeichnung von mindestens 24 Stunden Dauer wird analog GOP 827a mit analog GOP 838 und analog GOP 860 bis zu sechsmal im Behandlungsfall empfohlen. Die Aufzeichnung der prächirurgischen epilepsiediagnostischen kortikalen Elektrostimulation wird analog nach 839 empfohlen.

Ausgewählte Analogpositionen in der Neurologie/Psychiatrie:

- 808a Einleitung/Verlängerung bei Verhaltenstherapie gemäß § 6 Abs. 2 GOÄ analog
- 827a Langzeit-EEG mind. 18 Stunden
- 827a Video-EEG gemäß § 6 Abs. 2 GOÄ analog 827 elektroenzephalografische Untersuchung
- 829a isolierte Bestimmung der motorischen Nervenleitgeschwindigkeit gemäß § 6 Abs. analog 829 sensible Elektroneurografie
- 832a Elektroakupunktur nach Voll (EAV) gemäß § 6 Abs. 2 GOÄ analog Befunderhebung am Nervensystem
- 838a Pulsierende Signaltherapie (PST) gemäß § 6 Abs. 2 GOÄ analog elektromyografische Untersuchung
- 839a Magnetenzephalografie EMG gemäß § 6 Abs. 2 GOÄ analog 839 elektromyografische Untersuchung
- 839a Nervenleitungsgeschwindigkeit gemäß § 6 Abs. 2 GOÄ analog 839 elektromyografische Untersuchung
- 839a für EMG-Verfahren transkranielle Magnetstimulation gemäß § 6 Abs. 2 GOÄ analog 839 elektromyografische Untersuchung
- 1408a VEMP (Vestibulär Evozierte Myogene Potentiale) (HNO-Erkrankung)
- 828a VEMP (Vestibulär Evozierte Myogene Potentiale) (Neurologische Erkrankung)

Quelle: u.a. Brück GOÄ Kommentar, Kapitel Neurologie/Psychiatrie

Kombinationsmöglichkeiten in der Neurologie – Psychosomatik – Psychotherapie

Folgende Beispiele beleuchten die Möglichkeit der Kombinationen innerhalb des Kapitels Neurologie/Psychosomatik und Psychotherapie unter Berücksichtigung ihrer Ausschlüsse näher.

Beispiel I

Diagnosen: Verdacht auf reaktive Depression bei Morbus Parkinson, Verdacht auf reaktive Depression bei ALS (amyotrophe Lateralsklerose), Patient leidet unter Multipler Sklerose.

Patient kommt wegen Parkinson/Epilepsie/ALS/Alkoholkrankheit/MS und entwickelt eine Depression zunächst unklarer Genese.

800 eingehende neurologische Untersuchung

801 eingehende psychiatrische Untersuchung

849 psychosomatische Intervention

860 biograf. Anamnese unter neurosenphysiologischen Gesichtspunkten

856 Anwendung standardisierter Testverfahren

Die GOP 860 ist bei vielen Privatkassen abhängig von der Genehmigung für psychotherapeutische Medizin.

Beispiel II

Diagnose: Insulinpflichtiger Diabetes Typ II (Neufeststellung) mit beginnender Polyneuropathie, reaktive depressive Psychoneurose.

Patient kommt wegen zahlreicher psychosomatischer Beschwerden (Schlafstörung, Schwitzen, Unruhe, Grübeln, Gangunsicherheit). Bei der körperlichen Untersuchung wird eine beginnende Polyneuropathie an beiden Füßen festgestellt, dazu eine ausgeprägte Zuckererkrankung.

800 eingehende neurologische Untersuchung

7 Organsystemuntersuchung

34 Erörterung lebensverändernde Erkrankung

801 eingehende psychiatrische Untersuchung

860 biografische Anamnese unter neurosenphysiologischen Gesichtspunkten

Beispiel III

Diagnosen: Angsterkrankung, akutes HWS-Syndrom.

Patient mit Angststörung in Behandlung (in Einzel- oder Gruppentherapie) kommt wegen Beschwerden in der HWS.

870 Verhaltenstherapie

801 eingehende psychiatrische Untersuchung

800 eingehende neurologische Untersuchung

5 symptombezogene Untersuchung

Die GOP 870 ist bei vielen Privatkassen abhängig von der Genehmigung für psychotherapeutische Medizin.

Beispiel IV

Diagnose: Depressive Psychoneurose/reaktive psychische Störung, Ausschluss TIA (transitorisch ischämische Attacke), Hypoxidose, Verdacht auf toxische psychische Störung (Medikamentenunverträglichkeit).

Patient in laufender analytischer Behandlung kommt in Begleitung der Ehefrau. Sie erheben akute Anamnese durch gezielte Fragen an die Ehefrau. Ihr sei aufgefallen, dass sich der Ehemann in den letzten Tagen auffällig verändert habe. Er sei zunehmend gangunsicher, schmecke und rieche nichts mehr, habe deutliche Wortfindungsstörungen.

863 Analytische Psychotherapie min. 50 Min.

835 Erhebung Fremdanamnese

826 Gezielte neurologische Gleichgewichtsprüfung

825 Geruchs- und Geschmacksprüfung

830 Prüfung Aphasie, Alexie, Agrafie

Die GOP 863 ist bei vielen Privatkassen abhängig von der Genehmigung für psychotherapeutische Medizin.

3 Gynäkologie

Im Bereich der Kapitel des operativen stationären Sektors ist es notwendig, die Spielregeln im „Abzug der Eröffnungsleistung" näher zu betrachten, um sie korrekt umsetzen zu können.

Den Kapiteln H (Geburtshilfe und Gynäkologie), K (Urologie) und L (Chirurgie, Orthopädie) der Amtlichen Gebührenordnung für Ärzte (GOÄ) ist eine Allgemeine Bestimmung vorangestellt, welche besagt, dass bei Durchführung „*mehrerer* Eingriffe in der Brust- oder Bauchhöhle *in zeitlichem* Zusammenhang" die Gebühr für die „Eröffnung dieser Körperhöhlen" nur *einmal* berechnet werden darf.

Damit soll eine Doppelberechnung von Leistungssegmenten verhindert werden. Ab dem zweiten Eingriff muss der Vergütungssatz der Eröffnungsleitungen, die gemäß den Bestimmungen mit der Gebührenordnungsposition 3135 festgelegt ist, abgezogen werden. Dabei empfiehlt sich, vom Zweiteingriff die Punktzahl von 1100 Punkten abzuziehen.

Als Basis für die Eröffnungsleistung wurde in der GOÄ für den abdominalen Bereich die Gebührenordnungsposition 3135, für thoraxchirurgische Eingriffe die Gebührenordnungsposition 2990, die ebenfalls mit 1100 Punkten vergütet ist, festgelegt.

Der Abzug der Eröffnungsleistung bezieht sich also auf die Bereiche der operativen Gynäkologie, Urologie, Herzchirurgie, Viszeralchirurgie. Im Bereich der HNO-Chirurgie, aber auch der Orthopädie kommt die Regelung der Eröffnungsleistung nicht zum Tragen. Es ist demnach in diesen Bereichen kein Abzug der Eröffnungsleistung notwendig.

Der Verordnungsgeber spricht nicht von Gebühr, Gebührensatz oder Punktzahl, sondern von „Vergütungssatz". In diesem Punkt hat sich die Bundesärztekammer festgelegt: Von der Punktzahl des zweiten Eingriffs ist zuerst die Punktzahl der Eröffnungsleistung (also 1110 Punkte) abzuziehen, die verbleibende Differenz kann dann innerhalb des Gebührenrahmens gesteigert werden. (Quelle: Deutsches Ärzteblatt Jg. 99, Heft 22 vom 31.05.02, Seite A-1531 GOÄ Ratgeber)

Die bestimmungsgemäße Vorschrift zum Abzug der Eröffnungsleistung in den operativen Fachgebieten führte in der Vergangenheit immer wieder zu unterschiedlichen Auffassungen bei den Versicherern. Aus diesem Grund sind beim Ratgeber GOÄ der Bundesärztekammer vier Empfehlungen/Beschlüsse zu diesem Thema hinterlegt, die im nachfolgenden Überblick kurz zusammengefasst sind.

Umgang mit dem Abzug der Eröffnungsleistung:

- Nicht notwendig ist der Abzug der Eröffnungsleistung im Bereich der Carotischirurgie GOP 2820 (Deutsches Ärzteblatt 102, Heft 37, 16.09.2005, Seite A-2502 – A-2503)
- Beim Einsatz der Herzlungenmaschine nach GOP 3050 wird laut Beschluss des ZKdBÄK der Abzug der Eröffnungleistung erst ab der zweiten Leistung nach GOP 3065 bis 3091 erforderlich. (ZKdBÄK, DÄ 96, Heft 40, 8. Okt. 1999: S. A2539 – A2542)
- Sonderregelung zur subtotalen Strumaresektion: „Bei doppelseitiger Strumaresektion ist Nr. 2755 GOÄ zweimal berechenbar. Als Eröffnungsleistung ist Nr. 2803 GOÄ abzuziehen." (DÄ 96 Heft 40 vom 8.10.99 Seite A-2539-A-2542)
- Im Anschluss an Leistungen nach den Ziffern 700 (Laparoskopie oder Nephroskopie)/1155 (Pelviskopie), erfolgt jeder weiterer Eingriff laut BÄK mit Abzug (DÄ 101, Heft 30 vom 23.07.2004, Seite A2136)

Wie in anderen Kapiteln der GOÄ existieren auch im Bereich der Gynäkologie Gebührenordnungspositionen für kleinere diagnostische endoskopische Eingriffe. Endoskopische Eingriffe müssen jedoch der *offenen* operativen Vorgehensweise zugeordnet werden, auch wenn ein offener Zugangsweg entsprechend der GOP 3135 bei endoskopischen Eingriffen

gar nicht notwendig ist. Es ist nicht die endoskopische Ausführung entscheidend, sondern ob Leistungen in der Legende die *„Eröffnung der* Bauchhöhle enthalten", wie es zum Beispiel bei der GOP 1145 (Ovarektomie, Ovariotomie, Salpingektomie durch vaginale *oder abdominale Eröffnung* der Bauchhöhle) der Fall ist. (Quelle: Deutsches Ärzteblatt 101, Heft 30 (23.07.2004), Seite A-2136)

Die GOÄ von 1996 bildet praktisch nur die Leistungen Hysterektomie, vordere und hintere Scheidenplastik und plastische Operation bei Harninkontinenz ab. Für viele Operationsverfahren der modernen operativen Gynäkologie gibt es in der GOÄ bis heute keine adäquaten Leistungspositionen.

§ Moderne Operationsmethoden können nur über analoge Gebührenordnungspositionen gemäß § 6 Abs. 2 abgebildet werden (siehe auch BGH Urteil vom 13.05.2004, Az.: III ZR344/03).

! **Orientierungshilfen im Kapitel H Gynäkologie bieten der Kommentar Bender Geburtshilfe Frauenheilkunde 2006; 66 (Suppl. 2): Q19–Q68 und die Ausführungen durch Brück im Kommentar zur GOÄ.**

Anders als im Bereich der operativen Eingriffe der Orthopädie liegen Urteile im Bereich der operativen Gynäkologie leider nicht vor. Es ist daher anzunehmen, dass bei sorgfältiger Dokumentation nach dem Grundsatz der eigenständig indizierten Leistungen und entsprechend angeführter Rechnungsbegründung mit wenig Reklamationen zu rechnen ist. Demnach sind Klagen seitens der Chefärzte wohl selten oder häufig nicht notwendig.

Zur diagnostische Laparoskopie vor abdominellen Eingriffen in der Gynäkologie

hat die Bundesärztekammer vom 13.10.1992 im Ausschuss Gebührenordnung Stellung genommen. Demnach ist bei laparoskopischen Operationen grundsätzlich die Anwendung der GOP 700 für die Laparoskopie plus die entsprechende Leistung für den intraabdominellen Eingriff möglich. Es sollte dann für den nachfolgenden Eingriff kein Abzug der Eröffnungsleistung erfolgen. (Quelle: Kommentar Bender Geburtshilfe Frauenheilkunde 2006; 66 (Suppl. 2): Q19–Q68)

3.1 Inkontinenzoperationen

Da die GOÄ im Bereich der Inkontinenzoperationen nur die Gebührenordnungspositionen 1125 bis 1127 enthält, ist der Ansatz von Analogpositionen unumgänglich (s. Tab. 48).

Zur Anwendung gynäkologischer analoger Inkontinenzeingriffe empfiehlt sich der Blick in den Kommentar des Berufsverbandes Gynäkologie. Allerdings dürfen nicht die Analogpositionen *einfach nur* übernommen werden. Vielmehr sind auch die entsprechenden Begründungen und Dokumentationspflichten des Kommentars zu beachten.

Ausgewählte Analogpositionen gemäß Empfehlung des Berufsverbandes

- 1147a Kolposakro-Zervikosakropexie mit Fixation durch Interponat entspricht gemäß § 6 analog der antefixierenden Operation des Uterus mit Eröffnung der Bauchhöhle, 1480 Punkte/86,27 €
- 3231a Vaginale paravaginale Kolpopexie entspricht gemäß § 6 analog Operation des Mastdarmvorfalles bei Zugang vom After aus oder perineal, 1150 Punkte/67,03 €
- 3283a Abdominale paravaginale Kolpopexie entspricht gemäß § 6 analog Operation eines Nabel-, Mittellinien- oder Bauchnarbenbruches, 1110 Punkte/64,70 €
- 1780a* für TVT-Operation (Tension-free-Vaginal-Tape-Operation) zur Behandlung der Harninkontinenz entspricht gemäß § 6 analog der operativen Behandlung der Harninkontinenz mittels Implantation eines künstlichen Schließmuskels, 2770 Punkte/161,46 €
- 3283a Abdominale Vaginae-Fixatio – Fixation des Vaginalstumpfes an den Parametrien entspricht gemäß § 6 analog Operation eines Nabel-, Mittellinien- oder Bauchnarbenbruches, 1110 Punkte/64,70 €
- 3284a Abdominale Fixatio nach McCall, Fixation des Scheidenstumpfes an den verkürzten Uterosakralligamenten entspricht gemäß § 6 analog Operation eines Nabel-, Mittellinien- oder Bauchnarbenbruches mit Muskel- und Faszienverschiebeplastik, 2500 Punkte/145,72 €

Quelle: Kommentar Bender Geburtshilfe Frauenheilkunde 2006; 66 (Suppl. 2): Q19–Q68. * Neue Abrechnungsempfehlungen der Bundesärztekammer vom 20. April 2012

Tab. 48 Operationen bei Inkontinenz im Kapitel H „Geburtshilfe und Gynäkologie"

GOP	Leistungspositionen	Punkte/1,0-facher Satz
1125	Vordere Scheidenplastik	924/53,86 €
1126	Hintere Scheidenplastik mit Beckenbodenplastik	1290/75,19 €
1127	Vordere und hintere Scheidenplastik mit Beckenbodenplastik	1660/96,76 €

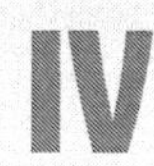

3.2 Weitere operative Eingriffe der Gynäkologie

Uterusexstirpation

Für die Uterusexstirpation, auch vaginale Hysterektomie, stehen in der GOÄ die Gebührenordnungspositionen 1138 und 1139 zur Verfügung. Der Unterschied liegt darin, dass der Leistungsinhalt der GOP 1138 die Durchführung *ohne* Adnexentfernung und die GOP 1139 die Durchführung *mit* Adnexentfernung enthält.

Der GOÄ Kommentar Brück schafft hier Klarheit im Umgang mit der Eröffnungsleistung neben 1138 und 1139. So ist bei Durchführung einer eigenständig indizierten Kolposuspensionsoperation bei Stressinkontinenz die GOP 1780 neben Nr. 1138 oder Nr. 1139 möglich. Der Abzug der Eröffnungsleistung ist nicht erforderlich ist, da durch den präperitonealen Zugang hierbei keine Bauchdeckeneröffnung erfolgt. (Quelle: Brück GOÄ Kommentar zur GOP 1138)

- Bei Korpuscarcinomen kann einzelfallabhängig die Voraussetzung zur GOP 1783 Lymphknotenentfernung (pelvine Lymphadenektomie) gegeben sein.
- Die GOP 3172 für die Adhäsiolyse kommt ggf. zusätzlich zum Ansatz. Die Dokumentation der eigenständigen Indikation (z.B.: langwierige (über mehrere Stunden dauernde) schwierige Operation wegen Zustand nach mehrfacher Voroperation, Verwachsungsbauch oder Zustand nach Bestrahlung, Ileusprophylaxe) ist unumgänglich und darf in der Rechnungsbegründung nicht vergessen werden!
- In Einzelfällen ist die GOP 1829a Ureterolyse als selbständige Leistung neben der Hysterektomie unter eigenständiger Indikation wie dem Vorliegen einer Endometriose, intraligamentären Myomen zur Behebung oder Vorbeugung einer Harnstausymptomatik, Verwachsungen berechnungsfähig. (Quelle: Bender Geburtshilfe Frauenheilkunde 2006; 66 (Suppl. 2): Q19–Q68)

Sonstige wichtige Leistungen in diesem Bereich:

- GOP 1048 Entfernung einer Extrauteringravidität
- GOP 1140 für eine operative Behandlung einer konservativ unstillbaren Nachblutung nach vaginaler Uterusoperation
- GOP 1146 Ovarektomie, Salpingoektomie durch vaginale oder abdominale Eröffnung
- GOP 1148 Plastische Operation bei Tubensterilität, einseitig, GOP 1149 beidseits
- GOP 1156 Pelvisskopie an den Adnexen (Eileiter und Eierstöcke) minimalinvasiv, laparoskopisch

- GOP 1161 Hysteroskopie laparoskopisch
- GOP 1147 Scheidenfixation am Liq. sacrospinale nach Amreich-Richter

Radikaloperation des Zervixcarcinoms nach Wertheim

Die Radikaloperation des Zervixcarcinoms nach Wertheim wird der GOP 1166 (vaginal oder abdominal, mit Entfernung der regionären Lymphknotens) in der GOÄ zugeordnet (siehe auch GOP 1167 Radikaloperation des Zervixkrebses, abdominal, mit Entfernung der Lymphstromgebiete, auch paraaortal). Unter der Voraussetzung einer eigenen Indikation kommen ggf. folgende Leistungen zum Ansatz:

- Die GOP 1829 für die Ureterolyse nur bei eigener Indikation wie beispielsweise retro- oder intraperitonealer Verwachsungen des Harnleiters.
- Die GOP 2580 analog für die komplette Freilegung und Schonung des Nervus obturatorius gemäß § 6 (Durchtrennung eines Nervs). Ggf. zusätzlich *nur* bei fortgeschrittener Tumorausdehnung in die Fossa obturatoria hinein für die Freilegung des Nervus obturatorius in seinem gesamten Verlauf in besonderer Tiefe vom Plexus pelvicus bis zum Foramen obturatum. (Quelle: Bender Geburtshilfe Frauenheilkunde 2006; 66 (Suppl. 2): Q19–Q68, s. auch Brück GOÄ Kommentar)

Die Berechnung der Gebührenordnungspositionen 2802, 2580 analog, 1829, 1809 neben 1166/1167 werden von den Krankenkassen mit dem Argument, sie seien in der Hauptleistung enthalten, bemängelt. Bezüglich der erforderlichen äußerst umfangreichen Dokumentation in diesem Leistungsbereich sowie der häufigen Reklamationen seitens der Versicherungen empfiehlt sich ein eingehendes Studium des Kommentars Bender Geburtshilfe und Frauenheilkunde. Auch wenn dieser keine Rechtsverbindlichkeit hat, gibt er wertvolle Hinweise zur leistungsgerechten Dokumentation.

Operation Myom

Die Operation Myom ist der Gebührenordnungsposition 1162 Abdominale Myomenukleation zugeordnet.

Krankenversicherungen bemängeln den Mehrfachansatz, obwohl der Wortlaut *die Einzahl* definiert. Brück empfiehlt den Mehraufwand gemäß dem Steigerungsfaktor nach § 5 abzubilden, Bender beschreibt den Ansatz als unabhängig voneinander und unabhängig von der Anzahl bei gleichem Myomsitz als abrechnungsfähig. Eine äußerst umfangreiche Dokumentation im Operationsbericht ist erforderlich. Der Kommentar Geburtshilfe und Frauenheilkunde beschreibt die Möglichkeit weiterer Einzelleistungen unter entsprechenden Bedingungen wie folgt:

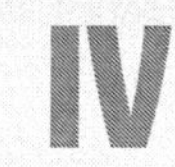

- ggf. zusätzlich 1829 Ureterolyse. Diese GOP kann nur bei intraligamentärem oder laterozervikalem Sitz des Myoms berechnet werden.
- ggf. zusätzlich 1800A für manuelle elektronische Morcellierung entspricht gemäß § 6 Zertrümmerung und Entfernung von Blasensteinen unter endoskopischer Kontrolle abzüglich GOP 700.
- ggf. zusätzlich GOP 1160a für Uterusrekonstruktion eines tief intramural liegende Myoms (in der Wandung des Uterus liegende Myoms) ist bei prospektivem oder akutem Kinderwunsch gemäß § 6 Operative Beseitigung von Uterusmissbildungen
- ggf. zusätzlich GOP 3172 für die Darmadhäsiolyse, wenn sie nicht als Zugangsweg zur LAVH dient, sondern z.B. zur Ileusprophylaxe.

Analogpositionen aus der operativen Gynäkologie

- 2404A Exzision von Endometrioseherden gemäß § 6 analog Entfernung einer Geschwulst
- 706A Elektrochirurgische Laser-Endometrioseresektionen bzw. Koagulationen entspricht Licht- oder Laserkoagulation(en) zur Beseitigung von Stenosen oder zur Blutstillung bei endoskopischen Eingriffen gemäß § 6
- 1156A Laparoskopische Endometriose-Sanierung gemäß § 6 analog 1156 Pelviskopie mit Anlegen einer druckkontrollierten Pneumoperitoneums
- 706A Ovarialzystenstichelung bei PCO-Syndrom mittels Elektrode oder Laser gemäß § 6 analog Licht- oder Laserkoagulation(en) zur Beseitigung von Stenosen oder zur Blutstillung
- 1160A Uterusrekonstruktion gemäß § 6 analog Operative Beseitigung von Uterusmissbildungen

4 Urologie

Das Kapitel der Urologie befasst sich in diesem Buch neben häufig durchgeführten operativen Eingriffen (radikale Prostataektomie, fraktionierte TUR, der Operation des Harnblasencarcinoms) auch mit der PSA (Prostata-Seed-Implantation) und dem neu gefassten Kapitel der urologischen Komplexleistungen aus dem Jahr 2006.

Auch im Bereich der Urologie unterstützt der GOÄ-Ratgeber die Bundesärztekammer regelmäßig in Auslegungsfragen zu diversen Abrechnungspositionen. In der Auslegung zur Gebührenordnungsposition 1795 wird für den Wechsel des perkutaner Harnblasenkatheter die A1833a („Wechsel eines suprapubischen Harnblasenfistelkatheters") und für die Entfernung des Katheters nach Ablassen des Urins die Gebührenordnungsposition 318 empfohlen. Erfolgt die Anlage durch einen offenen Zugang, kommt 1796 zum Ansatz. Quelle: Deutsches Ärzteblatt 110, Heft 50 (13.12.2013), S. A-2450

Durch einen erhöhten Steigerungsfaktor kann die Zystourethroskopie durch die mit Anwendung eines flexiblen Instrumentes verbundenen erhöhten Kosten berücksichtigt werden. Dies geht aus einer Bekanntmachung der Bundesärztekammer im Deutschen Ärzteblatt vom 20.04.2012 hervor.

4.1 Operative Leistungen der Urologie

Zirkumzision

Die Zirkumzision oder auch Phimoseoperation wird nach GOP 1741 berechnet. Wird der Eingriff ambulant durchgeführt, kommt der Zuschlag GOP 442 bei ambulanter Durchführung von operativen Leistungen zum Ansatz (mit Faktor 1,0).

Prostatastanzbiopsie

Die Prostatastanzbiopsie wird nach GOP 319 Punktion der Prostata berechnet. Wird die Prostatastanzbiopsie unter Ultraschallsicht gemacht, kommt zusätzlich GOP 410 zum Ansatz.

Nach dem Beschluss des Ausschusses „Gebührenordnung" der Bundesärztekammer vom 04.06.2010 in DÄ 107 Heft 22 kann für die Gewebsentnahme bei V.a. Prostatacarcinom die GOP 319 angesetzt werden. Die Allgemeinen Bestimmungen und die Leistungslegende enthalten keine begrenzte Berechnungsfähigkeit.

Die mit Stand 04.04.2003 (veröffentlicht in Deutsches Ärzteblatt 100, Heft 14 (04.04.2003), Seite A-946 – A-497) aktuelle Begrenzung auf je Behandlungsfall maximal sechsmal ist damit obsolet. Bereits im Jahr 2005 hatte der Ausschuss Gebührenordnung der BÄK, aufgrund einer Auswertung wissenschaftlicher Literatur, die Abrechenbarkeit der GOP 319 als *mehrfach* berechenbar eingeschätzt.

Prostata-Seed-Implantation (PSI)

Nach der Abrechnungsempfehlung des Ausschusses „Gebührenordnung der Bundesärztekammer" (Veröffentlicht in Deutsches Ärzteblatt, Heft 39, 30.09.2005) kann für die Punktion der Prostata mit Platzierung der Hohlnadel/n zur Seedablage die GOP 319 im Rahmen der Prostata-Seed-Implantation (PSI) *einmal* je Hohlnadel angesetzt werden.

> ***Zudem ist die Abrechnung einer Sonografie nach GOP 410 und GOP 420 neben der GOP 319 berechnungsfähig. Ebenso wird gemäß der Empfehlung die GOP 5230 für die durchgeführte Zystografie neben GOP 319 für ansatzfähig erklärt. GOP 1787 ist für die Zysteourethroskopie ebenfalls ansatzfähig***
>
> ***Jedoch sind laut BÄK neben der Nr. 319 GOÄ für die PSI die GOP 488, 1732, 1729 und 1733 nicht ansatzfähig.***

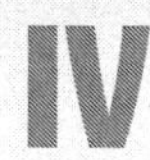

Radikale Prostataektomie

Mit GOP 1784 ist die totale Entfernung der Prostata und der Samenblasen einschließlich pelviner Lymphknotenentfernung in der GOÄ abgebildet. Daneben ist für die operative Anlage des Zystofixkatheters GOP 1796 und für die Redondrainage GOP 2015 möglich.

Fraktionierte TUR Prostata (transurethrale Resektion der Prostata)

Für die operative Entfernung eines Prostataadenoms, auch transurethral, steht GOP 1778 der GOÄ.

Laut Brück Kommentar zur GOÄ ist der erhebliche Mehraufwand bei der Durchführung der Video-TUR die GOP 1778 gemäß § 5 über den Steigerungsfaktor zu berücksichtigen. Eine über das Monitoring hinausgehende Dokumentation ist mit GOP 5295 Durchleuchtung als selbständige Leistung analog mit dem 1,0-fachen Steigerungssatz berechnungsfähig.

Operation Harnblasenkarzinom

Die GOP 1808 steht für die totale Exstirpation der Harnblase mit Verpflanzung der Harnleiter – gegebenenfalls einschließlich Prostata-, Harnröhren- und/oder Samenblasenentfernung.

Gegebenenfalls werden neben des Haupteingriffes nach GOP 1808 zusätzliche Leistungen erbracht, welche wie folgt berechnet werden können:

- GOP 1783 für die durchgeführte pelvine Lymphknotenentfernung,
- GOP 1707 für die operative Bildung einer Harnblase aus Ileum,
- GOP 3210a Neoblase gemäß § 6 analog Anlegen eines Anus praeter duplex transversalis,
- GOP 1812 für die Einlage der Ureterverweilschienen (Kostenberechnung gemäß § 10 hier möglich),
- GOP 1796 für die Anlage Harnblasenfistel (Zystofixkatheter) und
- GOP 2015 für die Redondrainage.

Sonstige wichtige Leistungen aus der Urologie

- GOP 1792 Uroflowmetrie einschließlich Registrierung
- GOP 1757 Unterbindung beider Samenleiter, in Verbindung mit einer Operation, sowohl als selbständige Leistung (Vasektomie) auch als individuelle Gesundheitsleistung
- GOP 1733 Spülung der Harnblase und/oder Instillation bei liegendem Verweilkatheter
- GOP 1787 Kombinierte Zystourethroskopie

4.2 Analogpositionen in der Urologie der BÄK vom 13.10.2006

In das Analogverzeichnis der BÄK wurden zum 13.10.2006 neue Analogleistungen im Fachbereich urologischer Operationen aufgenommen. Das Analogverzeichnis der BÄK enthält Analogbewertungen für neuere Untersuchungs- und Behandlungsmethoden, die mit dem Bundesministerium für Gesundheit, dem Bundesministerium des Innern (für die Beihilfe) sowie dem Verband der privaten Krankenversicherung abgestimmt wurden.

Die neuen urologischen Analogpositionen (s. Tab. 49) sind ähnlich dem pauschalierten System des Euro-EBM im Sinne von Leistungskomplexen formuliert.

Leistungsbereiche wie pelvine Lymphknotenentfernungen, Drainagen, Durchleuchtungen sowie Einlage suprapubischer Katheter oder transuretraler Katheter sind bereits feste Leistungsbestandteile. Da die Nebenleistungen stets mit „ggf." gekennzeichnet sind, ist deren Erbringung nur fakultativ. Werden sie erbracht, ist die Nebenleistung mit der Hauptleistung bereits abgegolten. Werden sie nicht erbracht, ist die vollständige Leistungserbringung trotzdem gegeben.

§

Abrechnungsbestimmung

Zu Nr. A1863: Die Einlage eines transurethralen Katheters nach Nr. 1812 GOÄ bzw. die Einlage eines Nierenfistelkatheters nach Nr. 1851 GOÄ ist Leistungsbestandteil der transurethralen bzw. perkutanen Endopyelotomie und kann nicht zusätzlich berechnet werden. Die retrograde bzw. anterograde Darstellung von Ureter und Nierenbecken nach Nr. 5220 GOÄ ist Leistungsbestandteil der transurethralen bzw. perkutanen Endopyelotomie und kann nicht zusätzlich berechnet werden. Die Darstellung von Harnblase und Urethra nach Nr. 5230 GOÄ ist, sofern erforderlich, neben der transurethralen Endopyelotomie berechnungsfähig.

Die analogen Bewertungen nach A 1870, 1871, 1872 und 1873 können nicht nebeneinander, sondern nur alternativ (je nach Leistungsumfang) berechnet werden.

Zu Nr. A1881: Bei metastatischem Befall von Lymphknoten über das regionäre Lymphstromgebiet (nach gültiger TNM-Klassifikation) hinaus, kann zusätzlich die Nr. 1783 GOÄ analog für die extraregionäre Lymphknotenentfernung als selbstständige Leistung, nach Abzug der Eröffnungsleistung, neben der Nr. 1843 GOÄ analog berechnet werden.

Zu Nr. A1890: Die Kosten für den je Sitzung verbrauchten Farbstoff können entsprechend § 10 Abs. 1 Nr. 1 GOÄ als Ersatz von Auslagen geltend gemacht werden.

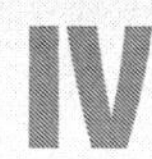

Tab. 49 Analogpositionen operative Urologie

GOP	Leistungslegende	Punkte/ 1,0-facher Satz
A1861	Transurethrale endoskopische Litholapaxie von Harnleitersteinen einschließlich Harnleiterbougierung, intrakorporaler Steinzertrümmerung und endoskopischer Entfernung der Steinfragmente, ggf. einschließlich retrograder Steinreposition, analog Nr. 1817	2220/129,40 €
A1862	Perkutane Nephrolitholapaxie (PNL oder PCNL) – mit Ausnahme von Nierenausgusssteinen – einschließlich intrakorporaler Steinzertrümmerung, pyeloskopischer Entfernung der Steinfragmente und Anlage einer Nierenfistel, analog Nr. 1838	2220/129,40 €
A1863	Transurethrale Endopyelotomie, einschließlich Ureterorenoskopie mit Harnleiterbougierung, ggf. einschließlich der retrograden Darstellung des Ureters und des Nierenbeckens mittels Kontrastmittel und Durchleuchtung, ggf. einschließlich Einlage eines transureteralen Katheters oder transkutane Endopyelotomie, einschließlich Punktion des Nierenbeckens und Bougierung der Nierenfistel sowie Pyeloskopie, ggf. einschließlich der Darstellung des Nierenbeckens mittels Kontrastmittel und Durchleuchtung, ggf. einschließlich Einlage eines Nierenfistelkatheters, analog Nr. 1827	1500/87,43 €
A1870	Totale Entfernung der Prostata und der Samenblasen einschließlich pelviner Lymphknotenentfernung mit anschließender Rekonstruktion des Blasenhalses und der Schließmuskelfunktion, einschließlich Blasenkatheter, ggf. einschließlich suprapubischem Katheter, ggf. einschließlich einer oder mehrerer Drainagen, analog Nr. 1845	4990/290,85 €
A1871	Totale Entfernung der Prostata und der Samenblasen einschließlich pelviner Lymphknotenentfernung mit anschließender Rekonstruktion des Blasenhalses und der Schließmuskelfunktion sowie Potenzerhalt durch Präparation der Nervi erigentes, auch beidseitig, einschließlich Blasenkatheter, ggf. einschließlich suprapubischem Katheter, ggf. einschließlich einer oder mehrerer Drainagen, analog Nr. 1850	6500/378,87 €
A1872	Totale Entfernung der Prostata und der Samenblasen ohne pelvine Lymphknotenentfernung mit anschließender Rekonstruktion des Blasenhalses und der Schließmuskelfunktion, einschließlich Blasenkatheter, ggf. einschließlich suprapubischem Katheter, ggf. einschließlich einer oder mehrerer Drainagen, analog Nr. 1843	4160/242,48 €
A1873	Totale Entfernung der Prostata und der Samenblasen ohne pelvine Lymphknotenentfernung mit anschließender Rekonstruktion des Blasenhalses und der Schließmuskelfunktion sowie Potenzerhalt durch Präparation der Nervi erigentes, auch beidseitig, einschließlich Blasenkatheter, ggf. einschließlich suprapubischem Katheter, ggf. einschließlich einer oder mehrerer Drainagen, analog Nr. 3088	5600/326,41 €
A1880	Organerhaltende Entfernung eines malignen Nierentumors ohne Entfernung der regionalen Lymphknoten, analog Nr. 1842	3230/188,27 €
A1881	Organerhaltende Entfernung eines malignen Nierentumors mit Entfernung der regionalen Lymphknoten, analog Nr. 1843	4160/242,48 €
A1890	Fluoreszenzendoskopie bei Urothelkarzinom, einschließlich Instillation des Farbstoffs, analog Nr. 1789	325/18,94 €

5 Chirurgie, Orthopädie

Wie bereits in Kapitel I.3.1 „Verschenktes Honorar durch schlechte Dokumentation“, in diesem Buch beschrieben, gehören zu dem operativen Abschnitt L. Chirurgie Orthopädie der GOÄ auch die dort beschriebenen Leistungen der Wundversorgungen. Der Abschnitt L. Chirurgie Orthopädie gliedert sich in insgesamt 16 chirurgische Unterkapitel und stellt damit das umfangreichste Kapitel der GOÄ dar. Da bei der GOÄ Reform 1996 die Überarbeitung dieses Kapitels kaum berücksichtigt wurde, stößt der Anwender hier auf eine Vielzahl obsoleter Leistungen.

Gerade im Bereich der Gelenkchirurgie und der Viszeralchirurgie findet man große gegensätzliche Auffassungen der GOÄ-Auslegung. Die Neuformulierung des Zielleistungsprinzips in der Novellierung von 1996 hat – ursprünglich als Klarstellung beabsichtigt – den überwiegenden Anteil der privatärztlichen Honorarstreitigkeiten zwischen Chefärzten und Krankenversicherungen besonders im Bereich der Gelenkchirurgie ausgelöst.

Im Laufe der letzten Jahre hat es, wie in Kapitel II.1.4 zum Zielleistungsprinzip in diesem Buch bereits beschrieben, daher unzählige Urteile auf Landesgerichts- und Amtsgerichtsebene gegeben. Der Ausschuss „Gebührenordnung“ der Bundesärztekammer bezieht sich seit Jahren – mit seinen Abrechnungsempfehlungen auf eine Differenzierung zwischen unselbstständigen Teilschritten unter die jeweilige Zielleistung einerseits – und je nach individueller Indikationsnotwendigkeit erforderlichen Zusatzleistungen andererseits. Die private Krankenversicherung versucht seit Jahren hingegen, je nach Ergebnis eines Urteils, im Einzelfall medizinisch erforderliche Zusatzleistungen mit methodisch notwendigen operativen Teilschritten gleichzusetzen – und zwar regelhaft und systematisch.

Einer Abrechnungsempfehlung der Bundesärztekammer zufolge ist nach jahrelanger Auseinandersetzung zwischen Arzt und Patient/Versicherungen zu entnehmen, dass bei der Abrechnung einer konventionellen onkologischen Hemikolektomie rechts zu berücksichtigen ist, dass bereits *vor* der Entstehung der GOÄ vom 10. November 1982 die systematische regionale Lymphadenektomie bei der Durchführung eines solchen Eingriffs Inhalt chirurgischer Lehrbücher war. Die Abrechnung der Lymphadenektomie mit einem Analogansatz der Nr. 1783 kann nach Auffassung der Bundesärztekammer in der Regel (abzüglich der Eröffnungsleistung) neben dem Haupteingriff der 3169 berechnet werden. Quelle: Dr. med. Stefan Gorlas (in: Deutsches Ärzteblatt 107, Heft 20 (21.05.2010), S. A 1040)

Die wichtigsten Urteile zum Zielleistungsprinzip (Landesgericht) im Bereich der Gelenkchirurgie werden nachfolgend zusammengefast:

LG Karlsruhe 1S106/02, Urteil vom 28. März 2003 Synovektomie und Bursektomie bei Hüft-TEP

LG Köln 25 S 2/02, Urteil vom 17. Dezember 2002 Hallux Valgus

(Landgericht Stade, Urteil vom 31. März 2004, Az.: 2 S 81/03). Synovektomie und Pfannenplastik Muskelentspannungsoperation

LG Memmingen 1 S 1425/04 Synovektomie und Pfannenplastik bei Hüft-TEP

Im operativen Bereich der Orthopäden werden juristische Auseinandersetzungen keineswegs gescheut. So waren beispielsweise Orthopäden auch erfolgreich in der Auseinandersetzung zur Erörterungsposition 34 der GOÄ.

In den Urteilen des AG Radolfzell (Az.: 2 C 447/06 und 3 C 1/07), AG Wetzlar (Az.: 30 C 127/05) sowie des LG Frankfurt/M. (Az.: 2 – 16 S 170/06) Der Ansatz der GOP 34 wurde für das präoperative Aufklärungsgespräch im Zusammenhang mit Knie- und Hüft-TEP sowie der Dekompression von Nervenwurzeln an der Wirbelsäule anerkannt. Quelle: Deutsches Ärzteblatt 106, Heft 50 (11.12.2009), S. A-2828

In einem anderen Fall stellte eine gerichtliche Auseinandersetzung die Gebührenordnungsposition A2881 für die Durchführung der Racz-Kathetermethode klar. Quelle: Deutsches Ärzteblatt 108, Heft 43 (28.10.2011) S. A-2306

Aus einer weiteren aktuellen Empfehlung des GOÄ-Ratgebers geht die Berechnungsmöglichkeit der tiefen Hirnstimulation hervor. Für die stereotaktische Elektrodenplazierung empfiehlt die BÄK die Bohrlochtrepanation nach Nr. 2515 und für die Navigation Nr. 2562. Für die Implantation des Schrittmachers sollte die GOP 3095 analog berechnet werden. Quelle: DÄ 107, Heft 43 (29.10.2010) S. A-2136

5.1 Gelenkchirurgie

TEP Hüftgelenk

Die endoprothetische Operation am Hüftgelenk wird in der GOÄ nach GOP 2151 Endoprothetischer Totalersatz von Hüftpfanne und Hüftkopf (Alloarthroplastik) berechnet.

Wegen der großen Streitigkeiten um die Auslegung des Zielleistungsprinzips im Zusammenhang mit endoprothetischen Hüftgelenksoperationen hat der Ausschuss Gebührenordnung der BÄK eine abschließende Liste von Empfehlungen herausgegeben (*Deutsches Ärzteblatt 99, Heft 3 vom 18.01.2002, Seite A-144–145*). Ihr ist zu entnehmen, welche Leistungen bei welcher Indikation als selbständige Leistungen neben GOP 2151 berechnungsfähig sind. Es handelt sich im Einzelnen um die folgenden Gebührenordnungspositionen:

- 2103a für das Weichteilbalancing, gemäß § 6 GOÄ analog zur Muskelentspannungsoperation am Hüftgelenk, indiziert bei Vorliegen schwerer Dysplasie-Coxarthrosen mit subluxiertem oder luxiertem Hüftkopf, schwerer Coxvarafehlstellung des proximalen Femurs bei neurologischer Grunderkrankung. (DÄ 99 Heft 45 vom 8.11.2002, Seite A-3046–A-3047)
- 2113 für die Synovektomie neben Nr. 2151. Indiziert bei ausgeprägter Synovialitis oder einer schweren chronischen Synovialitis bei rheumatischer Grunderkrankung oder bei Psoriasis-Arthropathie. Die Indikationsstellung zu dieser Maßnahme ist durch eine hinreichende Beschreibung im Operationsbericht sowie durch eine histopathologische Befundveranlassung abzusichern.
- 2148 Pfannendachplastik oder 2148a für die tonnenförmige Ausmeißelung des Pfannenbodens. Die präoperative radiologisch verifizierbare Hüftgelenksdysplasie bzw. Hüftgelenksluxation stellt eine medizinische Indikation zur Pfannendachplastik dar.
- 2254 für die Spongiosaplastik, indiziert bei größeren flächenhaften Erosionen oder Knochenzysten, Geröllzysten oder Pfannenbodenerosionen infolge Hüftgelenkskopfprotrusion oder zementfreie TEP.
- 2558a für die Abmeißelung ausgedehnter Osteophyten, die sich präoperativ radiologisch nachweisen lassen und intraoperative zu einer deutlichen Funktionsbehinderung der implantierten TEP führen.

TEP Kniegelenk

Die endoprothetische Operation am Kniegelenk hingegen wird der GOP 2153 Endoprothetischer Totalersatz eines Kniegelenks (Alloarthroplastik) zugeordnet.

Auch im Bereich der endoprothetischen Versorgung des Kniegelenks hat der Ausschuss Gebührenordnung der BÄK eine abschließende Liste von Empfehlungen herausgegeben, der zu entnehmen ist, welche Leistungen unter welcher Voraussetzung neben GOP 2153 berechnungsfähig ist (*Deutsches Ärzteblatt 99, Heft 45 vom 08.11.2002, Seite A-3046–3047*). Es handelt sich im Einzelnen um folgende Gebührenordnungspositionen:

- 2103a kann nicht für das Patella-Release angesetzt werden!
- 2254 für die Spongiosaplastik, indiziert bei größeren flächenhaften Erosionen oder Knochenzysten, bei besonderer Begründung bis maximal dreimal im Behandlungsfall abrechenbar.
- 2255 für den Wiederaufbau einer Gelenkfläche durch Einfügen eines Knochenkeils (sog. Wedge), neben GOP 2153 einmal berechnungsfähig.
- 2344a für den Patella-Rückflächenersatz oder eine Patella-Rekonstruktion (durch Osteotomie bzw. Firstung), gemäß § 6 GOÄ analog zur Osteosynthese der gebrochenen Kniescheibe bzw. Exstirpation der Kniescheibe oder Teilexstirpation nach GOP 2344, 1110 Punkte, indiziert bei femoropatellarem Syndrom.
- 2580 für die Denervation des Kniegelenks bei ausgeprägten femoropatellaren Schmerzsyndromen. Die zusätzliche Denervation der Patella ist insbesondere dann indiziert, wenn kein Patellarückflächenersatz durchgeführt wird, da anders keine befriedigende Schmerzreduktion zu erzielen sein wird. Die Denervation wird nicht zeitversetzt, sondern in gleicher Sitzung neben der Implantation einer Kniegelenksprothese ohne Patellarückflächenersatz durchgeführt.

§ Unter Bezugnahme auf das BGH-Urteil vom 5. Juni 2008 (Az: III ZR 239/07) erkannte das LG Tübingen 4. Mai 2011 (Az: 8 S 2/10) die Gebührenordnungspositionen 2257 für die Notch-Plastik, 2344 für das Patellatuning, 2580 GOÄ für Patella-Denervierung, 2405 GOÄ (für die Hoffa-Resektion) *neben* der 2153 GOÄ für die Knie-TEP an.

Arthroskopische Operation am Kniegelenk

Die GOP 2189 Arthroskopische Operation mit Entfernung oder Teilresektion eines Meniskus im Kniegelenk – ggf. einschl. Plicateilresektion, Teilresektion des Hoffa'schen Fettkörpers und/oder Entfernung freier Gelenkkörper und die GOP 2190 Arthroskopische erhaltende Operation an einem Meniskus (z.B. Meniskusnaht, Refixation) in einem Kniegelenk werden für die Operation am

Meniskus herangezogen. Folgende Zusatzleistungen kommen je nach eigenständiger Indikation zum Ansatz:

- 2191 Arthroskopische Operation mit primärer Naht, Reinsertion, Rekonstruktion oder plastischer Ersatz eines Kreuz- oder Seitenbands an einem Kniegelenk – einschl. Kapselnaht. Sie wird in der Regel für die vordere Kreuzbandplastik angesetzt.
- GOP 2192 ist als Zuschlag für die Rekonstruktion oder den plastischen Ersatz an demselben Kniegelenk zu verstehen und daher neben GOP 2191 abzurechnen. Der autologe Kreuzbandersatz ist nach GOP 2083 (freie Sehnenimplantation) zusätzlich zu berechnen.
- 2196 Diagnostische Arthroskopie im direkten zeitlichen Zusammenhang mit arthroskopischen Operationen nach den Nr. 2189 bis 2191 sowie 2193. Sie ist für die diagnostische Arthroskopie im direkten zeitlichen Zusammenhang mit den Eingriffen nach den Ziffern 2189 bis 2191 sowie 2193 berechnungsfähig.
- 2257 (Knochenaufmeißelung oder Nekrotomie an einem großen Röhrenknochen) kann für Notchplastik neben GOP 2191 angesetzt werden (Urteil des Amtsgerichts Neustadt Saale vom 14.08.2007, Az.: 1 C 0161/06).
- 2404 ist ggf. für die Entfernung der Bakerzyste (Kniegelenksganglion) abrechenbar.

Die offen chirurgische Meniskusoperation am Kniegelenk wird nach GOP 2117 (Meniskusoperation) abgerechnet. Die Ziffern 2189 bis 2192 sind daneben nicht berechnungsfähig.

Ggf. kommt der Zuschlag 2192 zu der Leistung nach GOP 2191 für die primäre Naht, Reinsertion, Rekonstruktion oder den plastischen Ersatz eines weiteren Bands in demselben Kniegelenk im Rahmen derselben Sitzung zum Ansatz. Im selben Abschnitt der GOÄ steht noch GOP 2193 Arthroskopische Operation mit Synovektomie an einem Knie- oder Hüftgelenk bei chronischer Gelenkentzündung – gegebenenfalls einschl. Abtragung von Osteophyten zur Auswahl. Nachfolgend sind zu den arthroskopischen Knieoperationen auch die festgelegten Allgemeinen Bestimmungen zu beachten:

> ***Die umfangreichen nachfolgenden Allgemeinen Bestimmungen zu Abschnitt L.III „Gelenkchirurgie" geben immer wieder Anlass zu Versicherungsreklamationen. Hier gilt der Grundsatz, dass eine Bildung analoger Positionen um Abrechnungsausschlüsse zu umgehen, nicht möglich ist. Der Ratgeber GOÄ hat sich mit zwei Veröffentlichungen zu diesem Thema aktuell im Februar 2013 nochmals auseinandergesetzt. Siehe auch: Arthroskopische Kniegelenkchirurgie abrechnen – wie geht das? (I), Deutsches Ärzteblatt 110, Heft 1-2 (07.01.2013), S. A-48 und Arthroskopische Kniegelenkchirurgie abrechnen – wie geht das? (II) Deutsches Ärzteblatt 110, Heft 5 (01.02.2013), S. A-194.***

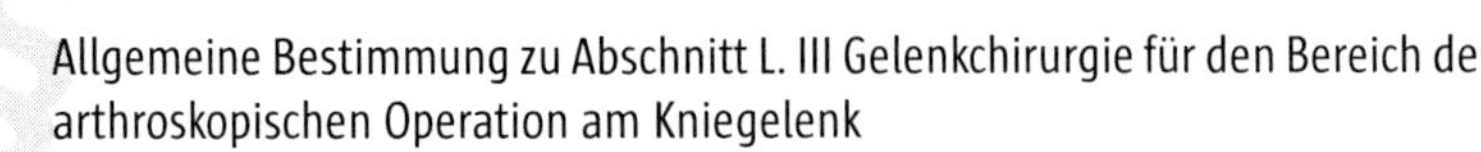

Allgemeine Bestimmung zu Abschnitt L. III Gelenkchirurgie für den Bereich der arthroskopischen Operation am Kniegelenk

„Neben den Leistungen nach den Nummern 2189 bis 2196 sind die Leistungen nach den Nummern 300 bis 302 sowie 3300 nicht berechnungsfähig."

„Werden Leistungen nach den Nummern 2102, 2104, 2112, 2113, 2117, 2119, 2136, 2189, 2190, 2191 und/oder 2193 an demselben Gelenk im Rahmen derselben Sitzung erbracht, so sind diese Leistungen nicht mehrfach und nicht nebeneinander berechnungsfähig."

„Die Leistungen nach den Nummern 2192, 2195 und/oder 2196 sind für operative Eingriffe an demselben Gelenk im Rahmen derselben Sitzung jeweils nur einmal berechnungsfähig."

Schulterchirurgie

Die Hauptleistung in der Schulterchirurgie orientiert sich an der Gebührenordnungsposition 2137 Arthroplastik eines Schultergelenks.

Laut Auffassung der PKV sind folgende Leistungen, die der Operateur im Zusammenhang mit dem Eingriff am Schultergelenk erbringt, in der Komplexleistung Arthroplastik eines Schultergelenks nach GOP 2137 enthalten: rekonstruierende Eingriffe an der Rotatorenmanschette, Entfernung des Ligamentum coracoacromiale, Resektion von Teilen des Acromions, des Discus oder anderer AC-Anteile, des Labrum glenoidale sowie der Tunica synovialis.

Hilfreich sind die juristischen Auseinandersetzungen im Bereich der Gelenkchirurgie aus den Jahren 2010 und 2012. In insgesamt 3 Fällen bekam der Chefarzt jeweils Recht. Nachfolgend sind die wichtigsten Urteile aus den letzten beiden Jahren aus Land- und Amtsgerichten genannt. Die Abrechnung der Zusatzleistung *neben* oder *anstelle* der Komplexleistung 2137 zeigt allerdings auf, dass ein hohes Maß an Dokumentation im Einzelfall erforderlich ist.

Landgerichts (LG) Freiburg vom 8. Dezember 2011 (Az.: 3 S 306/10) zur Schulterchirurgie. Die Gebührenordnungsposition 2137 ist keine Komplexleistung.

Urteil des Amtsgerichts Hamburg-Barmbek (Urteil vom 27. Januar 2011 [Az: 815 C 84/08]). Defekte der Rotatorenmanschette und im Bereich des Subacromialraumes sind nicht Bestandteil der Komplexleistung nach 2137.

Im Bereich des Urteiles des LG Freiburg wurden neben der Komplexleistung 2137 die Gebührenordnungspositionen 2103 für einen Kapselrelease, GOP 2076 GOÄ für die operative Lösung von Verwachsungen um eine Sehne, GOP 2405 für die Entfernung eines Schleimbeutels, GOP 2064 für die Resektion des Ligamentum coracoacromiale, GOP 2121 für eine großflächige Denervation, GOP 2112 für die Synovektomie in einem Schultergelenk, GOP 2123 für die Claviculareseektion durch das Gericht anerkannt.

Im Bereich des Urteils des AG Hamburg-Barmbek (Urteil vom 27. Januar 2011 [Az.: 815 C 84/08]) kam das Gericht zu der Auffassung, dass im Rahmen der Rotatorenmanschettenrekonstruktion die Gebührenordnungspositionen

- 2112 Synovektomie in einem Schultergelenk,
- 684a Endoskopische Untersuchung des Subacromialraumes,
- 2064 Freipräparation und plastische Ausschneidung des Ligamentum coracoacromiale,
- 2405 Entfernung der Bursa subacromialis,
- 2263 Acromioplastik,
- die zweimalige Berechnung der GOP 2076 für die Operative Lösung von Verwachsungen um die Supraspinatus-, Subskapularis- und Infraspinatussehne sowie
- für Operative Lösung von Verwachsung um eine Sehne (korakohumerales Release) und
- die dreimalige Berechnung der 2073 Sehnennaht bei Supraspinatussehne, der Infraspinatussehne und der Suprascapularissehne

als Einzelleistungen *anstelle* der 2137 gerechtfertigt sind.

Der Grundsatz zur Durchsetzung derartiger Honoraransprüche liegt wie immer in einer sehr sorgfältigen Dokumentation des Operationsberichtes.

Zur Abrechnung der Schulterchirurgie hat Dr. med. Dipl.-Ök. Ursula Hofer für die BÄK im Ratgeber GOÄ (Deutsches Ärzteblatt 106, Heft 44 vom 30.10.2009, S. A-2210, „Komplexe Eingriffe am Schultergelenk") Stellung genommen.

Sie hält die Abrechnung der Leistungen nach den Gebührenordnungspositionen 2405 (Bursektomie), 2384a (Knorpeltransplantation Schultergelenk, gemäß § 6 GOÄ analog zur Knorpeltransplantation am Ohr nach GOP 2384), 2193a (Synovektomie am Schultergelenk, gemäß § 6 GOÄ analog zur arthroskopischen Operation mit Synovektomie an einem Knie- oder Hüftgelenk nach GOP 2193) bei massiver Synovialitis) sowie 2130a (AC-Gelenkstabilisierung gemäß § 6 GOÄ analog zur operativen Versteifung eines Finger- oder Zehengelenks nach GOP 2130) für möglich.

Analoge Abgriffe der GOP 2064 (Sehnen-, Faszien- oder Muskelverlängerung oder plastische Ausschneidung) oder der GOP 2182 (Gewaltsame Lockerung oder Streckung eines Schulter-, Ellenbogen-, Hüft- oder Kniegelenks) gemäß § 6 sind laut BÄK jedoch nicht rechtmäßig. Gleiches gilt

für den Abgriff der Ziffern 2195 (Zuschlag für weitere operative Eingriffe am selben Gelenk) sowie 2196 (Diagnostische Arthroskopie).

Laut einem Schreiben der Gemeinsamen Gutachterstelle der Bezirksärztekammer in Baden-Württemberg für Fragen der GOÄ an die MEDAS GmbH vom 16.2.2004 zur Frage der Abrechnung von Schultergelenksoperationen können „in Abhängigkeit von den Gegebenheiten des Einzelfalles" neben GOP 2137, GOP 3300 für die diagnostische Arthroskopie, GOP 2073 für die unfallbedingte Versorgung einer Sehnen- und Muskelruptur, GOP 5295 für die Fotodokumentation im Rahmen einer videoendoskopischen Operation und GOP 2083 für die freie Sehnentransplantation angesetzt werden (Quelle: http://www.soellner.net/medizin-dev/g_g2137.html, 12.05.2010).

Hallux-Operation

Die Hallux valgus Operation ist in der GOÄ der Gebührenordnungsposition 2297 Operation des Hallux valgus mit Gelenkkopfresektion und anschließender Gelenkplastik und/oder Mittelfußosteotomie einschl. der Leistungen nach den Nummern 2295 und 2296 zugeordnet.

Komplexe Weichteileingriffe am I. Metatarsophalangealgelenk (MTP I) mit dem Ziel einer gelenkerhaltenden Korrektur der Valgus-Stellung sind laut Beschluss des Ausschusses Gebührenordnung der BÄK der GOP 2135 (Arthroplastik eines Kiefer-, Hand- oder Fußgelenks, 1.400 Punkte) zuzuordnen und können bei vorliegender Indikation als selbstständige Leistung abgerechnet werden (Deutsches Ärzteblatt 99, Heft 45 vom 08.11.2002, Seite A-3046–3047).

Die GOP 2260 (Osteotomie eines kleinen Röhrenknochens) kann bei höhergradigen Valgus-Fehlstellungen neben dem komplexen Weichteileingriff nach GOP 2135 für eine komplexe Umstellungsosteotomie am Os metatarsale I (beispielsweise Operationen nach Scarf, Shevron oder „open-closed-wedge"-Basisosteotomie) angesetzt werden. Unter Beachtung der neuen Technik „gelenkerhaltender Eingriff mit Umstellungsosteotomie" ist die entsprechende Empfehlung des Ausschuss Gebührenordnung der BÄK aus dem Jahr 2002 (Deutsches Ärzteblatt 2002, Heft 45 vom 08.09.2006, Seite A-2332) durch ein BGH-Urteil am 16.03.2006 bestätigt worden (Az.: III Z R 217/05).

In einer juristischen Auseinandersetzung hat sich auch das Amtsgericht Düsseldorf befasst. In einem Urteil vom 04.04.2002 ist neben den Zielleistungen der Gebührenordnungspositionen **2081** (Stellungskorrektur der Hammerzehe mit

Sehnenverpflanzung und/oder plastischer Sehenoperation – ggf. mit Osteotomie und/oder Resektion eines Knochenteils) und **2296** (Exostosenabmeißelung bei Hallux valgus einschließl. Sehnenverpflanzung) die GOP2181 (gewaltsame Lockerung oder Streckung eines Fußgelenks) zusätzlich zu Ziffer 2081 abrechenbar 2081 (Az.: 27 C 4588/01).

Als nicht zusätzlich zu GOP 2181 abrechenbar befand das Gericht die eigenständige Abrechnung der Ziffern 2073 (Sehnennaht), 2074 (Verpflanzung einer Sehne oder eines Muskels) sowie 2075 (Sehnenverkürzung oder -raffung), da diese Leistungen bereits Bestandteil der Ziffern 2296 (Exostosenabmeißelung bei Hallux valgus einschließl. Sehnenverpflanzung) und 2210 (operative Einrenkung der Luxation eines Zehengelenks) sind.

Operation des Karpaltunnelsyndroms

Neben der GOP 2070 Muskelkanalbildung(en) oder Operation des Karpal- oder Tarsaltunnelsyndroms mit Dekompression von Nerven, ist abhängig vom Einzelfall, unter eigener medizinischer Indikation berechnungsfähig:

- 2592 Mikrochirurgische interfaszikuläre Neurolyse, als selbstständige Leistung oder 2593 Mikrochirurgische interfaszikuläre Neurolyse mit Nervenverlagerung und Neueinbettung,
- 2584 Neurolyse mit Nervenverlagerung und Neueinbettung

Die GOP 2070 ist bei ambulanter Durchführung der Operation gemäß der Allgemeinen Bestimmungen in Kapitel C.VIII zuschlagsberechtigt nach GOP 440 bis 442.

Schnappfinger

Neben der GOP 2084 Sehnenscheidenstenosenoperation – gegebenenfalls einschließlich Probeexzision für die Operation des Schnappfingers sind bei ambulanter Durchführung ebenfalls Zuschläge nach GOP 440 bis 442 zu berücksichtigen.

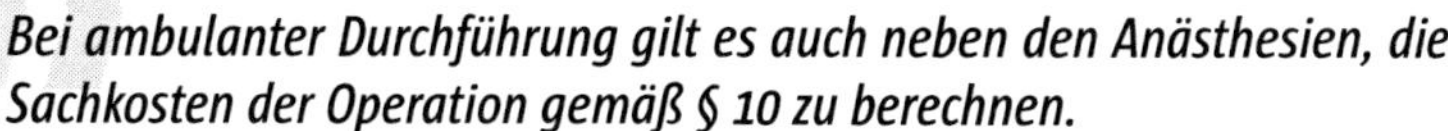

Bei ambulanter Durchführung gilt es auch neben den Anästhesien, die Sachkosten der Operation gemäß § 10 zu berechnen.

Dupuytrensche Kontraktur

Für die Abrechnung einer Dupuytrenschen Kontraktur sind in der GOÄ drei Gebührenordnungspositionen enthalten. Die GOP 2087 für die Operation einer Dupuytren'schen Kontraktur mit teilweiser Entfernung der Palmaraponeurose, die GOP 2088 Operation einer Dupuytren'schen Kontraktur mit vollständiger Entfernung der Palmaraponeurose und die GOP 2089 Operation der Dupuytren'schen Kontraktur mit vollständiger Entfernung der Palmaraponeurose und mit Strangresektion an einzelnen Fingern – gegebenenfalls einschließlich Z- und/oder Zickzackplastiken.

Dabei enthält die GOP 2089 alle operativen Maßnahmen wie Durchschneidungen, Exzisionen, Nähte, Muskel-, Sehnenverpflanzungen, Plastiken, Neurolysen einschließlich der Zickzackplastik je Finger.

Weitere wichtige Leistungen im Zusammenhang mit der OP der Dupuytren'schen Kontraktur im Einzelfall unter der Voraussetzung einer eigener Indikation sind:

- 2134 Arthroplastik eines Fingers statt Zickzackplastik dann zusätzlich GOP 2088
- 2592 Mikrochirurgische interfaszikuläre Neurolyse, als selbstständige Leistung
- 2583 Neurolyse, als selbständige Leistung

§ Nicht uninteressant ist in diesem Zusammenhang das Urteil des AG Hannover vom 01.05.2003. In der Auseinandersetzung ging es um den dreimaligen Ansatz der 2583 für die Neurolyse als selbständige Leistung, die im verhandelten Fall dreimal berechenbar war. Das Gericht begründete seine Entscheidung damit, dass es sich bei der Leistung nach GOP 2583 nicht um eine operative Maßnahme handele, die bei jeder OP dieser Art erforderlich wird. Somit stelle sie keinen für die operative Leistung medizinisch notwendigen Einzelschritt dar (Az.: 599 C 9061/00).

5.2 Gefäßchirurgie

Dem Unterabschnitt XI des Kapitels L. Chirurgie sind die Leistungen der Gefäßchirurgie zugeordnet. Dabei unterscheidet das gefäßchirurgische Kapitel die allgemeinen Verrichtungen (Gefäßfreilegungen im Zusammenhang mit anderen Operationen, die Venenchirurgie, die Arterienchirurgie sowie die Sympathikuschirurgie). Zum Abschnitt Venenchirurgie gehören die am häufigsten erbrachten Eingriffe die Varizenoperation, Varizenexhairese sowie die Crossektomie.

Varizenoperation

Die Varizenexhairese einseitig ist nach GOP 2881, die Varizenexhairese mit Unterbrechung der Vena perforantes, einseitig wird nach GOP 2882 berechnet.

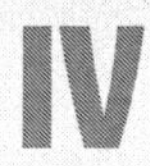

Bei der Durchführung einer Exstirpation der Vena saphena parva als auch der Vena saphena magna ist die GOP 2881 ggf. auch 2x berechnungsfähig. Die Exstirpation an beiden Beinen kann ebenfalls 2x berechnet werden.

Der Aufwand für die Exstirpation von Seitenastvarizen nach GOP 2890 ist nicht neben den Gebührenordnungspositionen 2881 und 2882 berechnungsfähig und ist nur über die Berücksichtigung des Steigerungsfaktors gemäß § 5 möglich.

Der erforderlicher Kompressionsverband wird nach GOP 204 ggf. 2x berechnet.

Crossektomie

Wird eine Crossektomie nach GOP 2883 durchgeführt, so ist GOP 2890 (Isolierte Seitenastexstirpation) daneben nicht berechenbar. Bei einer isolierte Seitenastexstirpation (ohne Crossektomie) am anderen Bein ist GOP 2890 jedoch laut Beschluss des Ausschusses „Gebührenordnung" der BÄK mit Stand vom 29.09.1998 auch in einer Sitzung neben GOP 2883 berechnungsfähig. Zur Klarstellung sollte dies entsprechend in der Rechnung dokumentiert werden. (Deutsches Ärzteblatt 96, Heft 36 vom 10.09.1999, S. A-2242–A-2244, „Isolierte Seitenastexstirpation nach Nr. 2890 neben Nrn. 2882 und 2883")

5.3 Herzchirurgie

Zu den Leistungen aus Unterabschnitt XIII des Kapitels L. Chirurgie kommen zur Abrechnung von herzchirurgischen Operationen weitere Leistungen aus den unterschiedlichen Kapiteln der GOÄ zum Ansatz. Auch in diesem komplexen Bereich existieren bereits Empfehlungen des Zentralen Konsultationsausschusses für Gebührenordnungsfragen der Bundesärztekammer zur Privatliquidation herzchirurgischer Leistungen.

Das nachfolgende Beispiel einer Bypass-Operation soll dies verdeutlichen.

Beispiel Bypass-Operation/myokardiale Revaskularisation

GOÄ-Ziffer Leistungsbeschreibung

3050 Einsatz Herzlungenmaschine in Verbindung mit der Operation

3052 Kardioplegie

3054 EKZ (extra kardiale Zirkulation)

3055 Überwachung je angefangene Stunde

3088 oder 3089 Bypass-OP

2808 Operative Entnahme einer Vene zum Gefäßersatz, ggf. zweimal bei venösem Bypass

3086 ggf. für Aortenklappe

430 Defibrillation

631a anbringen temporärer SM

3060 Funktionsmessung

204 Kompressionsverband bei Entnahme, ggf. zweimal

424 Transösophegale Echokardiografie intraoperativ

402 Zuschlag TEE

404 Zuschlag Frequenzspektrumanalyse

406 Zuschlag Farbkodierung angeben

410 ggf. Sonografie der Aorta 1 Organ

Zur Abrechnung herzchirurgischer Leistungen enthält der Beschluss des Zentralen Konsultationsausschusses für Gebührenordnungsfragen bei der Bundesärztekammer folgende Hinweise (Deutsches Ärzteblatt 96, Ausgabe 40 vom 08.10.1999, Seite A-2539/B-2169/C-2032):

- 2808 „Mehrere Venen" liegen vor, wenn die Venen z.B. an Oberschenkel und Unterschenkel, Vena saphena magna und Vena saphena parva oder an beiden Beinen entnommen werden. Dies begründet die einmalige bzw. bis maximal viermalige Berechenbarkeit.
- 3075 zur Entfernung eines Fremdkörpers aus dem Herzen ist für den Fall ansetzbar, dass ein echter Zweiteingriff zur Beseitigung einer Stenose durchgeführt werden muss, d.h. distal des Bypasses eine Verengung operativ zu behandeln ist. Die Vorbehandlung eines arteriellen Conduit kann nur über den Steigerungsfaktor gemäß § 5 GOÄ berücksichtigt werden.
- 3065 (Pericardlösung) ist nur bei Traumen oder Radiatio, Perikarditis oder Voroperation und erheblichen Verwachsungen nach Bestrahlung berechenbar und muss dann entsprechend begründet werden; die Eröffnungsleistung nach GOP 2990 ist abzuziehen.
- 5345 die PTCA nach GOP 5345 kann zum 1,0-fachen Gebührensatz in den seltenen speziellen Situationen (etwa 0,5 Prozent der Eingriffe) berechnet werden, in denen eine echte Dilatation der Arteria mammaria interna oder eines anderen Gefäßes intraoperativ durchgeführt werden muss, wobei dann auch ein entsprechender Ballonkatheter verwendet wird.
- 2807 die Freilegung/Präparation der Arteria mammaria ist GOP 2807 (operative Entnahme einer Arterie) zuzuordnen.

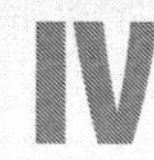

- Die Analusenentkalkung ist eine ggf. erforderliche aufwendige „Entkalkung“ (z.B. bei Stadium IV) und kann über den Steigerungsfaktor nach § 5 GOÄ berücksichtigt werden.
- 3090 für die Operation der Anomalie der Herzklappe kann nur unter Vorliegen einer entsprechenden Anomalie des Koronargefäßsystems, die tatsächlich operativ korrigiert wird, angesetzt werden. Dies ist in der präoperativen Angiografie nachprüfbar. Die Besonderheit des Eingriffes sollte in der in Rechnungsstellung dokumentiert sein.
- 792 analog für die postoperative ärztliche Kontrolle von Herzunterstützungssystemen wie Kunstherz, Left Ventricle Assistent Device (LVAD), Right Ventricular Assist Device (RVAD) ist einmal täglich (neben GOP 435 für die stationäre intensivmedizinische Überwachung) berechnungsfähig, kann jedoch nicht für die Kontrolle der Funktion der intraaortalen Ballonpumpe (IABP) herangezogen werden.
- 2805 kann für die Flussmessungen am arteriellen Conduit, am venösen Transplantat oder am freigelegten Blutgefäß neben der GOP 3060 (intraoperativen Flussmessung) angesetzt werden.
- 430 (Defibrillation) ist bei Induktion des Herzstillstandes (ohne Kardioplegie) und Wiederherstellung des normalen Herzrhythmus durch Defibrillation zweimal berechnungsfähig.
- 630 analog ist zur Stimulation des Herzens (analog transvenöser Schrittmacher) berechenbar.
- 792 analog ist für die Anwendung des Cell-Savers (analog Heimdialyse 791) berechenbar.

3065 bis 3091 beinhalten die Brustkorberöffnung. Dagegen ist die Thorakotomie in GOP 3050 (operative Maßnahmen in Verbindung mit der Herz-Lungen-Maschine) nicht enthalten. Wird mehr als eine der Leistungen nach den Ziffern 3065 bis 3091 im Rahmen einer Operation erbracht und berechnet, so ist ab der zweiten Leistung jeweils die Gebühr für die Eröffnungsleistung nach GOP 2990 abzuziehen.

Sonstige Abrechnungshinweise zu herzchirurgischen Leistungen:

Bei „off-pump“-Technik ist ggf. der 3,5-fache bis 6,0-fache Satz für die Hauptleistung mittels abweichender Vereinbarung nach § 2 GOÄ festzulegen.

Häufig fallen während des Aufenthaltes auf der Intensivstation aufgrund des durch die lange Narkose entstandenen Durchgangssyndroms die Leistungen nach den Ziffern 800 (eingehende neurologische Untersuchung), 801 (eingehende psychiatrische Untersuchung) oder 804 (psy-

chiatrische Behandlung durch eingehendes therapeutisches Gespräch) an. Sie sind neben der GOP 435 (Stationäre intensivmedizinische Überwachung) separat berechnungsfähig.

Im postoperativen Verlauf herzchirurgischer Eingriffe können bei auftretenden Komplikationen weitere Leistungen anfallen, die wie folgt abzurechnen sind:

- 2356 Thorakale Drahtcerclage, nicht intraoperativ, sondern nur bei Korrektureingriff
- 2953 Thorakoplastik
- 2959 Korrektur Thorakoplastik
- 2407 Excission eines ausgedehnten blutreichen Geschwulstes
- 3095 Permanenter Schrittmacher

Weitere wichtige Leistungen der Herzchirurgie:

- 3070 Operative Anlage eines Vorhofseptumdefektes (auch Anastosmose Blalock-Hanlon oder Blalock-Taussig)
- 3072 Operativer Verschluss Vorhofseptumdefekt
- 3071 Naht einer Myocardverletzung (nach Unfall Messerstich)
- 3076 Operative Entfernung des Herztumor oder Herzwandaneurysma
- 3077 Operativer Verschluss des Herzkammerscheidewanddefektes mittels Draht
- 3078 Operativer Verschluss Herzkammerscheidewanddefektes mittels Prothese
- 3096 Schrittmacher-Aggregatwechsel
- 3097 Schrittmacher Korrektureingriff
- 3087a Herztransplantation
- 2827 Aortenaneurysma

5.4 Viszeralchirurgie

In diesem Kapitel des Buches wird die Viszeralchirurgie kommentiert. Aus dem Kapitel L. Chirurgie betreffen diesen Bereich der Unterabschnitt XIV. die Oesophaguschirurgie sowie der Unterabschnitt X. der GOÄ die Halschirurgie.

Bei der Anwendung der GOÄ im viszeralchirurgischen Bereich wird die längst überfällige Reform der GOÄ bezüglich moderner Operationsverfahren am deutlichsten. Nur zu gern halten auch hier die privaten Versicherer am Zielleistungsprinzip gemäß § 4 Absatz 2 der GOÄ fest, auch wenn es um moderne Operationsverfahren geht, und ordnen selbstständige Leistungen einfach dem Haupteingriff zu. Begründet wird dies häufig mit der Behauptung, dass modernere und erheblich aufwendigere Operationsverfahren lediglich eine besondere Ausführung der Hauptleistung sei, der Mehraufwand könne daher nur über den Steigerungsfaktor gemäß § 5 GOÄ berücksichtigt werden.

§

Eine andere Sichtweise vertrat der Bundesgerichtshof in seinem Urteil vom 13.05.2004 (Az.: III ZR 344/03). Die Richter sahen gerade in den aufwendigen neuen Operationsverfahren nicht nur eine besondere Ausführung der entsprechenden Leistung an, sondern neue Leistungen, die in der Gebührenordnung nicht enthalten sind. Für Letztere sieht § 6 Absatz 2 GOÄ die Möglichkeit der Abrechnung durch Bildung von Analogpositionen vor.

!

Ärzte sollten berücksichtigen, dass bei neuen Untersuchungs- oder Behandlungsmethoden besonders hohe Anforderungen an die Aufklärung des Patienten und an die Dokumentation der Leistung zu erfüllen sind. Ähnlich wie im Bereich gynäkologischer Operationen empfiehlt sich auch in der Viszeralchirurgie, den GOÄ-Kommentar der medizinischen Fachgesellschaften zu beachten. Es handelt sich hier um den „GOÄ-Kommentar Viszeralchirurgie", herausgegeben von der Deutschen Gesellschaft für Chirurgie, der Deutschen Gesellschaft für Viszeralchirurgie und dem Berufsverband der Chirurgen e.V. (BDC). Eine subtile und ausführliche Dokumentation und Darstellung der erbrachten Leistungen wird auch in diesem Kommentar als Abrechnungsgrundlage vorausgesetzt und ist im Einzelfall unerlässlich.

Häufig werden von den Versicherungen spezielle Zusatzleistungen nach den Gebührenordnungspositionen 1809 (totale retroperitoneale Lymphadenektomie), 2802 (Freilegung und/oder Unterbindung eines Blutgefäßes in der Brust- oder Bauchhöhle), 3176 (Transposition eines Darmteils innerhalb des Abdomens) und 3177 (Transposition eines Darmteils und/oder des Magens aus dem Abdomen heraus) reklamiert. Die GOP 2802 wird inzwischen von viele Versicherungen akzeptiert (beispielsweise für die Dissektion der Arteria und Vena mesenterica superior oder Vena portae und Arteria hepatica). Bei Leistungen nach den anderen drei genannten Gebührenordnungspositionen 1809, 3176 und 3177 kommt es jedoch nach wie vor immer wieder zu Streitigkeiten.

Die GOÄ sieht in der Fassung von 1982 nur im Bereich der Urologie die Lymphadenektomie vor, nicht aber im Kapitel der Viszeralchirurgie, da sie zum damaligen Zeitpunkt auch nur in der Urologie als totale retroperitoneale Lymphadenektomie durchgeführt wurde. Laut Brück Kommentar GOÄ zur GOP 1809 ist diese „neben jeder urologischen und gynäkologischen Operation abrechnungsfähig". Eine radikale Lymphadenektomie ist entsprechend der Leitlinien nach Auffassung der Fachgesellschaften heute auch für alle viszeralchirurgischen Tumore vorgesehen.

Hilfreich ist auch hier der Abrechnungsempfehlung der Bundesärztekammer zu folgen. Nach jahrelanger Auseinandersetzung zwischen Arzt und Patient/Versicherungen ist dieser zu entnehmen, dass bei der Abrechnung einer konventionellen onkologischen Hemikolektomie rechts zu berücksichtigen ist, dass bereits *vor* der Entstehung der GOÄ vom 10. November 1982 die systematische regionale Lymphadenektomie bei der Durchführung eines solchen Eingriffs Inhalt chirurgischer Lehrbücher war. Die Abrechnung der Lymphadenektomie mit einem Analogansatz der Nr. 1783 kann nach Auffassung der Bundesärztekammer in der Regel (abzüglich der Eröffnungsleistung) neben den Haupteingriff der 3169 berechnet werden (Quelle: Dr. med. Stefan Gorlas, in: Deutsches Ärzteblatt 107, Heft 20 [21.05.2010], S. A 1040)

Auch die Transposition eines Darmteils und/oder Magens innerhalb des Abdomens wird seitens der Versicherungen gern der Zielleistung zugeordnet. Eine Transposition ist nach Auffassung der Versicherungen nur berechenbar, wenn ein Teildarmstück vollständig herausgelöst worden ist und mit zwei Anastosmosen an anderer Stelle neu implantiert wird. Kann die Billroth II-Anastosmose nicht nach GOP 3176 bzw. 3177 berechnet werden und fallen weitergehende Maßnahmen wie das Stielen einer Dünndarmschlinge nach Roux an, handelt es sich um Zusatzmaßnahmen der Transposition.

Die aufwändigen Zusatzmaßnahmen der tiefen anterioren Rektumresektionen am Kolon, hier die Anastosmosierung mit dem Colon descends, machen umfangreiche Präparationen mit Darmverlagerung außerhalb der Peritonealhöhle (beispielsweise tiefe Anastosmosen am muskulären Beckenboden) erforderlich, da durch einfaches Verlagern des Darmes die Distanz niemals überbrückt werden kann. Hierzu muss die linke Kolonflexur vollständig mobilisiert und das große Netz vom Querkolon bis Querkolonmitte ab präpariert werden. Das Mesocolon transversum ist vom Pakreas-Unterrand abzulösen und die Vena mesenterica inferior an der Einmündung in die Vena lienalis bis mesenterica superior zu durchtrennen. Erst durch diese sehr aufwändige Maßnahme wird der Darm so mobil, dass man ihn tief in das kleine Becken transponieren kann, was dann der GOP 3177 entspricht.

Diese dem „GOÄ-Kommentar Viszeralchirurgie“, S. 139, entnommene Beschreibung zur Maßnahme einer Transposition deckt sich auch mit den Hinweisen im GOÄ-Kommentar von Brück.

Dass bei diesen und ähnlichen sehr aufwändigen Untersuchungs- oder Behandlungsmethoden die Anforderungen an die Aufklärung des Patienten und an die Dokumentation der Leistung besonders hoch sind, versteht sich von selbst. Dies wird bei den in diesem Kapitel aufgeführten Beispielen der Sigmaresektion, der Hemikolektomie rechts sowie der tiefen Rektumresektion mit Pouchbildung deutlich. Das Gericht gab dem Chefarzt jeweils aufgrund der umfangreichen Dokumentationen der sehr aufwendigen Maßnahmen recht (Amtsgerichts München vom 31.03.2004, Az.: 123C 37419/02).

An dieser Stelle muss noch einmal an die Verhinderung der Doppelberechnung von Leistungssegmenten erinnert werden, wie im Kapitel IV.3 in diesem Buch beschrieben. Auch bei nachfolgenden Eingriffen der Viszeralchirurgie greift die Regelung des Abzugs der Eröffnungsleistung. Damit muss eine nicht unbeträchtliche Punktzahl von 1110 Punkten von der nachfolgenden Operation des Haupteingriffs abgezogen werden.

Hierzu wurde die Gebührenordnungsposition 3135 festgelegt. Die Leistungsposition 3135 ist für Eingriffe im Bauchbereich definiert. Bei der Berechnung ist der Hinweis aus dem GOÄ-Ratgeber zu beachten:

Der Verordnungsgeber spricht nicht von Gebühr, Gebührensatz oder Punktzahl, sondern von „Vergütungssatz". In diesem Punkt hat sich die Bundesärztekammer festgelegt: Von der Punktzahl des zweiten Eingriffs ist zuerst die Punktzahl der Eröffnungsleistung (also 1110 Punkte) abzuziehen, die verbleibende Differenz kann dann innerhalb des Gebührenrahmens gesteigert werden (Quelle: Deutsches Ärzteblatt Jg. 99, Heft 22 vom 31.05.02, S. A-1531 GOÄ Ratgeber).

Operation bei Ösophaguskarzinom

Der operative Eingriff am Ösophagus bei abdominalthorakalem Zugang ist in der GOÄ der Leistungsposition 3130 zugeordnet. Einzelfallabhängig können zur Operation beim Ösophaguskarcinom folgende Leistungen zum Ansatz kommen, die nicht der Zielleistung nach GOP 3130 zuzuordnen sind:

- 3177 Transposition eines Darmteils und/oder des Magens aus dem Abdomen heraus
- 3135 Pylorusplastik
- 1809 Totale retroperitoneale Lymphadenektomie
- 3172a Omenektomie, gemäß § 6 GOÄ analog zur operativen Darmmobilisation nach GOP 3172

Subtotale Magenresektion wegen Magenkarzinom

Die der totalen Magenentfernung in der GOÄ zugeordnete GOP 3147 kann in Ausnahmefällen auch zur Berechnung einer 4/5-Resektion herangezogen werden, wenn ein sehr kleiner Tumor (Stadium bis T1) nahe am Magenausgang (Antrum) liegt.

Einzelfallabhängig sind ggf. nachfolgende separate Operationsschritte notwendig, die nicht der Zielleistung nach GOP 3147 zuzuordnen sind. Aber auch hier ist die Hauptregel des Zielleistungsprinzips zu beachten: Keine Nebenleistung zur Hauptleistung ohne eigenständige Indikation.

- 3129 Operativer Eingriff am terminalen Ösophagus nach GOP 3129 ››› nur bei hochsitzendem Funduskarzinom, nicht bei subtotaler Resektion
- 1809 Totale retroperitoneale Lymphadenektomie
- 3172a Omenektomie, gemäß § 6 GOÄ analog zur operativen Darmmobilisation nach GOP 3172
- 1807a Anlage eines Magenpouch nach GOP 1807a, gemäß § 6 GOÄ analog zur operativen Bildung einer Harnblase ››› bei Rekonstruktion mit Bildung eines Magenpouches
- 3176 und 3167 können für die Berechnung der Rekonstruktion mit Rouxcher Schlinge bei 4/5-Magenresektion laut „GOÄ-Kommentar Viszeralchirurgie" GOP 3176 und GOP 3167 herangezogen werden (GOP 3176 für die Transposition und 3167 für die Ösophagojejunostomie)

Lebertransplantation

Die Abrechnung der Lebertransplantation nach GOP 3184 gestaltet sich etwas schwieriger.

Schon bald nach der Einführung der Lebertransplantation in das Leistungsverzeichnis der GOÄ im Jahr 1988 wurde die GOP 3184 sowohl hinsichtlich der Leistungsbeschreibung („Lebertransplantation") als auch bewertungsbezogen (7.500 Punkte) als unzureichend erkannt.

Die BÄK hat mit einer Empfehlung vom 04.11.1992 (GOÄ Ratgeber) eine pauschalierende Berechnung mit 18.000 Punkten für die Explantation der Spenderleber, 20.000 Punkten für die Explantation der erkrankten Leber und 22.000 Punkten für die Leberimplantation vorgeschlagen. In gerichtlichen Auseinandersetzungen hierzu konnte sich die BÄK-Empfehlung, die auf eine Pauschale von 60.000 Punkten für die Lebertransplantation hinausläuft, jedoch nicht immer durchsetzen.

Das zeigen die nachfolgenden Urteile, in denen die Gerichte zu unterschiedlichen Auffassungen gelangten:

Das Oberlandesgericht Köln entschied am 12.01.2009, dass die Lebertransplantation mit dem zweimaligen Ansatz der GOP 3184 abgegolten sei. Ferner befanden die Richter, dass die GOP 3184 bereits die Entnahme der Spenderleber beim Spender enthalte (Az.: 5 U 163/08).

Das Landgericht Kiel lehnte mit Urteil vom 15.10.2004 die zehnmalige Berechnung der GOP 2630 GOÄ analog ab, was ebenfalls 60.000 Punkten entsprechen würde, und bewilligte stattdessen die zweimalige Berechnung der GOP 3184 (Az.: 8 O 9/04).

Das Oberlandesgericht Hamm hat mit Urteil vom 08.09.2004 eine Pauschalabrechnung in Höhe von 60.000 Punkten in Anlehnung an die BÄK-Empfehlung abgelehnt (Az.: 3 U 90/04).

Das Landgericht Düsseldorf erklärte in seiner Entscheidung vom 28.09.2000 die Analogabrechnung einer Lebertransplantation gemäß der BÄK-Empfehlung für zulässig (Az.: 3/O 351/98).

In zweiter Instanz bestätigte das Oberlandesgericht Düsseldorf die Entscheidung des Landgerichts und wies die Berufung dagegen ab (Az.: 8 U 181/00). Demnach ist das Honorar für die Lebertransplantation durch eine analoge Bewertung zu bestimmen.

Das Oberlandesgericht Köln dagegen vertrat in seiner Rechtsprechung vom 12.01.2009 die Auffassung, die Lebertransplantation sei als wahlärztliche Leistung nach GOP 3184 des Gebührenverzeichnisses der GOÄ von 1996 zu vergüten (Az.: 5 U 163/08).

Hemihepatektomie (Leberteilresektion)

Die Operation an der Leber (z.B. Teilresektion oder Exzision eines Tumors) wird unter GOP 3185 in der GOÄ erfasst.

Einzelfallabhängig sind ggf. folgende separate Operationsschritte notwendig, die nicht der Zielleistung nach GOP 3185 zuzuordnen sind:

- 2802 Freilegung und Unterbindung eines Blutgefäßes in Brust- oder Bauchhöhle, ggf. auch zweimal ansetzbar, beispielsweise für die Dissektion der Arteria und Vena mesenterica superior oder Vena portae und Arteria hepatica
- 3172 Adhäsiolyse (beispielsweise bei kompletter und aufwendiger Adhäsiolyse des gesamten Dünndarmkonvoluts)
- 3181 Langstreckige Resektion, auch ganzer Konvolute vom Dünndarm
- 2032a Penrosedrainage, gemäß § 6 GOÄ analog zur Anlage einer Spül- oder Saugdrainage nach GOP 2032
- 1809 Totale retroperitoneale Lymphadenektomie oder
- 1783a Ausdissektion des Ligamentum hepatoduodenale ohne weitere Dissektion, gemäß § 6 GÖÄ analog zur pelvinen Lymphknotenausräumung nach GOP 1783.

Zum Streit um die Größenrelation kleiner Eingriffe hat sich aktuell auch der GOÄ-Ratgeber der Bundesärztekammer befasst.

Nr. 3185 GOÄ bei kleinen Eingriffen an der Leber: „Zur Bewahrung der horizontalen und vertikalen Relationen in der GOÄ sollte somit ein mit der Nr. 3185 GOÄ in Rechnung gestellter Eingriff eine ähnliche Größenordnung wie beispielsweise die mit den Nrn. 3154 oder 3129 GOÄ be-

rechnungsfähigen Operationen aufweisen. Insofern kann die Nr. 3185 GOÄ, wie auch in den GOÄ-Kommentaren von Brück und Nachfolgern (Deutscher Ärzte-Verlag) sowie Hoffmann angeführt, beispielsweise nicht für eine Probeentnahme zur histologischen Untersuchung in Rechnung gestellt werden. Letztere kann über die Nr. 315 GOÄ (Punktion eines Organs [z.B. Leber, Milz, Niere, Hoden]) abgerechnet werden." Zitat: Dr. med. Stefan Gorlas (in: Deutsches Ärzteblatt 108, Heft 47 (25.11.2011), S. A-2572: http://www.bundesaerztekammer.de/page.asp?his=1.108.4144.4313.9917)

Pankreoduodenektomie

Im Bereich der Pankreoduodenektomie GOP 3198 kann in der Abrechnung nach jahrelanger juristischer Auseinandersetzung bereits auf ein BGH-Urteil zurückgegriffen werden. Die Umsetzung von BHG Urteilen vereinfachen Abrechnung und Auseinandersetzung, da sie immer rechtsverbindlich sind.

Bei der Abrechnung der GOP 3198 Pankreoduodenektomie (z.B. nach Whipple) kann sich auf das Urteil des Bundesgerichtshofes vom 13. Mai 2004 (Az.: III 344/03) berufen werden: Die Möglichkeit einer analoger Berechnung ergänzender ärztlicher Leistungen, die in der Bewertung einer im Gebührenverzeichnis beschriebenen Zielleistung nicht berücksichtigt sind (3198 + 3198a).

Schwieriger ist die Umsetzung anstelle des zusätzlichen Ansatzes der GOP 3198a zur GOP 3198 ggf. folgende Ziffern einzeln abzurechnen:

- 3145 Teilresektion Magen
- 3199 Milzexstirpation
- 1783a Lymphadenektomie
- 2891 Resektion mit Rekonstruktion der Pfortader

Chefärzte waren in gerichtlichen Auseinandersetzungen innerhalb der letzten Jahre erfolgreich in Bezug auf weitere zusätzliche Leistungen für andere aufwendige Maßnahmen, beispielsweise nach den Gebührenordnungspositionen

- *3144 (Naht der Magen- und/oder Darmwand nach Perforation/Verletzung),*
- *3177 (Transposition eines Darmteils und/oder des Magens aus dem Abdomen heraus),*
- *3187 (Operation an den Gallengängen),*
- *3188 (Biliodigestive Anastomose mit Interposition eines Darmabschnittes),*

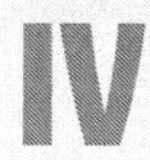

- *2802 (Freilegung und/oder Unterbindung eines Blutgefäßes in der Brust- oder Bauchhöhle),*
- *3176 (Transposition eines Darmteils innerhalb des Abdomens),*
- *2032a (Penrosedrainage),*
- *2900 (Operation bei portalem Hochdruck durch Dissektion).*

Zu Gunsten des Arztes ergingen u.a. die Urteile des Amtsgerichts Itzehohe vom 20.11.2008 (Az.: 4 0/127/05), und des

Amtsgerichts Hamburg vom 09.01.2006 (Az.: 24 A C 28/03) und des

Amtsgerichts St. Georg vom 13.01.2006 (Az.: 911 C 650/03).

Sigmateilresektion bzw. Hemikolektomie rechts

Die Abrechnung der Sigmateilresektion bzw. die Hemikolektomie nach GOP 3169 bzw. 3170 gestaltet sich in der Auseinandersetzung mit den Versicherungen in Bezug auf Nebenleistungen in manchen Fällen besonders schwierig. Diese Thematik wird daher in Veröffentlichungen immer wieder aufgegriffen. Unter anderem ist sie sehr umfangreich im GOÄ-Kommentar Viszeralchirurgie der Deutschen Gesellschaft für Chirurgie, der Deutschen Gesellschaft für Viszeralchirurgie und des Berufsverbands der Chirurgen e.V. (BDC) beschrieben.

In die GOÄ integriert sind die GOP 3169 Teilresektion des Kolons – auch mit Anastomose sowie 3170 Kolektomie, auch subtotal – mit Ileostomie.

Die Hemikolektomie rechts oder links ist nach GOP 3169 zu berechnen. Wird die Hemikolektomie rechts und links vorgenommen, kann GOP 3170 bzw. 3169 zweimal angesetzt werden. Voraussetzung ist, dass beide Teilresektionen nicht miteinander in Verbindung stehen.

Einzelfallabhängig und abhängig von der eigenständigen Indikation können ggf. folgende separate Operationsschritte notwendig sein, die nicht der Zielleistung nach GOP 3169/3170 zuzuordnen sind:

- 3172 Adhäsiolyse des Darmes (z.B. bei ausgeprägter Verwachsung nach mehrfacher Voroperation, Adhäsions-Ileus)
- 1829 Harnleiterfreilegung, nur bei retroperitonelaer Fibrose, Zustand nach Bestrahlung oder bei Tumorkontakt
- 1783a gezielte/limitierte Lymphadenektomie, gemäß § 6 GOÄ analog zur pelvinen Lymphknotenausräumung nach GOP 1783
- 3210a Pouchbildung, gemäß § 6 GOÄ analog zum Anlegen eines Anus praeter duplex transversalis nach GOP 3210
- 2015 Redondrainage

- 1807a Kolon Pouch (J-Pouch), gemäß § 6 GOÄ analog zur operativen Bildung einer Harnblase aus dem Ileum oder Kolon
- 3177 Transposition eines Darmteils

Die GOP 3177 ist nur bei besonderer Lage des Karzinoms notwendig. Das geht aus einem Urteil des Amtsgerichts München vom 31.03.2004 (Az.: 123C 37419/02) hervor sowie aus einem weiteren Urteil des Landgerichts Hamburg vom 04.09.2000 (Az.: 303 O 10/99). Der Brück-Kommentar zu GOP 3177 oder zu GOP 3207 (Anlage eines Anus Praeter) definiert das Abdomen als Rumpfabschnitt zwischen Brustkorb und Becken).

- 3120 Diagnostische Spülung des Bauchraums (um verschleppte Tumorzellen abzutöten)

Dass es sich bei GOP 3120 keinen standardmäßigen oder routinemäßigen Teilschritt zur Leistung nach GOP 3169 bzw. 3170 handelt, hat das Amtsgericht München mit Urteil vom 31.03.2004 (Az.: 123C 37419/029) bestätigt.

Die tiefe anteriore Rektumresektion ist nicht mit der Leistung nach GOP 3169 gleichzusetzen, sondern kann mit der Analogziffer 3235a, gemäß § 6 GOÄ analog zur kombinierten Rektumexstirpation nach GOP 3235, berechnet werden. Dies hat das Amtsgericht München in selbigem Urteil bestätigt mit dem Hinweis: „Auch die GOÄ unterscheidet zwischen Colon und Rektum".

Weitere wichtige Operationsleistungen aus der Viszeralchirurgie:

- 3183 Kombinierte Entfernung des gesamten Dick- und Mastdarmes bei Ileostoma
- 2760 Ausräumung des regionären Lymphstromgebietes einer Halsseite
- 2837 Rekonstruktive Operation an einem Viszeralgefäß
- 3137 Eröffnung von Abszessen im Bauchraum
- 3125 Eröffnung Ösophagus vom Halsgebiet aus
- 3150 Gastrostomie
- 3154 Vagotomie am Magen

Weitere Analogpositionen nennt der GOÄ-Kommentar Viszeralchirurgie der Deutschen Gesellschaft für Chirurgie, die eine wichtige Rolle in der Abdominalchirurgie spielen:

- 3153a Strikturoplastik, gemäß § 6 GOÄ analog zu Pyloroplastik nach GOP 3153
- 1126a Verschluss des Beckenbodenperitoneums und der Beckenbodenmuskulatur, gemäß § 6 GOÄ analog zu GOP 1126 Hintere Scheidenplastik
- 3169a Enukleation des endokrinen Tumors, gemäß § 6 GOÄ analog zu GOP 3169 Resektion des Schwanzteils des Pankreas

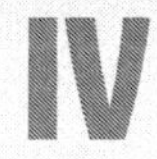

- 1807a Bildung eines Kolon-Interponats gemäß § 6 GOÄ analog zu Operative Bildung einer Harnblase aus Ileum oder Kolon
- 3172a Omentektomie gemäß § 6 analog zu GOP 3172 Operative Darmmobilisation

Zur Abrechnung der Hämorrhoidalchirurgie stelle der GOÄ-Ratgeber DÄ 107 Heft 12 (26.03.2010) S. A-572 klar, dass die plastische Rekonstruktion des Analkanals nach Fansler-Arnold oder Parks nach GOP 3241 erfolgt. Die Analprolaps-Operation nach Longo erfolgt ebenfalls nach 3241, bei ambulanter Erbringung können die Kosten für den Stapler gemäß § 10 Sachkosten, zusätzlich berechnet werden.

Laparoskopische Cholecystektomie

Die Exstirpation der Gallenblase wird nach GOP 3186 der GOÄ berechnet, die Operation an den Gallengängen – ggf. einschl. Exstirpation der Gallenblase nach 3187.

Zuzüglich zu den Ziffern 3186/3187 kann GOP 700 für die Laparoskopie berechnet werden.

Zusätzlich zu GOP 3186/3187 sind ggf. folgende Gebührenordnungspositionen ansatzfähig:

- 3188 Biliodigestive Anastosmose nur neben GOP 3187
- 3190 Papillenexstirpation nur neben GOP 3187 bei hochgradiger benigner Papillenstenose
- 5170 Cholangiografie nur neben GOP 3187
- 3121 Choledochoskopie neben GOP 3187/3188
- 3122 Manometrie neben GOP 3187/3188
- 5295 Durchleuchtung neben GOP 3187/3188

Einseitige Schilddrüsenresektion oder Lobektomie

Für die Lobektomie steht die GOP 2755 Entfernung des Kropfgeschwulstes oder Teilresektion der Schilddrüse, für die Ausschälung der Nebenschilddrüse (Parathyreoektomie) 2756.

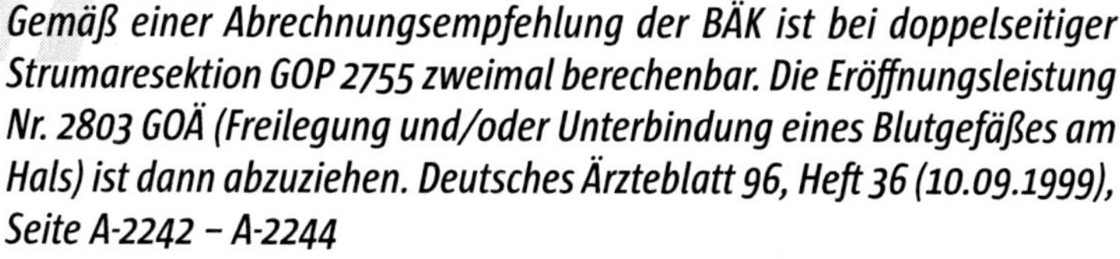

Gemäß einer Abrechnungsempfehlung der BÄK ist bei doppelseitiger Strumaresektion GOP 2755 zweimal berechenbar. Die Eröffnungsleistung Nr. 2803 GOÄ (Freilegung und/oder Unterbindung eines Blutgefäßes am Hals) ist dann abzuziehen. Deutsches Ärzteblatt 96, Heft 36 (10.09.1999), Seite A-2242 – A-2244

Das LG Koblenz und das AG Düsseldorf halten die im Einzelfall ggf. erforderliche Neurolyse (Nervus recurrens) nach GOP 2583 neben der GOP 2755 für möglich. Begründung: wenn die Neuroloyse abweichend vom „typischen" Gang der Schilddrüsenoperation erbracht wird. Die Leistungen waren bei speziellem operativen Vorgehen erbracht worden, „um die Komplikationslast der Operation zu mindern" (Urteil LG Koblenz Az.: 65121/85 vom 1. Juli 1986). Auch AG Düsseldorf, Urteil vom 28.01.2005, Az.: 41 C 14530/02.

Weiterhin umstritten ist GOP 838 Elektromyografische Untersuchung zur Feststellung peripherer Funktionsstörungen der Nerven und Muskeln.

Operation bei Schildrüsenkarzinom

Im Unterabschnitt X. Halschirurgie des Kapitels L. Chirurgie hat die juristische Auseinandersetzung zu einem BGH-Urteil geführt. Auch wenn nicht alle Gebührenordnungspositionen in der Berechenbarkeit und dem Mehrfachansatz durchsetzungsfähig waren, konnte die zweifachen Abrechnung der GOP 2755 im Zusammenhang mit der Kompardimentausräumung bei der Radikaloperation der bösartigen Schilddrüsengeschwülste erreicht werden.

Für die Radikaloperation der bösartigen Schilddrüsengeschwülste – einschließlich Ausräumung der regionären Lymphstromgebiete und gegebenenfalls der Nachbarorgane steht die GOP 2757.

Die GOP 2757 analog neben GOP 2757 bei Kompardimentausräumung ist möglich (BGH-Urteil vom 13.05.2004, Az.: III ZR 344/03). Im selbigen BGH-Urteil, wurden jedoch auch die Berechenbarkeit und der Mehrfachansatz der Leistungen 2760, 2583 und 2803 als selbstständige Leistungen **nicht** anerkannt. Siehe Kommentar zur Abrechnung der GOP 2755.

Bezüglich des Leistungsanteils „einschließlich Ausräumung der regionären Lymphstromgebiete" siehe auch GOÄ-Kommentar Viszeralchirurgie der Deutschen Gesellschaft für Viszeralchirurgie, Chirurgie und BDV, Kaden Verlag Seite 33. Zur Thyreoidektomie mit zentraler Lymphknotendissektion beidseits wird die GOP 2757, 2803 (2x), 2583 (2x), 2756 (2x), 2760 (2x), 838 abzüglich GOP 2751A als Eröffnungsleistung, vorgeschlagen.

Weitere wichtige GOÄ-Leistungen im Bereich Halschirurgie:

- 3011 Entfernung eines Mediastinaltumors
- 2716 Radikale Halslymphknotenausräumung einer Seite
- 2760 Ausräumung der regionären Lymphstromgebiete einer Halsseite

Bei schwieriger und zeitaufwendiger Durchführung von Schilddrüsenoperationen sollten folgende Begründungen nicht nur innerhalb des Operationsberichtes dokumentiert sein, sondern auch als Rechnungsbegründungen für den Einsatz bei erhöhtem Steigerungsfaktor angeführt werden:

- *starke Blutungsneigung bei Basedow-Strumen*
- *ausgeprägte Strumen*
- *schwere Verwachsungen aufgrund von Voroperation oder früherer Schilddrüsenpunktionen*

5.5 Hernienchirurgie

Der im Unterabschnitt XV. geführte Bereich Hernienchirurgie, schließt das umfangreiche Kapitel L. Chirurgie in der GOÄ ab und wird unterteilt in die Operationen des Nabelbruches und der Operationen der Leistenbrüche.

Operation eines Bauchnarbenbruches

Hier steht die GOP 3283 für die Operation eines Nabels oder Mittellinien oder Bauchnarbenbruches und die GOP 3284 für die Operation eines Nabels oder Mittellinien oder Bauchnarbenbruches mit Muskel- und Faszienverschiebeplastik – auch mit Darmresektion.

Eine anfallende Netzeinbringung ist in der GOP 3284 bereits inklusive.

Operation des Leistenbruchs

Bei den Operationsleistungen nach GOP 3285 für die Operation eines Leisten- oder Schenkelbruches und die GOP 3286 Operation eines eingeklemmten Leisten- oder Schenkelbruches gegebenenfalls mit Darmresektion ist eine durchgeführte Darmresektion bereits inklusive.

Werden Leistenbruch und *Schenkelbruch auf* einer *Seite durchgeführt, dann werden die GOP 3285 oder die GOP 3286 zweimal berechnet.*

Bei doppelseitiger Operation eines *Schenkel- oder Leistenbruchs GOP 3285 2x berechnungsfähig.*

Bei einer Netzimplantation in Verbindung mit einer Operation des Leistenbruches nach der GOP 3285 oder 3286 ist anstelle die GOP A3289 Große Hernienoperation mit Netzimplantation analog GOP 3286 laut Beschluss des Zentralen Konsultationsausschusses für Gebührenordnungsfragen bei der Bundesärztekammer (Quelle: Deutsches Ärzteblatt 101, Ausgabe 36 vom 3.9.2004, Seite A-2414) zu berechnen.

Bei videoassistierten Verfahren (TEP und TAPP) kann die GOP 700 für Laparoskopie zusätzlich angesetzt werden. Folgende Rechnungsbegründungen sind empfehlenswert:

Die Laparoskopie in den Vortagen war nicht umfassend, weil sie nicht in Narkose stattfinden konnte.

Die Laparoskopie liegt wegen gravierender entzündlicher Prozesse längere Zeit zurück.

Zudem ist die vollständige Dokumentation im Operationsbericht wie Lokalisation, Ausmaß des Befundes, Beziehungen zu Nachbarorganen, weitere relevante Befunde notwendig.

Weitere wichtige Leistungen der GOÄ zur Hernienchirurgie:

- 3280 Operation einer Diaphragmahernie (auch Hiathusgleithernie), ggf. zusätzlich GOP 700 bei minimal-invasiver Durchführung
- 3281 Operation der Zwerchfellrelaxation

6 Diagnostische Leistungen in der Schlafmedizin

Lange war strittig, welche Leistungspositionen für den Leistungskomplex kleines und großes Schlaflabor abrechnungsfähig sind. Der Beschluss des Ausschusses Gebührenordnung der BÄK vom 20.04.2004 hat bezüglich der einseitigen Abrechnungsempfehlung des DGSM (Deutsche Gesellschaft für Schlafmedizin), die bei Krankenversicherungen und Beihilfen nicht immer Anerkennung fand, Klarheit geschaffen und den folgenden Empfehlungskatalog einvernehmlich festgelegt.

§

1.) Kardiorespiratorische Polygraphie (kleines Schlaflabor)

Laut Beschluss des Ausschusses Gebührenordnung setzt sich der Leistungskomplex kleines Schlaflabor aus folgenden Leistungen zusammen:

- EKG über mindestens sechs Stunden Dauer, analog Nr. 653
- Messung der Sauerstoffsättigung über mindestens sechs Stunden Dauer, Zuordnung zu Nr. 602 GOÄ
- Kontinuierliche Atemflussmessung an Mund und Nase über mindestens sechs Stunden, Zuordnung zu Nr. 605 GOÄ
- Kontinuierliche Registrierung der Körperlage mittels Lagesensoren über mindestens sechs Stunden, analog Nr. 714
- 5295 Fakultativ: Kontinuierliche Videokontrolle der Korrelation von elektrophysiologischer Aufzeichnung und Verhaltensbefund über mindestens sechs Stunden, gemäß § 6 analog Durchleuchtung

- 427 Fakultativ: Kontrolle der Beatmung unter nCPAP- oder BiPAP-Bedingungen, gemäß § 6 analog Assistierte und/oder kontrollierte apparative Beatmung

Die Voraussetzungen zur Anerkennung der einzelnen Leistungen im Rahmen der kardiorespiratorischen Polygraphie sind dann erfüllt, wenn jeweils eine kontinuierliche Registrierung bzw. Überwachung über eine mindestens 6-stündige Schlafphase erfolgt. Die jeweilige Dokumentation der einzelnen elektrophysiologischen Messdaten sowie der einfache Befundbericht sind mit den in Ansatz gebrachten Gebührenpositionen abgegolten.

2.) Polysomnographie (sogenanntes „Großes Schlaflabor")

Laut Beschluss des Ausschusses Gebührenordnung setzt sich der Leistungskomplex Großes Schlaflabor aus folgenden Leistungen zusammen:

- EEG-Aufzeichnung über mindestens sechs Stunden, Zuordnung zu Nr. 827
- EOG-Registrierung über mindestens sechs Stunden, Zuordnung zu Nr. 1237
- 653 EKG-Registrierung über mindestens sechs Stunden, gemäß § 6 analog Elektrokardiographische Untersuchung
- Kontinuierliche Messung der Sauerstoffsättigung über mindestens sechs Stunden, Zuordnung zu Nr. 602
- Kontinuierliche Atemflussmessung an Mund und Nase über mindestens sechs Stunden, Zuordnung zu Nr. 605
- 839 Kontinuierliche EMG-Registrierung an wenigstens zwei Muskelgruppen über mindestens sechs Stunden, gemäß § 6 analog Elektromyographische Untersuchung
- 714 Kontinuierliche Körperlagebestimmung mittels Lagesensoren über mindestens sechs Stunden, gemäß § 6 analog Neurokinesiologische Diagnostik
- 5295 Kontinuierliche Videokontrolle der Korrelation von elektrophysiologischen Messdaten und Verhaltensbefund über mindestens sechs Stunden, analog Durchleuchtung
- 427 Fakultativ: Kontrolle der Beatmung unter nCPAP/BiPAP-Bedingungen, analog Assistierte und/oder kontrollierte apparative Beatmung
- 518 Fakultativ: Schulung und Training des Patienten im Gebrauch einer n-CPAP- oder BiPAP-Beatmungsmaske, gemäß § 6 analog Prothesengebrauchsschulung des Patienten

3.) Polygraphische Vigilanzmessung am Tag

Der Leistungskomplex der polygraphischen Vigilanzmessung am Tag setzt sich aus folgenden Leistungen zusammen:

- EEG nach Nr. 827, einmal pro Untersuchungstag.
- EOG nach Nr. 1237, einmal pro Untersuchungstag.
- EMG nach Nr. 838, einmal pro Untersuchungstag.

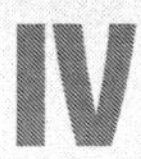

Sonstiges

Die Anpassung von nCPAP- oder BiPAP-Beatmungsmasken kann analog nach GOÄ 427 berechnet werden.

Die Anpassung von Beatmungsmasken und Schulung des Patienten im Gebrauch der CPAP- oder BiPAP-Beatmungsmaske soll mit GOÄ 518 analog berechnet werden.

Für den Einsatz neuropsychologischer Testverfahren zur schlafmedizinischen Diagnostik soll die GOÄ 856 analog herangezogen werden. Die Anerkennung der Leistung setzt voraus, dass mindestens 2 neuropsychologische Testverfahren ggf. einschließlich psychometrischer und projektiver Verfahren eingesetzt werden.

(Beschluss des Ausschusses „Gebührenordnung" der Bundesärztekammer. Quelle: http://www.bundesaerztekammer.de/page.asp?his=1.108.4689.4871.4934 12.05.2010)

7 Strahlendiagnostik

Das umfangreiche Kapitel O. Strahlendiagnostik, Nuklearmedizin, Magnetresonanztomografie und Strahlentherapie der GOÄ beschränkt sich auf das in Seminaren häufig, aufgrund seiner Komplexität, nachgefragte Unterkapitel 1.V der Angiografien.

7.1 Kontrastmitteleinbringungen

Die zur Abrechnung von angiografischen Leistungen benötigten Kontrastmitteleinbringungen (s. Tab. 50) sind im GOÄ Kapitel C. Nichtgebietsbezogene Sonderleistungen im Unterabschnitt IV. zu finden.

Die aufgeführten Kontrastmittel sind folgenden Organen bzw. Zielorten zugeordnet. Die Gebührenordnungspositionen 344 bis 347 Gallenblase, Harntrakt, Venen, GOP 350 für die Einbringung in Arterien, die GOP 351 für die Einbringung in Gehirnarterien.

Wie in vielen Kapiteln der GOÄ regeln die Allgemeinen Bestimmungen Abrechnungsausschlüsse zu den Gebührenordnungspositionen.

§ **Allgemeine Bestimmung**

Die zur Einbringung des Kontrastmittels erforderlichen Maßnahmen wie Sondierungen, Injektionen, Punktionen, Gefäßkatheterismus oder Probeinjektionen und gegebenenfalls anschließende Wundnähte und Entfernung(en) des Kontrastmittels sind Bestandteile der Leistungen und nicht gesondert berechnungsfähig. Dies gilt auch für gegebenenfalls notwendige Durchleuchtungen zur Kontrolle der Lage eines Katheters oder einer Punktionsnadel.

Tab. 50 Kontrastmitteleinbringungen

GOP	Leistungslegende	Punkte/1,0-facher Satz
340	Einbringung des Kontrastmittels in die zerebralen und spinalen Liquorräume	400/23,31 €
344	Intravenöse Einbringung des Kontrastmittels mittels Injektion oder Infusion, bis zu 10 Minuten Dauer	100/5,83 €
345	Intravenöse Einbringung des Kontrastmittels mittels Injektion oder Infusion, von mehr als 10 Minuten Dauer	130/7,58 €
346	Intravenöse Einbringung des Kontrastmittels mittels Hochdruckinjektion	300/17,49 €
347	Ergänzung für jede weitere intravenöse Kontrastmitteleinbringung mittels Hochdruckinjektion bei bestehendem Zugang – neben 346	150/8,74 €
350	Intraarterielle Einbringung des Kontrastmittels	150/8,74 €
351	Einbringung des Kontrastmittels zur Angiografie von Gehirnarterien, je Halsschlagader, nicht mehr als zweimal je Sitzung	500/29,14 €

7.2 Serienangiografien im Brust- und Bauchraum

Durch den Zusatz bei den Gebührenordnungspositionen 5300 „eine Serie", 5301 „je Serie" und 5302 „insgesamt" ergibt sich bei der Erbringung Serienangiografie Brust- oder Bauchraum folgendes Abrechnungsschema:

Beispiel Serienangiografie Brust- oder Bauchraum

3 Beratung (nur am Vortag möglich)

272 Infusion

261 ggf. Injektion

491 Lokalanästhesie

Eine Serie	5300 + 350 Kontrastmittel
Zwei Serien	5300 + 350 + 5301 + ggf. 350 Kontrastmittel
Drei Serien	5300 + 350 + 5301 x2 + ggf. 350 Kontrastmittel
> Vier Serien	5300 + 350 + 5301 x2 + ggf. 350 + 5302 + ggf. 350 Kontrastmittel

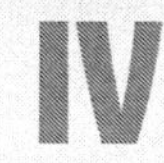

Die Allgemeinen Bestimmungen regeln unter anderem den Abrechnunganatz in diesem Kapitel.

Allgemeine Bestimmungen

Die Zahl der Serien im Sinne der Leistungsbeschreibungen der Leistungen nach den Nummern 5300 bis 5327 wird durch die Anzahl der Kontrastmittelgaben bestimmt.

Die Leistungen nach den Nummern 5300, 5302, 5303, 5305 bis 5313, 5315, 5316, 5318, 5324, 5325, 5327, 5329 bis 5331, 5338 und 5339 sind je Sitzung jeweils nur einmal berechnungsfähig.

Die Gebührenordnungsposition 5300 ist je Sitzung nur 1x berechnungsfähig auch wenn Brust- und Bauchraum untersucht wird.

Die Kontrastmitteleinbringung nach GOP 350 im Zusammenhang mit 5301 und 5302 ist nur bei gesonderter Kathetereinbringung möglich.

Die GOP 5335 für die computergestützte Analyse ist einmal zusätzlich berechnungsfähig.

Die GOP 5328 für die biplane Aufnahmetechnik ist einmal berechnungsfähig.

Eine Koronarangiografie nach GOP 5324 ist im zeitlichen Zusammenhang mit der Serienangiografie Brust- oder Bauchraum nicht *berechnungsfähig. Ein Kompressionsverband nach GOP 204 ist im Anschluss berechnungsfähig.*

Das Schema gemäß der Allgemeinen Bestimmung „Die Zahl der Serien im Sinne der Leistungsbeschreibungen der Leistungen nach den Nummern 5300 bis 5327 wird durch die Anzahl der Kontrastmittelgaben bestimmt“ wiederholt sich *nicht* am Beispiel der Serienangiografie bei einer AVK (arterielle Verschlusskrankheit), da der Ansatz der 5345 die Kontrastmittelgabe nach 350 bis 361 ausschließt.

Beispiel Serienangiografie der Extremitäten

3 Beratung (nur am Vortag)

491 Lokalanästhesie

272 Infusion

Eine Serie	5306	Serienangiografie Becken und Beine + 350
Zwei Serien	5306 + 5307	2 Serien
Drei Serien	5306 + 5307 + 5308	3 und mehr Serien

PTA	5345	PTA Dilatation Arterien
	einschl. Kontrastmitteleinbringung und Durchleuchtung, je Sitzung, bis zu zwei Arterien	
Zuschlag PTA	5346 Zuschlag bei mehr als 2 Arterien insgesamt	

ggf. kommt GOP 5335 Zuschlag für die computergestützte Analyse und GOP 5328 Zuschlag für die biplane Aufnahmetechnik zum Ansatz.

In der Rechnung ist unbedingt anzugeben, dass in den vorhergehenden vierzehn Tagen eine Leistung nach den Nummern 5300 bis 5313 nicht berechnet werden darf. Dies regelt die Allgemeine Bestimmung zur Intervention GOP 5345.

Neben der Leistung nach Nummer 5345 sind die Leistungen nach den Nummern 350 bis 361 sowie 5295 nicht berechnungsfähig.

Wurde innerhalb eines Zeitraums von vierzehn Tagen vor Erbringung der Leistung nach Nummer 5345 bereits eine Leistung nach den Nummern 5300 bis 5313 berechnet, darf neben der Leistung nach Nummer 5345 für dieselbe Sitzung eine Leistung nach den Nummern 5300 bis 5313 nicht erneut berechnet werden. Im Falle der Nebeneinanderberechnung der Leistung nach Nummer 5345 neben einer Leistung nach den Nummern 5300 bis 5313 ist in der Rechnung zu bestätigen, dass in den vorhergehenden vierzehn Tagen eine Leistung nach den Nummern 5300 bis 5313 nicht berechnet wurde

7.3 Herzkathetereinbringungen

Abrechnungsbestimmungen

Werden die Leistungen nach den Gebührenordnungspositionen 355 und 356 im zeitlichen Zusammenhang mit Leistungen nach GOP 360 erbracht, dürfen sie nur nach einfachem Gebührensatz abgerechnet werden.

Werden Leistungen nach GOP 357 im zeitlichen Zusammenhang mit Leistungen nach GOP 351 erbracht, darf ebenfalls nur der einfache Gebührensatz angesetzt werden.

Beispiel Selektive Koronarangiografie

Eine Serie	5325 – 360 – 361 – ggf. 628 – ggf. 5327
Zwei Serien	5325 – 360 – 361 – ggf. 628 – 5326 (1x) – ggf. 5327
Drei Serien	5325 – 360 – 361 – ggf. 628 – 5326 (2x) – ggf. 5327
Fünf Serien	5325 – 360 – 361 – ggf. 628 – 5326 (3x) – ggf. 5327

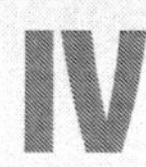

Beispiel einer Koronarangiografie mit anschließender PTCA, Stent (interventionelle Maßnahme)

272 Infusion

261 Arzneimitteleinbringung in parenteralen Katheter

5325 Koronarangiografie aller Herzkranzgefäße (eine Serie)

5326 Koronarangiografie im Anschluss an GOP 5325

5327 Linksventrikulografie bei bei Koronarangiografie

5348 Dilatation der Koronararterien (PTCA)

5349 Zuschlag GOP 5348 bei mehr als einer Koronararterie

5356 Stent bei Dilatation einer Koronararterie

5335 Zuschlag computergestützte Analyse

204 Kompressionsverband

Gemäß der Allgemeinen Bestimmung zu 5348 ist in der Rechnung anzugeben, dass keine Leistung nach 5315–5327 innerhalb der letzten 14 Tage erbracht wurde. Zudem sind neben der Leistung nach Nummer 5348 die Leistungen nach den Nummern 350 bis 361 sowie 5295 nicht berechnungsfähig.

Werden bei den Gebührenordnungspositionen 628, 360 und 361 besonders lange Schleusen verwendet oder erfolgt ein mehrfacher schwieriger Katheterwechsel so kann dieses unter Angabe der entsprechenden Begründung mit dem Steigerungsfaktor gemäß § 5 berücksichtigt werden.

Bei Vorliegen einer Bifurkationsstenose, erschwerter Passagen bei hochgradiger Stenose oder geschlängeltem/kurvigem Verlauf kann der erhöhte Zeitaufwand wegen extrem schwieriger Dilatation bei den Gebührenordnungspositionen 5348 und 5349 unter Angabe der entsprechenden Begründung mit dem Steigerungsfaktor gemäß § 5 berücksichtigt werden, jedoch nur bis maximal 2,5-fach, da es sich um technische Leistungen handelt.

8 Onkologie und Palliativmedizin

Das Kapitel Onkologie und Palliativmedizin widmet sich in diesem Buch vor allen Dingen der Folgebehandlung von Tumorerkrankungen. Dabei geht es um Therapien, die sich unmittelbar an die Primärbehandlung mit operativen Maßnahmen, Akutbehandlung und Bestrahlung anschließen. Auf die operativen Maßnahmen wurde in den vorausgehenden Abschnitten des Kapitels IV.5 Chirurgie bereits ausführlich eingegangen.

Die Behandlung von Tumorerkrankungen folgt heute oft einem ganzheitlichen Ansatz. So stehen den Patienten neben der medizinischen Behandlung auch Therapeuten zur psychischen Betreuung und Unterstützung bei der Verarbeitung der Krankheit zur Verfügung. Zum ganzheitlichen Ansatz gehören aber auch die Fortführung von Chemotherapien sowie eine fachärztliche chirurgische Versorgung, die Hilfsmittelberatung, Schulungen und eine kompetente Betreuung im Bereich der Stomatherapie.

Bei der Entwicklung spezialisierter stationärer Einrichtungen, in welchen Schwerkranke und sterbende Menschen versorgt werden (Palliativstationen und stationäre Hospize), hat sich in den zurückliegenden Jahren erfreulicherweise Einiges getan – auch wenn das Angebot an derartigen Einrichtungen, in denen Pflegende, Ärzte, Sozialbetreuer und Andere eng zusammenarbeiten, noch immer nicht ausreichend ist. Weiterhin besteht großer Bedarf an einer breiteren Weiterentwicklung der Palliativmedizin in stationären Einrichtungen. Das liegt nicht zuletzt daran, dass palliativmedizinische Leistungen, vor allen Dingen die in diesem spezialisierten Bereich ausgeprägten wiederholten Gespräche mit Patienten und Angehörigen, in der GOÄ nicht abgebildet sind. Da der Gesetzgeber erst 1997 mit Einführung des Paragrafen 39a im Sozialgesetzbuch V die Kostenträger im GKV-Bereich verpflichtet hat, stationäre Hospizarbeit zu finanzieren, ist es kein Wunder, dass in der GOÄ von 1996 ein entsprechendes Kapitel für Palliativmedizin im stationären und ambulanten Bereich fehlt. Die wichtigsten Leistungen in der palliativmedizinischen Versorgung sind nachfolgend zusammen mit den entsprechenden Anwendungsbestimmungen zusammengefasst.

8.1 Untersuchungen, Beratung und Anamnesen

Tabelle 51 fasst die wichtigsten Beratungspositionen zusammen.

Beachten Sie, dass auch hier das Grundprinzip der GOÄ gilt, wonach sich Leistungen mit gleichen Leistungsinhalten gegenseitig ausschließen!

Berücksichtigen Sie bei GOP 34 den Zeitaufwand von mindestens 20 Minuten! Beachten Sie, dass der Ansatz dieser Ziffer zweimal (in sechs Monaten) berechnungsfähig ist. Liegt eine Zeitdokumentation über die Erörterung in der Patientenakte vor, die die Mindestzeit von 20 Minuten deutlich überschreitet, kann der zeitliche Aufwand über den Steigerungsfaktor gemäß § 5 berücksichtigt werden.

Bei der Fremdanamnese nach GOP 4 existiert keine Mindestzeit in der Leistungslegende. Zeitaufwendige Fremdanamnesen und/oder Führung der Bezugsperson können jedoch ebenfalls über den Steigerungsfaktor gemäß § 5 GOÄ berücksichtigt werden.

Liegt jedoch der mit einer onkologischen oder palliativmedizinischen Erstanamnese verbundene Zeitaufwand bei *mindestens* einer Stunde, kann auf die Ziffer 30A für die „Erhebung einer onkologischen Erstanamnese (900 Punkte, 52,40 € einfacher Satz), gemäß § 6 GOÄ analog zur Erhebung der homöopathischen Erstanamnese mit einer Mindestdauer von einer Stunde" nach GOP 30 ausgewichen werden. Die Ausschlüsse der originären Position GOP 30, wonach diese GOP nicht neben den Ziffern 1, 3 und 34 abgerechnet werden darf, sind dann zu beachten.

Die ggf. auch mit erheblichem Zeitaufwand verbundene Folgeanamnese von mindestens 30 Minuten Zeitdauer kann über GOP 31A Onkologische Folgeanamnese mind. 30 Minuten gemäß § 6 analog Homöopathische Folgeanamnese berechnet werden.

Tab. 51 Beratungsleistungen

GOP	Leistungslegende	Punkte/1,0-facher Satz
1	Beratung – auch mittels Fernsprecher	80/4,66 €
3	Eingehende, das gewöhnliche Maß übersteigende Beratung – auch mittels Fernsprecher –, mind. 10 Min., nur als einzige Leistung oder mit einer Untersuchung nach Ziffer 5, 6, 7, 8, 800 oder 801, Mehrfachansatz im Behandlungsfall nur mit besonderer Begründung	150/8,74 €
4	Erhebung der Fremdanamnese über einen Kranken und/oder Unterweisung und Führung der Bezugsperson(en) – im Zusammenhang mit der Behandlung eines Kranken einmal im Behandlungsfall, nicht neben 30, 34, 801, 806, 807, 816, 817, 835	220/12,82 €
34	Erörterung (Dauer mindestens 20 Minuten) der Auswirkungen einer Krankheit auf die Lebensgestaltung in unmittelbarem Zusammenhang mit der Feststellung oder erheblichen Verschlimmerung einer nachhaltig lebensverändernden oder lebensbedrohenden Erkrankung – ggf. einschließl. Planung eines operativen Eingriffs und Abwägung seiner Konsequenzen und Risiken –, einschließl. Beratung – ggf. unter Einbeziehung von Bezugspersonen –, höchstens zweimal in sechs Monaten, nicht neben 1, 3, 4, 15 und/oder 30	300/17,49 €

Der Ansatz der Analog-Position 31A sieht zwar neben den GOP 1, 3 und 34 auch den Ausschluss gegen die GOP 4 vor, kann jedoch im Behandlungsfall *dreimal* berechnet werden. Der Ausschluss bezieht sich nur auf den Behandlungstag.

Nachdem es bisher kein eigenes Kapitel Onkologie/Palliativmedizin in der GOÄ gibt, ist zu beachten, dass beide Analogpositionen in Ihrer EDV erst *angelegt* werden müssen. Ob das „A" für die Kennzeichnung der Analogposition im Anschluss an die Leistungen groß oder klein geschrieben wird, ist nicht entscheidend. Nur Analogpositionen die durch den ZKdBÄK (Zentraler Konsultationsausschuss der Bundesärztekammer) beschlossen und in die offizielle Liste der Analogziffern der BÄK aufgenommen werden, sind gekennzeichnet durch das große A *vor* der Gebührenordnungsposition.

Im Gegensatz zur Beratungsziffer 3 schließt der Ansatz der GOP 34 nicht die Abrechnung von Sonderleistungen aus.

Für die Erstellung eines Therapie- oder Nachsorgeplanes kann GOP 78 (Behandlungsplan) berechnet werden (siehe hierzu auch DÄ 108, Heft 16 [22.04.2011] S. A920 Dr. med. A. Prietz, Palliativmedizinische Leistungen II).

Konsile auch mit den mitbehandelnden niedergelassenen Ärzten können nach GOP 60 berechnet werden.

Das in der Onkologie und bei der palliativmedizinischen Versorgung oft mehrmals nötige Gespräch zur „Führung“ der Bezugspersonen kann nach GOP 4 (Fremdanamnese – auch Führung der Bezugsperson) im Behandlungsfall nur *einmal* berechnet werden. Eine Gebührenordnungsposition, die für die Abrechnung dieser teilweise sehr aufwendigen und *wiederholt* durchgeführten Gespräche mit den Angehörigen herangezogen werden könnte, fehlt in der GOÄ. Hier sollte ebenfalls auf die Möglichkeit der Analogberechnung nach § 6 GOÄ ausgewichen werden. So kann GOP 817A für das „Angehörigengespräch und die kontinuierliche Führung der Bezugsperson (180 Punkte, 10,49 €), gemäß § 6 GOÄ analog zur eingehenden psychiatrischen Beratung der Bezugsperson psychisch gestörter Kinder oder Jugendlicher“ nach GOP 817 angesetzt werden.

Da die originäre GOP 817 *keine* Beschränkung auf den Behandlungsfall vorsieht, kann diese Ziffer dadurch auch *mehrfach* im Behandlungsfall berechnet werden. Allerdings sollte eine sehr gute Dokumentation zu Zeitumfang und Bezugspersonen nicht fehlen. Hier gilt das gleiche wie beim Ansatz der Analogpositionen 30A und 31A für die Anamneseerhebungen mit großem zeitlichem Aufwand. Die Position 817A „Angehörigengespräch mit kontinuierlicher Führung der Bezugsperson“ muss ebenfalls in der EDV des Krankenhauses aufgenommen werden.

8.2 Aufnahmeuntersuchung in der Onkologie und Palliativmedizin

Neben der Gebührenordnungsposition 7 für die vollständige körperliche Untersuchung ist die Untersuchung mindestens *eines* der folgenden Organsysteme notwendig: das gesamte Hautorgan, die Stütz- und Bewegungsorgane, alle Brustorgane, alle Bauchorgane, der gesamte weibliche Genitaltrakt (ggf. einschl. Nieren und ableitende Harnwege) – ggf. einschl. Dokumentation. Die GOP 7 geht nicht neben 5, 6 und/oder 8. Für die Aufnahmeuntersuchung steht auch die GOP 8 für die Erhebung des Ganzkörperstatus zur Verfügung.

Abrechnungshinweise zur Aufnahmeuntersuchung

Beim Ansatz der Ziffer 7 kann ein höherer Steigerungsfaktor gerechtfertigt sein, wenn die Untersuchung besonders zeitintensiv war. Begründen lässt sich dies wie folgt:

Die Besonderheit bei der zeitintensiven Untersuchung lag in der Einschränkung der verbalen Kommunikationsmöglichkeit und/oder

die Besonderheit bei der zeitintensiven Untersuchung lag in der Untersuchung des Mehrorgansystems, beispielsweise Herzkreislauf/Brust und Bauch/Bewegungsapparat.

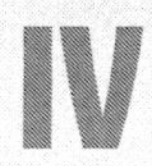

Zu beachten ist, dass gemäß § 4 der GOÄ die Gebührenordnungspositionen 3, 4, 7, 8 und 34 im Rahmen der Wahlleistungsvereinbarung innerhalb der ersten 24 Stunden nach Aufnahme und 24 Stunden vor Entlassung vom Chefarzt oder dessen vor Abschluss des Wahlarztvertrages dem Patienten benannten ständigen ärztlichen Vertreter persönlich erbracht werden müssen.

Weitere Untersuchungs- und Gesprächsleistungen

Im Behandlungsbereich der Onkologie/Palliativmedizin liegt der Schwerpunkt in Untersuchungs- und Gesprächsleistungen (s. Tab. 52). Um die wenigen Möglichkeiten der GOÄ hier optimal zu nutzen, bedarf es genauer Kenntnisse aller Abschnitte, die Untersuchungs- und Gesprächsleistungen enthalten. Hiervon betroffen ist auch das Kapitel G „Neurologie der GOÄ". Sachgerechte Dokumentation gehört hier zum Standard.

Abrechnungshinweise zu Untersuchungs- und Gesprächsleistungen

Bei agitierten halluzinatorischen Episoden, intermittierenden Unruhezuständen, zunehmenden Myoklonien und bei Multiinfarktsyndrom sind Untersuchungen und Gesprächsleistungen nach den Gebührenordnungspositionen 800, 801 und 804 berechnungsfähig.

Die Gebührenordnungsposition 800 für die eingehende neurologische Untersuchung, GOP 801 für die eingehende psychiatrische Untersuchung und die Ziffern 804 oder 806 für die psychiatrische Behandlung sind laut GOÄ-Ratgeber der BÄK nebeneinander ***berechnungsfähig, sofern dies nicht regelhaft geschieht, beispielsweise zu Beginn der Behandlung und***

Tab. 52 Weitere Untersuchungs- und Gesprächsleistungen

GOP	Leistungslegende	Punkte/1,0-facher Satz
800	Eingehende neurologische Untersuchung	195/11,37 €
801	Eingehende psychiatrische Untersuchung – gegebenenfalls unter Einschaltung der Bezugs- und/oder Kontaktperson	250/14,57 €
804	Psychiatrische Behandlung durch eingehendes therapeutisches Gespräch	250/14,57 €
806	Psychiatrische Behandlung durch gezielte Exploration und eingehendes therapeutisches Gespräch, auch in akuter Konfliktsituation – gegebenenfalls unter Einschluss eines eingehenden situationsregulierenden Kontaktgesprächs mit Dritten –, Mindestdauer 20 Minuten	250/14,57 €

bei akuter Verschlechterung (Deutsches Ärzteblatt 104, Heft 44 vom 02.11.2007, S. A-3056, „Ziffer 801").

Der Abgriff der Ziffer 804 analog als 804A für ein therapeutisches Gespräch, um dadurch z.B. die an Ziffer 3 oder an Sonderleistungen gekoppelten Gebührenordnungsausschlüsse zu umgehen, ist laut GOÄ-Ratgeber der BÄK nicht möglich. Eine Analogposition kann nur für die Abrechnung von Leistungen gebildet werden, die nicht bereits in die Gebührenordnung aufgenommen sind (Deutsches Ärzteblatt 106, Heft 7 vom 13.02.2009, S. A-312, „Psychiatrische Gesprächsleistungen – die medizinische Notwendigkeit zählt").

Als Dokumentationsumfang zur Gebührenordnungsposition 800 genügt beispielsweise der Befund aus „RMS (Reflexe, Motorik, Sensibilität)".

Als „eingehend untersucht" im Sinne der Leistungslegende zu Ziffer 801 (eingehende psychiatrische Untersuchung) genügt auch die Überprüfung einiger Teilaspekte aus dem psychiatrischen Status (Bewusstsein, Orientierung, Affekt, Antrieb, Wahrnehmung, Denkablauf, mnestische Funktionen).

Die Ziffern 804 und 806 zur psychiatrischen Behandlung durch therapeutisches Gespräch unterscheiden sich dadurch, dass für Ziffer 806 eine Dauer von mindestens 20 Minuten vorgegeben ist. Bei beiden Leistungen ist die gezielte Exploration Pflichtbestandteil.

Ziffer 8 (Ganzkörperstatus) enthält bereits eine „orientierende" neurologische Untersuchung.

Die Bestimmungen der GOÄ im Bereich Beratung, Erörterung und Fremdanamnesen sind schwer überschaubar. Tabelle 53 soll die umfangreichen Bestimmungen und die Ausschlüsse in den Anmerkungen vereinfachen.

Unter Berücksichtigung der unterschiedlichen Gesprächs- und Erörterungspositionen, Fremdanamnesen und Untersuchungsleistungen ergeben sich mehrere Möglichkeiten für eine Aufnahmeuntersuchung im Rahmen des Erstkontaktes in der Onkologie und Palliativmedizin (s. Tab. 54).

Die zeitliche und korrekte Dokumentation der Untersuchungsleistungen ist unbedingte Voraussetzung für diese Kombinationsmöglichkeiten.

An einigen Kliniken sind bereits durch die Kassenärztlichen Vereinigungen bzw. durch Krankenkassen im Rahmen von Selektivverträgen zugelassene Palliativ-Care-Teams tätig. Ist die Abrechnung der Vollversorgung im Bereich der GKV (Gesetzliche Krankenversicherung) dadurch halbwegs abgesichert,

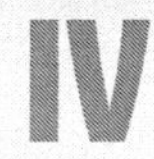

Tab. 53 Erörterungen Onkologie und Palliativmedizin unter Berücksichtigung der Allgemeinen Bestimmungen

	GOP 3	GOP 34	GOP 4	GOP 817A
Mehrfach im Behandlungsfall	mehrfach nur mit Begründung	Ja, 2x in 6 Monaten insgesamt	nein	ja
Wie oft im Behandlungsfall	unbegrenzt, aber nur mit Begründung	2x in 6 Monaten insgesamt	1x	unbegrenzt
Kombination mit GOP 7	ja, jedoch ohne Sonderleistung	ja	ja	ja
Kombination mit GOP 4	nein	nein	entfällt	nein
Kombination mit Sonderleistung	nein, nur neben 5, 6, 7, 8, 800, 801	ja	ja	ja
Zeitlimit zu berücksichtigen	ja, 10 Minuten	ja, 20 Minuten	nein	nein

Tab. 54 Aufnahmeuntersuchungen in der Onkologie

Beispiel Nr.	Kombinationsmöglichkeiten
Beispiel 1	3 + 8
Beispiel 2	3 + 7 + 800 + 801
Beispiel 3	34 + 7 + 800 + 801 + Sonderleistung (Ultraschall, Infusion etc.)
Beispiel 4	1 + 4 + 8 + Sonderleistung (Ultraschall, Infusion etc.)
Beispiel 5	30A + 7 + Sonderleistung (Ultraschall, Infusion etc.)

fehlt diese Grundlage der SAPV für Patienten der PKV. Die stiefmütterliche Behandlung dieses Abrechnungsbereiches ist auf die Gesetzgebung zurückzuführen. So war festgelegt, dass alleine im Jahr 2007 neben der SAPV auch die Hausarztzentrierte Versorgung gemäß § 73b SGB V sowie die spezialfachärztliche Versorgung gemäß § 116b SGB V umgesetzt werden sollte.

Im Bereich der GOÄ gibt es bisher lediglich die Veröffentlichung im GOÄ-Ratgeber aus dem Jahr 2011 von Dr. med. Anja Pieritz: Palliativmedizin (in: Deutsches Ärzteblatt 108, Heft 14 [08.04.2011], S. A-808). Die SAPV wird hier von AAPV (allgemeine ambulante Palliativmedizinische Versorgung) leider nicht unterschieden. Tabelle 55 zeigt eine Auswahl derjenigen Positionen der GOÄ, welche in der Palliativmedizin zum Ansatz kommen. Dabei sind Begründungen für den Einsatz eines erhöhten Steigerungssatzes bereits angeführt.

Tab. 55 Palliativmedizinische Leistungen der GOÄ

GOP	Legende	2,3-fach	3,5-fach	Begründung/Diagnose/Regel
50	Hausbesuch	42,90 €	65,28	Zeitaufwendiges Gespräch 20 Minuten
34	Erörterung lebensbedrohende Erkrankung (20 Min.)	40,22 €	61,20	Zeitaufwendige Erörterung 40 Minuten, 2x in 6 Monaten
4	Fremdanamnese Angehörigengespräch	29,49 €	44,88	Zeitaufwendiges Angehörigengespräch 30 Minuten, 1x im Behandlungsfall
849	Somatische Intervention (20 Minuten)	30,83 €	46,92	Insomnie
60	Konsiliarische Erörterung	16,09 €	24,48	Mehrfach möglich
78A	Schriftlicher individueller Behandlungsplan (tumorkranke Patienten)	24,13 €	36,72	1x BHF
15	Koordination therapeutischer und soz. Maßnahmen	40,22 €	61,20	1x im Kalenderjahr, n.n. 4 im BHF

8.3 Punktionsarten

Tabelle 56 soll einen Überblick über häufig anfallende Punktionsarten, wie sie in der Onkologie und Palliativmedizin Verwendung finden, geben.

Die Gewebeentnahme aus der Pleura kann nach GOP 308 berechnet werden. Probeexzisionen werden GOP 2401 (Probeexzision aus oberflächlich gelegenem Körpergewebe) und GOP 2402 (Probeexzision aus tiefliegendem Körpergewebe oder aus einem Organ ohne Eröffnung einer Körperhöhle) zugeordnet.

Die Spülung des Pleuraraumes bei liegender Drainage kann nach GOP 2971 und der Abstrich zur mikrobiologischen Untersuchung nach GOP 298 berechnet werden.

8.4 Infusionen/Chemotherapie und Transfusionen

Zu den Kernleistungen im Bereich Onkologie und Palliativmedizin zählen Infusion, Chemotherapie und Transfusionen (s. Tab. 57 und 58). Abrechnungsbestimmungen schränken deren Ansatz auch hier ein, sodass die Leistungen nicht aufwandgerecht abgebildet sind.

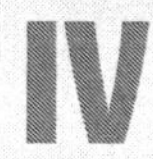

Tab. 56 Punktionsarten

Punktionsart	GOP
Abszesspunktion (mit Spülsaugdrainage)	303 + 2015a
Aszitespunktion diagnostisch (ohne Drainage)	307
Aszitespunktion therapeutisch (mit Drainage)	307 + 2015a
Lumbalpunktion	305
Menghini-Punktion der Leber	315 + 410
Pleurapunktion diagnostisch (ohne Drainage)	307
Pleurapunktion therapeutisch (mit Drainage)	307 + 2970
Punktion der Lunge	306
Sonografisch gesteuerte Feinnadelpunktion (Leber, Niere etc.)	315 + 410
Sonografisch gesteuerte Stanzbiopsie (Leber, Niere etc.)	312a + 410

Tab. 57 Infusionen/Chemotherapie

GOP	Leistungslegende	Punkte/1,0-facher Satz
270	Infusion, subkutan	80/4,66 €
271	Infusion, intravenös, bis zu 30 Minuten Dauer	120/6,99 €
272	Infusion, intravenös, von mehr als 30 Minuten Dauer	180/10,49 €
273	Infusion, intravenös – ggf. mittels Nabelvenenkatheter oder in die Kopfvene –, bei einem Kind bis zum vollendeten 4. Lebensjahr	180/10,49 €
274	Dauertropfinfusion, intravenös, von mehr als 6 Stunden Dauer – ggf. einschl. Infusionsplan und Bilanzierung –, nicht neben 271bis 273, 275 und/oder 276	320/18,65 €
275	Dauertropfinfusion von Zytostatika, von mehr als 90 Minuten Dauer	360/20,98 €
276	Dauertropfinfusion von Zytostatika, von mehr als 6 Stunden Dauer	540/31,48 €

Tab. 58 Transfusionen

GOP	Leistungslegende	Punkte/1,0-facher Satz
280	Transfusion der ersten Blutkonserve (auch Frischblut) oder des ersten Blutbestandteilpräparats	330/19,23 €
282	Transfusion jeder weiteren Blutkonserve (auch Frischblut) oder jedes weiteren Blutbestandteilpräparats im Anschluss an die Leistungen nach Nummer 280	150/8,74 €
286	Reinfusion der ersten Einheit (mind. 200 Milliliter) Eigenblut oder Eigenplasma	220/12,82 €
286a	Reinfusion jeder weiteren Einheit (mind. 200 Milliliter) Eigenblut oder Eigenplasma im Anschluss an die Leistung nach Ziffer 286	100/5,83 €

Auszüge aus den Abrechnungsbestimmungen zu Infusionen/ Chemotherapie

Die zweimalige Berechnung der Ziffer 271 oder 272 setzt gesonderte Punktionen verschiedener Blutgefäße voraus.

Die Leistungen nach Nummer 271 oder 272 sind je Gefäßzugang einmal, insgesamt jedoch nicht mehr als zweimal je Behandlungstag berechnungsfähig.

Die Leistungen nach den Nummern 271 bis 276 sind nicht nebeneinander berechnungsfähig.

Abrechnungshinweise zu Infusionen und Chemotherapie

Aus § 4 Abs. 2 Nr. 3 der GOÄ ergibt sich eine Einschränkung, die beachtet werden muss. Die GOP 271 und 272 während der stationären Behandlung sind nur dann berechenbar, wenn die Leistungen durch den Wahlarzt oder den ständigen Vertreter erbracht wurden.

Die Dauertropfinfusion von Zytostatika für die parenterale Chemotherapie ist nach GOP 275 oder 276 berechnungsfähig.

GOP 261 kann für die Berechnung eines zusätzlich verabreichten Medikaments in der laufenden Infusion herangezogen werden.

Die Verweilgebühr nach GOP 56 ist nicht während der laufenden Infusion berechnungsfähig.

Der Behandlungsplan für Chemotherapie nach Ziffer 78 ist bei erheblicher Verschlimmerung und einer dadurch notwendigen Änderung des Therapieplans ggf. auch mehrfach berechnungsfähig.

Auch für die Dauertropfinfusion nach den Ziffern 275 und 276 gilt: Ist an demselben Tag – jedoch zeitlich getrennt von der ersten Infusion – eine weitere Dauertropfinfusion von mindestens 6 Stunden oder mehr als 90 Minuten erforderlich, kann diese aus medizinischen Gründen erneut durchgeführt werden und ist abrechnungsfähig. Beginn und Ende sind in diesen Fällen in der Abrechnung anzugeben.

Das Labor zur Therapieüberwachung mittels ICTP Marker (ICTP = Carboxyterminales Telopeptid des Typ I Kollagen) für Knochenabbau bzw. PINP-Marker (PINP = aminoterminales Propeptid des Typ I Prokollagen) für Knochenaufbau ist nach Ziffer A4054 oder A4062 abrechenbar.

Weitere wichtige Injektionsleistungen

- 252 Injektion, subkutan, submukös, intrakutan oder intramuskulär
- 253 Injektion, intravenös

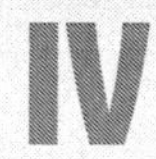

- 260 Legen eines arteriellen Katheters oder eines zentralen Venenkatheters – einschließlich Fixation –, nicht neben 355 bis 361, 626 bis 632 und/oder 648
- 261 Einbringung von Arzneimitteln in einen parenteralen Katheter
- 265 Auffüllung eines subkutanen Medikamentenreservoirs oder Spülung eines Ports, je Sitzung

Transfusionen

§

Auszug aus den Abrechnungsbestimmungen zu Transfusionen

Die Leistungen nach den Nummern 280, 281, 283, 286 sowie 287 können jeweils nur einmal je Behandlungstag berechnet werden.

Die Leistungen nach den Ziffern 280, 281, 282, 286, 286a beinhalten auch die Identitätssicherung im AB0-System (bedside-test) und die Dokumentation der Konserven- bzw. Chargen-Nummer.

Weitere wichtige Leistungen zur Behandlung

- 518 Prothesengebrauchsschulung des Patienten – ggf. einschließl. seiner Betreuungsperson –, auch Fremdkraftprothesenschulung, Mindestdauer 20 Minuten, je Sitzung
- 505 Atmungsbehandlung – einschließl. aller unterstützenden Maßnahmen
- 506 Krankengymnastische Ganzbehandlung als Einzelbehandlung – einschließl. der erforderlichen Massage(n)
- 507 Krankengymnastische Teilbehandlung als Einzelbehandlung – einschließl. der erforderlichen Massage(n)
- 510 Übungsbehandlung auch mit Anwendung medico-mechanischer Apparate, je Sitzung
- 725 Systematische sensomotorische Entwicklungs- und Übungsbehandlung von Ausfallerscheinungen am Zentralnervensystem als zeitaufwendige Einzelbehandlung – ggf. einschl. individueller Beratung der Betreuungsperson –, Dauer mindestens 45 Minuten

V

Anhang

Originaltext der Paragrafen der GOÄ (Gebührenordnung für Ärzte)

§ 1 Anwendungsbereich

§ 2 Abweichende Vereinbarung

§ 3 Vergütungen

§ 4 Gebühren

§ 5 Bemessung der Gebühren für Leistungen des Gebührenverzeichnisses

§ 5a Bemessung der Gebühren in besonderen Fällen

§ 5b Bemessung der Gebühren bei Versicherten des Standardtarifes der privaten Krankenversicherung

§ 6 Gebühren für andere Leistungen

§ 6a Gebühren bei stationärer Behandlung

§ 7 Entschädigungen

§ 8 Wegegeld

§ 9 Reiseentschädigung

§ 10 Ersatz von Auslagen

§ 11 Zahlung durch öffentliche Leistungsträger

§ 12 Fälligkeit und Abrechnung der Vergütung; Rechnung

§ 13 (weggefallen)

§ 14 Inkrafttreten und Übergangsvorschrift

§ 1

Anwendungsbereich

(1) Die Vergütungen für die beruflichen Leistungen der Ärzte bestimmen sich nach dieser Verordnung, soweit nicht durch Bundesgesetz etwas anderes bestimmt ist.

(2) Vergütungen darf der Arzt nur für Leistungen berechnen, die nach den Regeln der ärztlichen Kunst für eine medizinisch notwendige ärztliche Versorgung erforderlich sind. Leistungen, die über das Maß einer medizinisch notwendigen ärztlichen Versorgung hinausgehen, darf er nur berechnen, wenn sie auf Verlangen des Zahlungspflichtigen erbracht worden sind.

§ 2

Abweichende Vereinbarung

(1) Durch Vereinbarung kann eine von dieser Verordnung abweichende Gebührenhöhe festgelegt werden. Für Leistungen nach § 5a ist eine Vereinbarung

nach Satz 1 ausgeschlossen. Die Vereinbarung einer abweichenden Punktzahl (§ 5 Abs. 1 Satz 2) oder eines abweichenden Punktwerts (§ 5 Abs. 1 Satz 3) ist nicht zulässig. Notfall und akute Schmerzbehandlungen dürfen nicht von einer Vereinbarung nach Satz 1 abhängig gemacht werden.

(2) Eine Vereinbarung nach Absatz 1 Satz 1 ist nach persönlicher Absprache im Einzelfall zwischen Arzt und Zahlungspflichtigem vor Erbringung der Leistung des Arztes in einem Schriftstück zu treffen. Dieses muß neben der Nummer und der Bezeichnung der Leistung, dem Steigerungssatz und dem vereinbarten Betrag auch die Feststellung enthalten, daß eine Erstattung der Vergütung durch Erstattungsstellen möglicherweise nicht in vollem Umfang gewährleistet ist. Weitere Erklärungen darf die Vereinbarung nicht enthalten. Der Arzt hat dem Zahlungspflichtigen einen Abdruck der Vereinbarung auszuhändigen.

(3) Für Leistungen nach den Abschnitten A, E, M und O ist eine Vereinbarung nach Absatz 1 Satz 1 unzulässig. Im übrigen ist bei vollstationären, teilstationären sowie vor- und nachstationären wahlärztlichen Leistungen eine Vereinbarung nach Absatz 1 Satz 1 nur für vom Wahlarzt höchstpersönlich erbrachte Leistungen zulässig.

§ 3

Vergütungen

Als Vergütungen stehen dem Arzt Gebühren, Entschädigungen und Ersatz von Auslagen zu.

§ 4

Gebühren

(1) Gebühren sind Vergütungen für die im Gebührenverzeichnis (Anlage) genannten ärztlichen Leistungen. (2) Der Arzt kann Gebühren nur für selbständige ärztliche Leistungen berechnen, die er selbst erbracht hat oder die unter seiner Aufsicht nach fachlicher Weisung erbracht wurden (eigene Leistungen). Als eigene Leistungen gelten auch von ihm berechnete Laborleistungen des Abschnitts M II des Gebührenverzeichnisses (Basislabor), die nach fachlicher Weisung unter der Aufsicht eines anderen Arztes in Laborgemeinschaften oder in von Ärzten ohne eigene Liquidationsberechtigung geleiteten Krankenhauslabors erbracht werden. Als eigene Leistungen im Rahmen einer wahlärztlichen stationären, teilstationären oder vor- und nachstationären Krankenhausbehandlung gelten nicht

1. Leistungen nach den Nummern 1 bis 62 des Gebührenverzeichnisses innerhalb von 24 Stunden nach der Aufnahme und innerhalb von 24 Stunden vor der Entlassung,

2. Visiten nach den Nummern 45 und 46 des Gebührenverzeichnisses während der gesamten Dauer der stationären Behandlung sowie

3. Leistungen nach den Nummern 56, 200, 250, 250a, 252, 271 und 272 des Gebührenverzeichnisses während der gesamten Dauer der stationären Behandlung, wenn diese nicht durch den Wahlarzt oder dessen vor Abschluß des Wahlarztvertrages dem Patienten benannten ständigen ärztlichen Vertreter persönlich erbracht werden; der ständige ärztliche Vertreter muß Facharzt desselben Gebiets sein. Nicht persönlich durch den Wahlarzt oder dessen ständigen ärztlichen Vertreter erbrachte Leistungen nach Abschnitt E des Gebührenverzeichnisses gelten nur dann als eigene wahlärztliche Leistungen, wenn der Wahlarzt oder dessen ständiger ärztlicher Vertreter durch die Zusatzbezeichnung „Physikalische Therapie" oder durch die Gebietsbezeichnung „Facharzt für Physikalische und Rehabilitative Medizin" qualifiziert ist und die Leistungen nach fachlicher Weisung unter deren Aufsicht erbracht werden.

(2a) Für eine Leistung, die Bestandteil oder eine besondere Ausführung einer anderen Leistung nach dem Gebührenverzeichnis ist, kann der Arzt eine Gebühr nicht berechnen, wenn er für die andere Leistung eine Gebühr berechnet. Dies gilt auch für die zur Erbringung der im Gebührenverzeichnis aufgeführten operativen Leistungen methodisch notwendigen operativen Einzelschritte. Die Rufbereitschaft sowie das Bereitstehen eines Arztes oder Arztteams sind nicht berechnungsfähig.

(3) Mit den Gebühren sind die Praxiskosten einschließlich der Kosten für den Sprechstundenbedarf sowie die Kosten für die Anwendung von Instrumenten und Apparaten abgegolten, soweit nicht in dieser Verordnung etwas anderes bestimmt ist. Hat der Arzt ärztliche Leistungen unter Inanspruchnahme Dritter, die nach dieser Verordnung selbst nicht liquidationsberechtigt sind, erbracht, so sind die hierdurch entstandenen Kosten ebenfalls mit der Gebühr abgegolten.

(4) Kosten, die nach Absatz 3 mit den Gebühren abgegolten sind, dürfen nicht gesondert berechnet werden. Eine Abtretung des Vergütungsanspruchs in Höhe solcher Kosten ist gegenüber dem Zahlungspflichtigen unwirksam.

(5) Sollen Leistungen durch Dritte erbracht werden, die diese dem Zahlungspflichtigen unmittelbar berechnen, so hat der Arzt ihn darüber zu unterrichten.

§ 5

Bemessung der Gebühren für Leistungen des Gebührenverzeichnisses

(1) Die Höhe der einzelnen Gebühr bemißt sich, soweit in den Absätzen 3 bis 5 nichts anderes bestimmt ist, nach dem Einfachen bis Dreieinhalbfachen des Gebührensatzes. Gebührensatz ist der Betrag, der sich ergibt, wenn die Punktzahl der einzelnen Leistung des Gebührenverzeichnisses mit dem Punktwert

vervielfacht wird. Der Punktwert beträgt 5,82873 Cent. Bei der Bemessung von Gebühren sind sich ergebende Bruchteile eines Cents unter 0,5 abzurunden und Bruchteile von 0,5 und mehr aufzurunden.

(2) Innerhalb des Gebührenrahmens sind die Gebühren unter Berücksichtigung der Schwierigkeit und des Zeitaufwandes der einzelnen Leistung sowie der Umstände bei der Ausführung nach billigem Ermessen zu bestimmen. Die Schwierigkeit der einzelnen Leistung kann auch durch die Schwierigkeit des Krankheitsfalles begründet sein; dies gilt nicht für die in Absatz 3 genannten Leistungen. Bemessungskriterien, die bereits in der Leistungsbeschreibung berücksichtigt worden sind, haben hierbei außer Betracht zu bleiben. In der Regel darf eine Gebühr nur zwischen dem Einfachen und dem 2,3fachen des Gebührensatzes bemessen werden; ein Überschreiten des 2,3fachen des Gebührensatzes ist nur zulässig, wenn Besonderheiten der in Satz 1 genannten Bemessungskriterien dies rechtfertigen.

(3) Gebühren für die in den Abschnitten A, E und O des Gebührenverzeichnisses genannten Leistungen bemessen sich nach dem Einfachen bis Zweieinhalbfachen des Gebührensatzes. Absatz 2 Satz 4 gilt mit der Maßgabe, daß an die Stelle des 2,3fachen des Gebührensatzes das 1,8fache des Gebührensatzes tritt.

(4) Gebühren für die Leistung nach Nummer 437 des Gebührenverzeichnisses sowie für die in Abschnitt M des Gebührenverzeichnisses genannten Leistungen bemessen sich nach dem Einfachen bis 1,3fachen des Gebührensatzes. Absatz 2 Satz 4 gilt mit der Maßgabe, daß an die Stelle des 2,3fachen des Gebührensatzes das 1,15fache des Gebührensatzes tritt.

(5) Bei wahlärztlichen Leistungen, die weder von dem Wahlarzt noch von dessen vor Abschluss des Wahlarztvertrages dem Patienten benannten ständigen ärztlichen Vertreter persönlich erbracht werden, tritt an die Stelle des Dreieinhalbfachen des Gebührensatzes nach § 5 Abs. 1 Satz 1 das 2,3fache des Gebührensatzes und an die Stelle des Zweieinhalbfachen des Gebührensatzes nach § 5 Abs. 3 Satz 1 das 1,8fache des Gebührensatzes.

§ 5a

Bemessung der Gebühren in besonderen Fällen Im Fall eines unter den Voraussetzungen des § 218a Abs. 1 des Strafgesetzbuches vorgenommenen Abbruchs einer Schwangerschaft dürfen Gebühren für die in § 24b Abs. 4 des Fünften Buches Sozialgesetzbuch genannten Leistungen nur bis zum 1,8fachen des Gebührensatzes nach § 5 Abs. 1 Satz 2 berechnet werden.

§ 5b

Bemessung der Gebühren bei Versicherten des Standardtarifes der privaten Krankenversicherung. Für Leistungen, die in einem brancheneinheitlichen

Standardtarif nach § 257 Abs. 2a des Fünften Buches Sozialgesetzbuch versichert sind, dürfen Gebühren nur bis zum 1,7fachen des Gebührensatzes nach § 5 Abs. 1 Satz 2 berechnet werden. Bei Gebühren für die in den Abschnitten A, E und O des Gebührenverzeichnisses genannten Leistungen gilt Satz 1 mit der Maßgabe, dass an die Stelle des 1,7fachen des Gebührensatzes das 1,3fache des Gebührensatzes tritt. Bei Gebühren für die in Abschnitt M des Gebührenverzeichnisses genannten Leistungen gilt Satz 1 mit der Maßgabe, dass an die Stelle des 1,7fachen des Gebührensatzes das 1,1fache des Gebührensatzes tritt.

§ 6

Gebühren für andere Leistungen

(1) Erbringen Mund-Kiefer-Gesichtschirurgen, Hals-Nasen-Ohrenärzte oder Chirurgen Leistungen, die im Gebührenverzeichnis für zahnärztliche Leistungen – Anlage zur Gebührenordnung für Zahnärzte vom 22. Oktober 1987 (BGBl. I S. 2316) – aufgeführt sind, sind die Vergütungen für diese Leistungen nach den Vorschriften der Gebührenordnung für Zahnärzte in der jeweils geltenden Fassung zu berechnen.

(2) Selbständige ärztliche Leistungen, die in das Gebührenverzeichnis nicht aufgenommen sind, können entsprechend einer nach Art, Kosten- und Zeitaufwand gleichwertigen Leistung des Gebührenverzeichnisses berechnet werden.

§ 6a

Gebühren bei stationärer Behandlung (1) Bei vollstationären, teilstationären sowie vor- und nachstationären privatärztlichen Leistungen sind die nach dieser Verordnung berechneten Gebühren einschließlich der darauf entfallenden Zuschläge um 25 vom Hundert zu mindern. Abweichend davon beträgt die Minderung für Leistungen und Zuschläge nach Satz 1 von Belegärzten oder niedergelassenen anderen Ärzten 15 vom Hundert. Ausgenommen von der Minderungspflicht ist der Zuschlag nach Buchstabe J in Abschnitt B V des Gebührenverzeichnisses.

(2) Neben den nach Absatz 1 geminderten Gebühren darf der Arzt Kosten nicht berechnen; die §§ 7 bis 10 bleiben unberührt.

§ 7

Entschädigungen

Als Entschädigungen für Besuche erhält der Arzt Wegegeld und Reiseentschädigung; hierdurch sind Zeitversäumnisse und die durch den Besuch bedingten Mehrkosten abgegolten.

§ 8

Wegegeld

(1) Der Arzt kann für jeden Besuch ein Wegegeld berechnen. Das Wegegeld beträgt für einen Besuch innerhalb eines Radius um die Praxisstelle des Arztes von

1. bis zu zwei Kilometern 3,58 €, bei Nacht (zwischen 20 und 8 Uhr) 7,16 €,

2. mehr als zwei Kilometern bis zu fünf Kilometern 6,65 €, bei Nacht 10,23 €,

3. mehr als fünf Kilometern bis zu zehn Kilometern 10,23 €, bei Nacht 15,34 €,

4. mehr als zehn Kilometern bis zu 25 Kilometern 15,34 €, bei Nacht 25,56 €.

(2) Erfolgt der Besuch von der Wohnung des Arztes aus, so tritt bei der Berechnung des Radius die Wohnung des Arztes an die Stelle der Praxisstelle.

(3) Werden mehrere Patienten in derselben häuslichen Gemeinschaft oder in einem Heim, insbesondere in einem Alten- oder Pflegeheim besucht, darf der Arzt das Wegegeld unabhängig von der Anzahl der besuchten Patienten und deren Versichertenstatus insgesamt nur einmal und nur anteilig berechnen.

§ 9

Reiseentschädigung

(1) Bei Besuchen über eine Entfernung von mehr als 25 Kilometern zwischen Praxisstelle des Arztes und Besuchsstelle tritt an die Stelle des Wegegeldes eine Reiseentschädigung.

(2) Als Reiseentschädigung erhält der Arzt

1. 26 Cent für jeden zurückgelegten Kilometer, wenn er einen eigenen Kraftwagen benutzt, bei Benutzung anderer Verkehrsmittel die tatsächlichen Aufwendungen,

2. bei Abwesenheit bis zu 8 Stunden 51,13 €, bei Abwesenheit von mehr als 8 Stunden 102,26 € je Tag,

3. Ersatz der Kosten für notwendige Übernachtungen.

(3) § 8 Abs. 2 und 3 gilt entsprechend.

§ 10

Ersatz von Auslagen

(1) Neben den für die einzelnen ärztlichen Leistungen vorgesehenen Gebühren können als Auslagen nur berechnet werden

1. die Kosten für diejenigen Arzneimittel, Verbandmittel und sonstigen Materialien, die der Patient zur weiteren Verwendung behält oder die mit einer einmaligen Anwendung verbraucht sind, soweit in Absatz 2 nichts anderes bestimmt ist,

2. Versand- und Portokosten, soweit deren Berechnung nach Absatz 3 nicht ausgeschlossen ist,

3. die im Zusammenhang mit Leistungen nach Abschnitt O bei der Anwendung radioaktiver Stoffe durch deren Verbrauch entstandenen Kosten sowie

4. die nach den Vorschriften des Gebührenverzeichnisses als gesondert berechnungsfähig ausgewiesenen Kosten. Die Berechnung von Pauschalen ist nicht zulässig.

(2) Nicht berechnet werden können die Kosten für

1. Kleinmaterialien wie Zellstoff, Mulltupfer, Schnellverbandmaterial, Verbandspray, Gewebeklebstoff auf Histoacrylbasis, Mullkompressen, Holzspatel, Holzstäbchen, Wattestäbchen, Gummifingerlinge,

2. Reagenzien und Narkosemittel zur Oberflächenanästhesie,

3. Desinfektions- und Reinigungsmittel,

4. Augen-, Ohren-, Nasentropfen, Puder, Salben und geringwertige Arzneimittel zur sofortigen Anwendung sowie für

5. folgende Einmalartikel: Einmalspritzen, Einmalkanülen, Einmalhandschuhe, Einmalharnblasenkatheter, Einmalskalpelle, Einmalproktoskope, Einmaldarmrohre, Einmalspekula.

(3) Versand- und Portokosten können nur von dem Arzt berechnet werden, dem die gesamten Kosten für Versandmaterial, Versandgefäße sowie für den Versand oder Transport entstanden sind. Kosten für Versandmaterial, für den Versand des Untersuchungsmaterials und die Übermittlung des Untersuchungsergebnisses innerhalb einer Laborgemeinschaft oder innerhalb eines Krankenhausgeländes sind nicht berechnungsfähig; dies gilt auch, wenn Material oder ein Teil davon unter Nutzung der Transportmittel oder des Versandweges oder der Versandgefäße einer Laborgemeinschaft zur Untersuchung einem zur Erbringung von Leistungen beauftragten Arzt zugeleitet wird. Werden aus demselben Körpermaterial sowohl in einer Laborgemeinschaft als auch von einem Laborarzt Leistungen aus den Abschnitten M oder N ausgeführt, so kann der Laborarzt bei Benutzung desselben Transportweges Versandkosten nicht berechnen; dies gilt auch dann, wenn ein Arzt eines anderen Gebiets Auftragsleistungen aus den Abschnitten M oder N erbringt. Für die Versendung der Arztrechnung dürfen Versand und Portokosten nicht berechnet werden.

§ 11

Zahlung durch öffentliche Leistungsträger

(1) Wenn ein Leistungsträger im Sinne des § 12 des Ersten Buches des Sozialgesetzbuches oder ein sonstiger öffentlich-rechtlicher Kostenträger die Zahlung leistet, sind die ärztliche Leistungen nach den Gebührensätzen des Gebührenverzeichnisses (§ 5 Abs. 1 Satz 2) zu berechnen.

(2) Absatz 1 findet nur Anwendung, wenn dem Arzt vor der Inanspruchnahme eine von dem die Zahlung Leistenden ausgestellte Bescheinigung vorgelegt wird. In dringenden Fällen kann die Bescheinigung auch nachgereicht werden.

§ 12

Fälligkeit und Abrechnung der Vergütung; Rechnung

(1) Die Vergütung wird fällig, wenn dem Zahlungspflichtigen eine dieser Verordnung entsprechende Rechnung erteilt worden ist.

(2) Die Rechnung muss insbesondere enthalten:

1. das Datum der Erbringung der Leistung,

2. bei Gebühren die Nummer und die Bezeichnung der einzelnen berechneten Leistung einschließlich einer in der Leistungsbeschreibung gegebenenfalls genannten Mindestdauer sowie den jeweiligen Betrag und den Steigerungssatz,

3. bei Gebühren für stationäre, teilstationäre sowie vor und nachstationäre privatärztliche Leistungen zusätzlich den Minderungsbetrag nach § 6 a,

4. bei Entschädigungen nach den §§ 7 bis 9 den Betrag, die Art der Entschädigung und die Berechnung,

5. bei Ersatz von Auslagen nach § 10 den Betrag und die Art der Auslage; übersteigt der Betrag der einzelnen Auslage 25,56 €, ist der Beleg oder ein sonstiger Nachweis beizufügen.

(3) Überschreitet eine berechnete Gebühr nach Absatz 2 Nr. 2 das 2,3fache des Gebührensatzes, ist dies auf die einzelne Leistung bezogen für den Zahlungspflichtigen verständlich und nachvollziehbar schriftlich zu begründen; das gleiche gilt bei den in § 5 Abs. 3 genannten Leistungen, wenn das 1,8fache des Gebührensatzes überschritten wird, sowie bei den in § 5 Abs. 4 genannten Leistungen, wenn das 1,15fache des Gebührensatzes überschritten wird. Auf Verlangen ist die Begründung näher zu erläutern. Soweit im Falle einer abweichenden Vereinbarung nach § 2 auch ohne die getroffene Vereinbarung ein Überschreiten der in Satz 1 genannten Steigerungssätze gerechtfertigt gewesen wäre, ist das Überschreiten auf Verlangen des Zahlungspflichtigen zu begründen; die Sätze 1 und 2 gelten entsprechend. Die Bezeichnung der Leistung nach Absatz 2 Nr. 2 kann entfallen, wenn der Rechnung eine Zusammenstellung

beigefügt wird, der die Bezeichnung für die abgerechnete Leistungsnummer entnommen werden kann. Leistungen, die auf Verlangen erbracht worden sind (§ 1 Abs. 2 Satz 2), sind als solche zu bezeichnen.

(4) Wird eine Leistung nach § 6 Abs. 2 berechnet, ist die entsprechend bewertete Leistung für den Zahlungspflichtigen verständlich zu beschreiben und mit dem Hinweis „entsprechend“ sowie der Nummer und der Bezeichnung der als gleichwertig erachteten Leistung zu versehen.

(5) Durch Vereinbarung mit den in § 11 Abs. 1 genannten Leistungs- und Kostenträgern kann eine von den Vorschriften der Absätze 1 bis 4 abweichende Regelung getroffen werden.

§ 13

(weggefallen)

§ 14

(Inkrafttreten und Übergangsvorschrift)

Sachwortverzeichnis

A

A62 „Stand-by“ 122
Ablation der Pulmonalvenen 58
Abstrich 100
ACP-Implantat 58
Adhäsiolyse 15, 50, 179
Adhäsiolyse des Darmes 181
Akupunktur 96
Allgemeine Bestimmung 31, 67, 72
Ambulanz 62
Amreich-Richter 152
Analogleistung 56
Analogpositionen 8, 57, 158
Anamnese, biografische 145
Anästhesie 41, 117
Anästhesieleistung 112, 117
Anastomose 181
Angehörigengespräch 200
Angiografie 41, 191
Anwendungsbestimmungen 31
Arthroskopie, diagnostische 165
Arzneimittelgesetz 63
ärztliche Leistungen 52
Aufnahmeuntersuchung 80
Auslagenersatz 64

B

Babyfernsehen 107
Basistarif 55
Bauchnarbenbruch 185
Beatmung, kontrollierte apparative 111
Begründungen 53, 80
Behandlungsfall 68
Behandlungsvertrag 24
Beihilfe 25
Beihilfepatient 26
Beratungen 20
Beratungen, allgemeine 79
Beratungsleistungen 71
Bilddokumentation 104
Blutleere 18
Brain-mapping 142
Briefe 87
Bronchoskopie 132
Bundesgerichtshof 46
Bypass-Operation 171

C

Carotischirurgie 148
Chemotherapie 197, 204
Cholangiografie 183
Cholecystektomie 183
Cholesterinesterasemangel 121
Coiling 57
Computertomografie des Herzens 58
Crossektomie 171

D

Dauertropfinfusion 98, 205
Defibrillation 172
Diaphragmahernie 186
Digitaluntersuchung 82
Dokumentationspflicht 13
Drahtcerclage 174
Drei-in-eins-Block 124
duplexsonografische Untersuchung 105
Duplex-Verfahren 102, 109
Duplexzuschlag 106
Durchgangssyndrom 174
Durchleuchtung 132, 183

E

Echokardiografie 108
EEG 188
Eigenbluttransfusion 121
Endometriose 50, 153
EOG 142
ERCP 130
ERG 142
Ergometrie 133
Eröffnungsleistung 147
Erörterung 86, 199
Extrakorporale-Membran-Oxygenierung (ECMO) 123

F

Farbkodierung 106, 108
Fehlbildungsdiagnostik 107
Fibrose, retroperitoneale 50
Flussvolumenkurve 133
Fremdanamnese 20, 79, 199
Frequenzspektrumanalyse 108

G

Ganzkörperstatus 82
Gasanalyse 120
Gastroskopie 41
Gastrostomie 182
Gastrostomie, perkutane 130
Gebührenordnungsposition 77
Gebührenrahmen 51
Gebührensatz 148
Gelenkkopfresektion 168
Gemini 107
Geruchsprüfung 146
Geschmacksprüfung 146
Gipsfixation 92
GOÄ-Ratgeber 46
Grundleistungen 71

H

Hallux valgus 48
Halschirurgie 184
Harnblasenkarzinom 157
Harnleiterfreilegung 181
Hemihepatektomie 179
Hemikolektomie 181
Hernienchirurgie 48, 185
Herzkatheter 41
Herztransplantation 174
Hirnpotenzial 139
Hüft-TEP 50
Hysterektomie 151

I

Indikation, eigenständige 14, 47
Individualvereinbarung 43
Infiltrationsbehandlung 96
Infusion 41, 97, 119
Injektion 95
Inkontinenzeingriff 150
Inkontinenzoperation 150
intensivmedizinische Leistungskomplexe 110

K

Kapselendoskopie 131
Kardioplegie 171
Karpaltunnelsyndrom 169
Kathether, parenteraler 98
Koloskopie 130
Kombinations-Narkose 119
Kommentare 8
Kompartimentausräumung 51
Kompressionsverband 195
konsiliarärztliche Leistungen 61
Kontraktur, dupuytrensche 170
Kontrastmittel 192
Kontrastmitteleinbringung 101, 191, 193
kontrollierte apparative Beatmung 111
Koronarangiografie 193, 195
Korpuscarcinom 151
Krankenhausentgeltgesetz 23
Krankenhausleistungen, allgemeine 37
Kurznarkose 130

L

Langzeit-EEG 144
Langzeit-EKG 133
Langzeit-elektroenzephalografische Untersuchung 139, 143
Laparoskopie 49
Laser 113
Lebertransplantation 178
Leistenbruch 185
Leistungen, ärztliche 51
Leistungen, delegierbare 39, 54
Leistungen, eigene 38
Leistungen, konsiliarärztliche 61
Leistungen, selbstständige 15
Leistungen, technische 51
Leistungen, wahlärztliche 36
Leistungskomplexe, intensivmedizinische 110
Leistungslegende 47
Lokalanästhesie 19, 124, 192
Lymphadenektomie, retroperitoneale 175
Lymphknotenentfernung 157

M

Magenpouch 178
Magenresektion 177, 178
Mamma-Ultraschall 105
Materialkosten 17
Mehrfachansatz 71, 74
Meniskus 165
Myom 152

N

Narkose 117
Neoblase 157
Nervenleitgeschwindigkeit 142
Netzeinbringung 185
Netzimplantation 185

Neurologie 41, 137
Neurolyse 170

O

Oberflächenanästhesie 124
ÖGD 130
Omenektomie 177
Onkologie 197
Operation 41, 112
Operationsbericht 48, 65
Operationsmikroskop 112
Organe 103
Organsystemuntersuchung 69
Ösophaguskarzinom 177
Osteophyten 163
Oxymetrie 120

P

Palliativmedizin 82
Pankreoduodenektomie 180
Peniswurzelblockade 125
Periduralanästhesie 118
Pfannendachplastik 163
Plexusanästhesie 118
Polypektomie 131
Polysomnographie 188
Port 96
Pouchbildung 181
Prächirurgische epilepsiediagnostische Langzeitaufzeichnung 133
präoperative Gespräche 119
Privatliquidation 64
Prostataektomie 157
Prostata-Seed-Implantation (PSI) 156
Prostatastanzbiopsie 156
Psychiatrie 137
Psychosomatik 142
PTA 194
PTCA 172, 195
Punktion 180
Punktionsart 100, 204

R

Rechnungsbegründung 15
Redondrainage 157
Regelhöchstwert 53
Reinfusion 99
Relaxometrie 121
retroperitoneale Fibrose 50
Rezepte 63
Rouxcher Schlinge 178
Ruhe-EKG 133
Ruhespirografie 133

S

Sachkosten 93
Säuglingshüfte 103
Schilddrüsenresektion 183
Schildrüsenkarzinom 184
Schlafmedizin 187
Schnappfinger 169
Schrittmacher-Erstimplantation 134
Schrittmacherimplantation 134
Schrittmacher, permanenter 174
Schulterchirurgie 166
Schwellenwert 27, 51
Sensible Elektroneurografie 142
Serienangiografie 192
Sigmateilresektion 181
Sonderleistung 70, 91
Spiroergometrie 133
Spongiosaplastik 163
Sprechstundenbedarf 63
Stellvertreter 42
Stellvertreter, ständige 41
Stent 195
Strahlendiagnostik 191
Strömungsmessung 106
Strumaresektion 148
Sympathikusdenervation 60
Synovektomie 163

T

TEE 109
Thorakoskopie 132
Transfusion 99, 204
Transposition 175
Transvenöser Schrittmacher 134
TUR 157

U

Uhrzeitangabe 72
Ultraschall-Diagnostik 18
Ultraschalluntersuchung 103
Untersuchung, präoperative 118
Untersuchungsleistungen 20, 82
Untersuchung, symptombezogene 82
Uroflowmetrie 157
Urteile 9
Uterusexstirpation 151

V

Vakuumsysteme 18
Varizenexhairese 170
Varizenoperation 170
VEMP 142
Venenkatheter, zentraler 95
Verband 16, 70, 92
Vereinbarung, abweichende 35
Vergütungssatz 148, 177
Verweilkatheter 119
Videoendoskopiezuschlag, flexibler digitaler 130
Videoendoskopzuschlag 130
Visite 21, 89
Viskokanaloplastik 58
Viszeralchirurgie 174
Volumentomografie 58

W

Wahlleistungsvereinbarung 36, 42
Wertheim 152
Wundversorgung 17, 161

Z

Zervixcarcinom 152
Zielleistungsprinzip 36, 45
Zirkumzision 156
ZKdBÄK 7, 57
Zuschlag 106, 112
Zuschläge Postoperative Überwachung 113
Zystofixkatheter 157
Zystourethroskopie 10, 157

Die Autorin

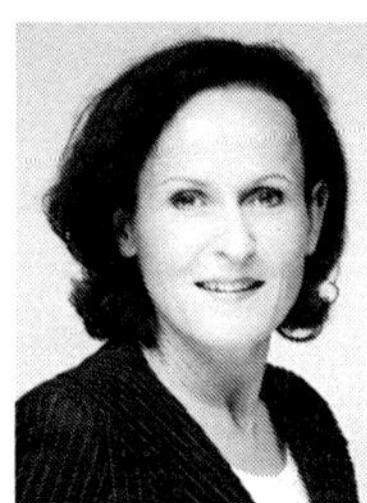

Ursula Klinger-Schindler

ist seit 1992 als Fachdozentin für ärztliches Abrechnungswesen im Bereich EBM und GOÄ tätig.

Ihr Schwerpunkt liegt dabei auf Analyse- und Beratungsprozessen der ambulanten Abrechnung an Krankenhäusern nach § 116b SGB V, des ambulanten Operierens nach § 115b SGB V sowie der ambulanten und stationären Wahlarztleistungen nach GOÄ. Ein weiterer Schwerpunkt ist das Abrechnungscontrolling Medizinischer Versorgungszentren (MVZ) sowie die Bearbeitung von Wirtschaftlichkeitsprüfungen. Frau Klinger-Schindler führt auch Praxismanagementberatungen in MVZ, Ambulanzen und Arztpraxen durch. Für den Bereich Marketing und Vertrieb internationaler Pharma- und Medizintechnikunternehmen entwickelt sie Kundenbindungs- und Schulungskonzepte für den Vertriebsaußendienst zum Thema Verordnung und Abrechnung in spezialisierten Bereichen.

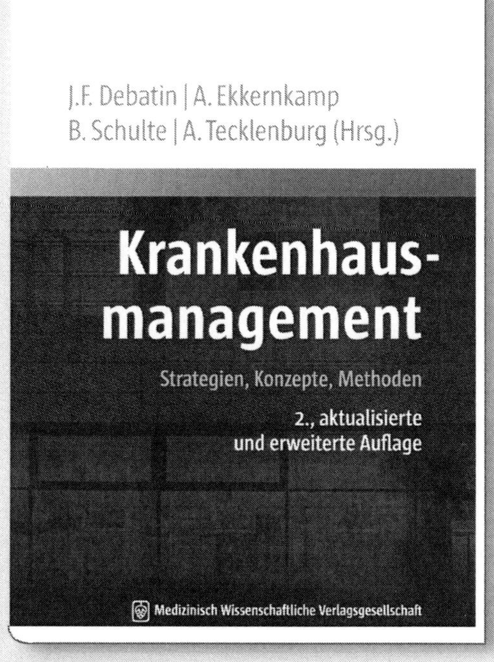

782 Seiten
Hardcover
ISBN 978-3-95466-061-2

€ 159,95 [D]

- Das Standardwerk in Neuauflage:
  umfassend überarbeitet, aktualisiert und um viele neue Themenbereiche erweitert
- Das gesamte Praxis-Know-how der Entscheider und Experten aus den erfolgreichen Kliniken und führenden Beratungsunternehmen
- Exkurse mit Best-Practice-Projekten und Exzellenz in Grundsatz- und Zukunftsthemen

Auf Effizienz folgt Exzellenz: Krankenhausmanagement 2.0

Krankenhäuser stehen weiterhin unter enormem Anpassungs- und Veränderungsdruck. Effizienz und Qualität sind längst wesentliche Handlungsfelder fast aller Kliniken, allerdings verschärfen die ökonomischen und politischen Rahmenbedingungen den Wettbewerb weiter. Eine neue Generation von Entscheidern und Lenkern zieht in die Führungsetagen der Krankenhäuser ein: Ökonomen, denen der Medizinbetrieb nicht fremd ist, und Mediziner mit ökonomischer Expertise – gute Voraussetzungen für die Bewältigung der anstehenden Aufgaben: Patientenorientierung und Mitarbeiterzufriedenheit sind Schlüsselthemen und Erfolgsfaktoren für die Zukunft. Transsektorale und kooperative Versorgungskonstellationen werden das Krankenhaus ebenso verändern wie Innovationen in Technologie und Behandlungsprozessen.

Mit der angemessenen Strategie und einer konsequenten Umsetzung können Häuser jeder Größenordnung bestehen.

Die 2. Auflage von „Krankenhausmanagement" folgt dieser raschen Entwicklung im Umfeld der Krankenhäuser. Das Buch vereint die führenden Krankenhausmanager und Health Care Management Experten, die in über 100 Autorenbeiträgen ihre Expertise einbringen.

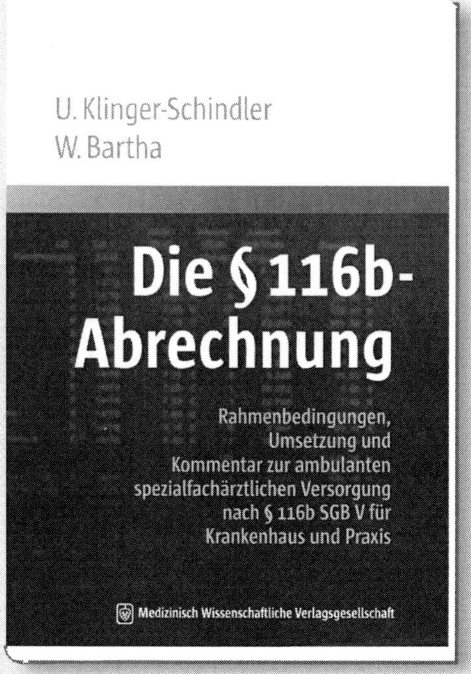

- mit verständlicher Kurzeinführung in die rechtlichen Rahmenbedingungen der spezialfachärztlichen Versorgung
- mit Hinweisen zur Vermeidung und Abwicklung von Reklamationen und zum Abrechnungscontrolling
- mit wertvollen Tipps aus jahrelanger Abrechnungspraxis

232 Seiten
ISBN 978-3-941468-81-8

€ 89,95 [D]

Der erste Euro-EBM speziell für die Abrechnung spezialfachärztlicher Leistungen nach §116b SGB V

Mit der dritten Fassung des § 116b SGB V durch das VStG vom 22.12.2012 wurde der erneute Versuch unternommen, Krankenhäusern die ambulante spezialfachärztliche Behandlung unter bestimmten und neuen Voraussetzungen zu ermöglichen. Schlagwortartig soll durch die Neuregelung ein völlig neuer Versorgungssektor geschaffen werden. Die bisherigen Regelungen wurden vom Gesetzgeber komplett umgestaltet. Krankenhäuser müssen sich in diesem Bereich nicht nur mit den neuen rechtlichen Grundlagen und den zukünftig neu zu konkretisierenden G-BA-Richtlinien auseinandersetzen, sondern auch mit der Komplexität des Euro-EBM (Einheitlicher Bewertungsmaßstab). Trotz des Umfangs der neuen gesetzlichen Regelungen hat sich der Gesetzgeber auf Rahmenvorschriften beschränkt, die der umfassenden Konkretisierung durch den G-BA bedürften. Auch die Vergütung der ambulanten spezialärztlichen Versorgung muss durch untergesetzliche Vereinbarungen geregelt werden. Bis zur Umsetzung der Neugestaltung des Vergütungssystems durch die Krankenkassen, die Deutsche Krankenhausgesellschaft und die KBV bleibt der Euro-EBM jedoch Grundlage dieser Abrechnung. Viele Krankenhäuser müssen sich daher der Herausforderung einer fehlerfreien Abrechnung ohne Liquidationsverluste stellen.

„Die §116b-Abrechnung" ist das erste Werk, das sich praxisorientiert auf eine verständliche Darstellung des sehr umfangreichen und schwer zu durchdringenden Konstrukts EBM in diesem Bereich der Abrechnung konzentriert. Viel diskutierte Abrechnungsfragen werden aufgegriffen und mit wertvollen Tipps aus jahrelanger Abrechnungspraxis beantwortet.